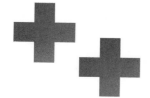

U0259130

现代临床
各科疾病护理

宋丽娜　主　编

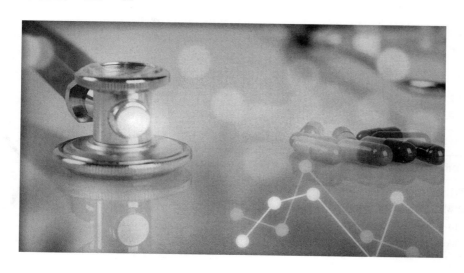

中国纺织出版社有限公司

图书在版编目（CIP）数据

现代临床各科疾病护理 / 宋丽娜主编. -- 北京：
中国纺织出版社有限公司, 2022.8
ISBN 978-7-5180-9679-4

Ⅰ.①现… Ⅱ.①宋… Ⅲ.①护理学 Ⅳ.①R47

中国版本图书馆CIP数据核字（2022）第125031号

责任编辑：樊雅莉　　　　责任校对：高　涵　　　　责任印制：王艳丽

中国纺织出版社有限公司出版发行
地址：北京市朝阳区百子湾东里A407号楼　邮政编码：100124
销售电话：010 — 67004422　传真：010 — 87155801
http://www.c-textilep.com
中国纺织出版社天猫旗舰店
官方微博 http://weibo.com/2119887771
三河市宏盛印务有限公司印刷　各地新华书店经销
2022年8月第1版第1次印刷
开本：787×1092　1/16　印张：13
字数：300千字　定价：78.00元

编 委 会

前　言

　　随着社会经济的发展和生活水平的提高，对护理专业人员的技能提出了更高的要求。与此同时，医学科技的发展使护理新理论、新技术不断涌现并广泛应用于临床，有效减轻了患者负担，缓解了患者病情。实施以人的健康为中心，以护理程序为框架的整体护理模式，要求护士具备更高的人文素质、实践技能、整体护理知识和社会知识，本书正是在这样的背景下编写而成的。

　　本书首先介绍给药技术和过敏试验技术等护理学相关基础知识，然后重点阐述临床各科常见疾病的护理。全书内容丰富，资料新颖，覆盖面广，科学实用，充分吸收了近几年的护理学新理论、新知识和新技术。希望本书的出版可以帮助临床护理人员培养良好的思维判断能力，使护理工作更加科学、规范。

　　在本书编写过程中，由于作者较多，写作方式和文笔风格不一，再加上时间有限，难免存在疏漏和不足之处，望广大读者提出宝贵的意见和建议。

编　者

2022 年 5 月

目　录

第一章

给药技术与过敏试验技术

药物治疗是目前医疗措施中最普遍的一种治疗方法，其目的包括预防疾病、治疗疾病、减轻症状、协助诊断及维持正常的生理功能。护士是药物治疗的直接执行者，也是患者用药后的监护者，在给药过程中扮演着非常重要的角色。为确保每位患者能安全、合理、有效地用药，护士必须了解患者的用药史，掌握有关药物的药理知识、给药方法和相关操作技能，及时对药物疗效和反应做出评价，才能正确有效地指导患者用药。

第一节　给药的基本知识

一、药物的种类

1. 内服药

分为固体剂型和液体剂型，其中固体剂型包括片剂、丸剂、散剂、胶囊等，液体剂型包括溶液、合剂、酊剂等。

2. 外用药

有软膏、溶液、粉剂、洗剂、搽剂、碘剂、栓剂、滴剂、涂膜剂等。

3. 注射药

有水剂、粉剂、油剂、结晶、混悬液等。

4. 新型制剂

有粘贴敷片、植入慢溶药片、胰岛素泵等。

二、药物的领取

药物的领取各医院规定有所不同，一般情况应遵循由护士凭医生处方领取的原则。

1. 病区内常用药物

病区内设有药柜，存放一定基数的常用药物，由专人负责，根据消耗量填写领药单，定期到药房领取、补充，便于病区内药物的正常使用。各病区的住院患者每天所用药物很多，其中口服药由中心药房专人负责核对、配备，病区护士负责核对领回后再次进行核对和分发；患者所用注射类的药品、抢救药品、临时医嘱的口服药等，均由病区护士专人负责，根据使用量填写领药单，定期到药房领取，以确保患者治疗的正常进行。

2. 贵重药物和特殊药物

患者使用的贵重药物、特殊药物，由医生开具处方，护士凭处方领取后方可给患者使用。

3. 剧毒药物和麻醉药物

病区内配备一定基数的剧毒药物和麻醉药物，使用后凭医生处方和空安瓿领取补充。

三、药物的保管

1. 药柜保管

药物一般置于药柜保管，药柜应放置于通风、干燥、光线明亮处，但应避免阳光直射，由专人负责，保持整洁。

2. 药物分类放置，标签醒目

药物按内服、外用、注射、剧毒等分类放置，并根据有效期先后顺序有计划地使用，以防失效，避免浪费。麻醉药物、剧毒药物及贵重药物应加锁保管，专人负责，班班交接。药瓶标签明确，字迹清晰，注明药物名称（中、外文对照）、浓度、剂量、规格。内服药贴蓝边标签，外用药贴红边标签，剧毒药物和麻醉药物贴黑边标签。

3. 定期检查药品质量

凡没有标签或标签模糊不清，有效期已过或有浑浊、沉淀、发霉、异味、变质、潮解等现象均不可使用。

4. 根据药物不同性质妥善保存

药物的性质决定药物的保存方法，分类保存各类药物，避免药物变质，影响疗效甚至增加毒副作用。

（1）易被热破坏的药物，如疫苗、抗毒血清、免疫球蛋白等生物制品以及抗生素等应置于 2～10 ℃冰箱内冷藏保存。

（2）易氧化和遇光变质的药物应避光保存，如氨茶碱、维生素 C、盐酸肾上腺素等，应装在有色密闭瓶中，注射用针剂放在黑纸遮盖的盒内，并置于阴凉处。

（3）易挥发、易潮解、易风化的药物，如过氧乙酸、乙醇、乙醚、酵母片、糖衣片，应装在密闭瓶内，用后注意盖紧瓶盖。

（4）易燃、易爆炸的药物，如环氧乙烷、乙醚、乙醇，应密闭单独存放，远离明火，置于阴凉低温处，以防意外。

（5）患者个人专用药物，应单独存放，并注明床号、姓名。

四、药物治疗原则

（一）根据医嘱给药

给药是一种非独立性的护理操作，必须要有医嘱作为依据，因此，给药中护士必须严格遵照医嘱执行，不得擅自更改。如对医嘱有疑问，应向医生核对清楚后方可给药，避免盲目执行医嘱。一般情况下，护士只执行书面医嘱，并由医师签名后方能生效执行。紧急情况下，护士可执行口头医嘱，但要在指定时间内（6 小时以内）据实补写医嘱，并由医师签名。护士应具有一定的药理知识，熟悉临床常用药物的作用机制、毒副作用、用法、配伍禁忌、中毒表现及处理办法，才能准确根据医嘱给药。

（二）严格执行查对制度

（1）"三查"：操作前、操作中、操作后查（查七对内容）。

（2）"七对"：对床号、姓名、药名、药物浓度、药物剂量、用药方法、用药时间。

（3）严格检查药物质量，确保药物不变质并在有效期内。

（三）正确安全合理给药

（1）做到五准确，即将准确的药物、按准确的剂量、用准确的方法、在准确的时间、给予准确的患者。

（2）备好的药物应及时使用，避免久置引起药液污染或药效降低的情况出现。

（3）按需要进行药物过敏试验，对易发生过敏反应的药物，用药前应了解患者的用药史、过敏史、家族史，并按要求做药物过敏试验，结果阴性者方可使用，使用过程中加强观察。

（4）注意药物配伍禁忌，两种或两种以上药物配伍使用时，要注意配伍禁忌，避免发生药源性疾病。

（5）指导患者用药，给药前应向患者解释用药的相关信息，以取得合作，征得患者同意后方可用药；根据药物性质给予相应的用药指导，提高患者自我合理用药的能力。

（四）观察用药反应

药物的治疗作用与不良反应是药物两重性的表现。临床用药的效果正是药物作用两重性的综合体现。护士在用药过程中应监测患者的病情变化，评价药物疗效，及时发现药物的不良反应。对易引起过敏反应或毒性反应较大的药物，更应密切观察，必要时做好记录。

在用药过程中护士还须观察患者对药物治疗的信赖程度、情绪反应，有无药物依赖、滥用或不遵医嘱行为等，根据患者具体的心理、行为反应采取相应的心理护理和行为指导。

（五）发现给药错误应及时采取措施

发现给药错误，应立即报告护士长、医生，协助医生做紧急处理，密切观察患者病情变化，以减少或消除由于差错造成的不良后果，并向患者及其家属解释。填写意外事件报告用以作为该事件的法律证明并检讨错误及造成的原因。

五、给药途径

给药途径依据药物的性质、剂型、机体对药物的吸收情况和用药目的的不同而定，药物在使用时须选择最适宜的给药途径与方法，方能获得最佳的效果。

常用的给药途径有口服、舌下含服、吸入、皮肤外敷、直肠以及注射（皮内、皮下、肌内、静脉和动脉注射）给药。除动、静脉注射药物直接进入血液循环外，其他给药途径的药物均有一个吸收过程，吸收速度由快至慢的顺序为：吸入→舌下含服→肌内注射→皮下注射→直肠黏膜→口服→皮肤。

六、给药次数和时间间隔

给药次数和时间间隔取决于药物的半衰期，以维持药物在血液中的有效浓度、发挥最大药效而又不至于引起毒性反应为最佳选择，同时要兼顾药物的特性和人体的生理节奏。临床常用外文缩写表示用药次数和时间间隔，常用外文缩写及中文译意见表1-1，医院常用给药次数和给药时间安排（外文缩写）见表1-2。

表1-1　常用外文缩写及中文译意

外文缩写	中文译意	外文缩写	中文译意
qh	每1小时1次	st	立即
q2h	每2小时1次	DC	停止
q4h	每4小时1次	po	口服
q6h	每6小时1次	ID	皮内注射
qd	每日1次	H	皮下注射
bid	每日2次	IM 或 im	肌内注射
tid	每日3次	IV 或 iv	静脉注射
qid	每日4次	ivgtt	静脉滴注
qod	隔日1次	OD	右眼
biw	每周2次	OS	左眼
qn	每晚1次	OU	双眼
qm	每晨1次	AD	右耳
am	上午	AS	左耳
pm	下午	AU	双耳
12n	中午12点	aa	各
12 mn	午夜12点	gtt	滴
ac	饭前	prn	需要时（长期）
pc	饭后	sos	必要时（限用一次，12小时内有效）
hs	睡前		

表1-2　医院常用给药次数和给药时间安排

给药次数缩写	给药时间安排	给药次数缩写	给药时间安排
qm	6：00	q2h	6：00，8：00，10：00，12：00……
qd	8：00	q4h	8：00，12：00，16：00，20：00……
bid	8：00，16：00	q6h	8：00，14：00，20：00，2：00……
tid	8：00，12：00，16：00	qn	20：00
qid	8：00，12：00，16：00，20：00		

七、影响药物疗效的因素

（一）药物因素

药物进入人体产生药效，必须经过吸收、分布、代谢、排泄的过程，药物在血浆中达到一定浓度，才能到达作用部位产生作用。药效产生的快慢与药物吸收有关，而药物的分布、代谢与排泄可决定药物在体内作用时间的长短。

1. 药物的吸收

是指药物自给药部位进入血液循环的过程。药物的分子大小、化学性质和解离度、剂型、给药途径和给药部位影响着药物的吸收速度和量，进而影响药效的发挥。如水溶性制剂比油剂、混悬液以及固体剂型吸收得快；小分子药物及脂溶性高、极性低的药物容易通过细胞膜而被吸收；静脉给药直接进入血液循环，比肌内注射给药药效发挥的速度快。

2. 药物的分布

是指药物随血液循环向组织、脏器转运的过程。药物在每一个组织和脏器中的分布是不均匀的。药物在体内的分布受血浆蛋白、器官的血流量、吸收部位的血液循环、pH、药物对组织脏器的亲和力等因素的影响。

3. 药物的代谢

是指药物进入作用部位与组织细胞相互作用，失去活性，最终排出的过程。大部分药物在肝脏代谢，少部分在肾脏、肠系膜、血浆代谢。肝肾功能不良影响药物的代谢过程。

4. 药物的排泄

是指药物及其代谢产物自体内排出体外的过程，也是药物自体内消除的重要方式。药物主要经肾脏，其次是消化道、呼吸道、胆道、汗腺、乳腺、唾液腺排出。排泄器官功能障碍会影响药物的排泄，造成蓄积性中毒。

（二）给药方法

给药途径、给药时间、给药剂量以及联合用药均对药物的作用有重要的影响。

1. 给药途径

不同的给药途径可影响药效的强弱和起效的快慢，例如，静脉给药时药物直接进入血液循环，作用最快。在某些情况下，不同的给药途径还会产生不同的药效，如口服硫酸镁有导泻和利胆作用，而注射硫酸镁则有镇静和降血压作用。

2. 给药时间

为了提高疗效和降低毒副作用，不同药物有不同的给药时间。如口服药物若于饭前空腹服用，吸收较容易，药效发挥较迅速；对胃黏膜有刺激性的药物，则必须于饭后服用；某些药物为了维持其在血液中的有效浓度，必须做到定时给药；若肝、肾功能不良应适当调整给药间隔时间。

3. 给药剂量

给药剂量与疗效存在一定的规律关系，药物必须达到一定的剂量才能产生效应，在一定的范围内剂量增加，疗效也随之增强，但药物毒性也相对增大。当药物作用达到最大效应后，即使再增加剂量，其疗效也不会增强，反而会导致药物毒性作用增加。

4. 联合用药

指两种或两种以上药物同时或先后应用，其目的是增强疗效，减少不良反应。若联合用药使原有的效应增强称为协同作用；若联合用药使原有的效应减弱称为拮抗作用。如异烟肼和乙胺丁醇合用可增强抗结核作用；不合理的联合用药会降低疗效，加大毒性，如庆大霉素与依他尼酸钠或呋塞米配伍，可致永久性耳聋。临床静脉滴注药物时，注射剂在混合使用或大量稀释时易产生化学或物理改变，因此要遵守"常见药物配伍禁忌"的规定。

（三）机体因素

1. 生理因素

（1）年龄与体重：通常所称的药物"常用量"是针对 14～60 岁的人而言，不包括 14 岁以下的儿童及 60 岁以上的老年人。因为儿童和老年人对药物的反应与成人不同，除体重因素外，还与生长发育和机体的功能状态有关。小儿的神经系统、内分泌系统以及许多脏器发育尚未完善，新陈代谢又特别旺盛，因而某些药物的应用有其特殊性；老年人的组织器官及其功能随年龄增长而出现生理性衰退，所以儿童和老年人的用药剂量应以成人剂量为参考酌情减量。

（2）性别：男性和女性对药物的反应一般无明显的差异，但女性处于月经期、妊娠期时，子宫对泻药、子宫收缩药及刺激性较强的药物较敏感，容易造成月经过多、早产或流产。此外，有些药物可能引起畸胎，有些药物可通过胎盘进入胎儿体内或经哺乳进入婴儿体内引起中毒。故女性在月经期、妊娠期、哺乳期用药要特别谨慎。

2. 病理因素

疾病可影响药物在体内代谢的过程，从而影响药物的效应。在病理因素中，肝肾功能具有特别的意义。肝实质细胞受损可导致某些药物代谢酶减少，此时主要在肝脏代谢的药物要减量、慎用或禁用。肾功能受损时，某些主要经肾脏排泄的药物因半衰期延长，可造成蓄积性中毒，故应减量或避免使用。

3. 心理因素

心理因素在一定程度上可影响药物的效应，其中以患者的情绪、对药物的信赖程度，医护人员的语言、暗示作用等最为重要。如"安慰剂"能起到镇静、镇痛的作用，提示药物的疗效并非单靠其化学性质。给药中，护士应充分调动患者的主观能动性和抗病因素，以便药物更好地发挥疗效。

4. 个体差异

在年龄、体重、性别等基本因素相同的情况下，个体对同一药物的反应仍有差异。如体质特异的患者对某类药物敏感度高，服用极少量仍能引起中毒，必须避免使用。

（四）饮食因素

1. 促进药物吸收而增加疗效

如酸性食物可增加铁剂的溶解度，促进铁的吸收；粗纤维食物可促进肠蠕动，增进驱虫药的疗效；高脂饮食可促进脂溶性维生素吸收。

2. 干扰药物吸收而降低疗效

如补钙不宜同食菠菜，因菠菜中含有大量草酸，草酸与钙结合形成草酸钙从而影响钙的吸收；铁剂不宜与茶水、高脂饮食同时服用，因为茶叶中的鞣酸与铁会形成铁盐妨碍铁的吸收，脂肪抑制胃酸分泌，也会影响铁的吸收从而降低疗效。

3. 改变尿液 pH 从而影响疗效

动物性脂肪在体内代谢产生酸性物质，牛奶、豆制品、蔬菜等食物在体内代谢产生碱性物质，它们排出时影响尿液 pH，从而影响药物疗效。如氨苄西林在酸性尿液中杀菌力强，用于治疗泌尿系统感染宜多食荤菜，使尿液偏酸，增强抗菌作用；而应用氨基糖苷类、头孢菌素、磺胺类药物时，则宜多食素食，以碱化尿液，增强抗菌疗效。

（宋丽娜）

第二节　口服给药技术

口服给药是指药物口服后经胃肠道黏膜吸收进入血液循环，从而发挥局部或全身的治疗作用，以达到防治和诊断疾病目的的一种给药方法。为最常用、最方便而且较安全的给药法，但因口服给药吸收慢，药物产生疗效的时间较长，故不适用于急救给药，对意识不清、呕吐频繁、禁食等患者也不适用此法给药。

慢性病患者和出院后需要继续服药的患者，指导其规范合理用药、确保安全和有效用药，是护士临床工作者非常重要的职责之一。

一、一般用药指导

（1）需吞服的药物用温开水送服，不宜用茶水。

（2）缓释片、肠溶片、胶囊吞服时不可嚼碎。

（3）舌下含片应放在舌下或两颊黏膜与牙齿之间待其溶化。

（4）对于慢性病患者和出院后需继续服药的患者，应使其了解用药的相关知识和服药中的注意事项，主动配合，减少不良反应。

二、特殊药物用药指导

（1）抗生素应准时服药，以保持有效的血药浓度。

（2）健胃及促进食欲的药物宜饭前服用，因其刺激舌味觉感受器，使胃液大量分泌，可以增进食欲。助消化药及对胃黏膜有刺激性的药物宜饭后服用，以便使药物和食物均匀混合，有助于消化或减少对胃壁的刺激。

（3）强心苷类药物服用前应先测脉率（心率）及脉律（心律），如脉率低于60次/分或心律异常，应停止服用并报告医生。

（4）对牙齿有腐蚀作用或使牙齿染色的药物，如酸剂、铁剂，服用时可采用吸管，避免药物与牙齿接触，服药后立即漱口。

（5）止咳糖浆对呼吸道黏膜有安抚作用，服后不宜立即饮水，以免冲淡药液，降低疗效；同时服用多种药物时，止咳糖浆应最后服用。

（6）磺胺类药和退热药服用后宜多饮水，前者由肾脏排出，尿少时易析出结晶，阻塞肾小管；后者起发汗降温作用，多饮水有利于增加疗效。

三、口服给药方法

（一）目的

减轻症状，协助诊断，预防和治疗疾病。

（二）操作程序

1. 评估

（1）患者年龄、性别、体重、病情、用药史和过敏史，治疗情况，肝肾功能情况。

（2）患者意识状态、合作程度，对治疗的态度，有无药物依赖，对所用药物的认识程度等。

（3）患者有无吞咽困难、呕吐，有无口腔、食管疾患等。

2. 计划

（1）患者准备：了解所用药物的性状、作用及不良反应，能配合口服用药。

（2）护士准备：着装整洁，洗手，戴口罩。

（3）用物准备。

1）发药车上层：药盘、药杯、量杯、药匙、滴管、包药纸、研钵、纱布、治疗巾、小药卡、服药本、饮水管、小水壶（内盛温开水）。

2）发药车下层：生活垃圾桶、医用垃圾桶、消毒浸泡桶。

3）其他：必要时备注射器。

（4）环境准备：整洁、安静、舒适、安全。

3. 实施

具体内容见表1-3。

表1-3　口服给药法

操作流程	操作步骤	要点说明
备药		
1. 备物核对	核对医嘱、服药本和小药卡，按床号顺序将小药卡插入药盘内，放好药杯，备好用物	严格执行三查七对
2. 规范配药	（1）根据医嘱核对服药本、小药卡，无误后配药 （2）根据不同剂型的药物，采用不同的取药方法 　1）配固体药 药片、胶囊等固体药用药匙取出所需药量，放入药杯。同一患者同一时间内服用的多种药片放入同一药杯内 　2）配液体药 ①摇匀药液，打开瓶盖 ②取量杯，一手拇指置于所需刻度，使其与护士视线平齐；另一手持药瓶，瓶签向上，倒药液至所需刻度处 ③将药液倒入药杯，用湿纱布擦净瓶口，盖好 ④倒取不同药液需清洗量杯 ⑤油剂或药量不足1 mL的药液，用滴管吸取，滴于事先加入少量温开水的药杯内 ⑥不宜稀释的药物，可用滴管直接滴入患者口中	配好一位患者的药后，再备另一位患者的药 先备固体药，再备水剂与油剂 粉剂、含化及特殊要求的药物需用纸包好放在药杯内 避免药液内溶质沉淀而影响给药浓度 瓶签向上，以免药液沾污瓶签 同时服用几种药液时应倒入不同药杯内 防止更换药液发生化学反应 防止药液黏附杯内，影响剂量 1 mL 按15滴计算，滴药时使滴管稍倾斜，使药量准确
3. 再次核对	配药完毕，将药物、服药卡、医嘱本重新核对，盖上治疗巾备用	确保药物正确无误
4. 整理用物	整理、清洁药柜及用物，洗手	
发药		按规定时间发药
1. 双人核对	发药前须经另一人核对药物	确保用药安全
2. 发药准备	洗手后携服药本、发药盘、温开水等至患者床旁	

操作流程	操作步骤	要点说明
3. 再次核对	再次核对床号、姓名，药名，药物浓度、剂量、用法，用药时间	为确保发药无误，核对后呼唤患者名字，得到准确应答后才发药
4. 按序发药	（1）按病床号顺序将药发送给患者 （2）解释用药的目的和注意事项	同一患者的所有药物应一次取出，以免发生错漏 更换药物或停药时，应告知患者
5. 协助服药	（1）协助患者取舒适卧位及服药，危重患者应喂服 （2）视患者服药后方能离开	鼻饲患者须将药片研碎，加水溶解后用注射器从胃管内注入 特别是麻醉药、催眠药、抗肿瘤药
6. 整理记录	（1）服药后，收回药杯，再次核对，协助患者取舒适卧位休息 （2）药杯浸泡消毒后清洁，再消毒备用，一次性药杯集中消毒处理后销毁，清洁药盘和药车 （3）洗手，记录	防止交叉感染

4. 评价

（1）患者了解安全用药的知识，服药后达到预期疗效。

（2）护士安全正确给药，无差错及不良反应发生。

（3）护患沟通有效，能主动配合，彼此需要得到满足。

（三）注意事项

1. 发药前收集患者资料

发药前应收集患者有关资料，凡因特殊检查或手术须禁食者，暂不发药，并做好交班；发药时如患者不在，应将药物带回保管，并进行交班；如患者出现呕吐，应查明原因再进行相应处理，并暂停口服给药；小儿、鼻饲、上消化道出血者或口服固体药困难者应将药物研碎用水溶解后再服用。

2. 发药时注意倾听患者意见

发药时如患者提出疑问，应虚心听取，重新核对，确认无误后再给患者服药。

3. 发药后观察药效和不良反应

发药后随时观察服药的治疗效果及不良反应，若发现异常，应及时和医生联系，酌情处理。

4. 严格执行查对制度备药

发药时严格执行查对制度，防止差错事故发生，确保患者用药安全。

（宋丽娜）

第三节　雾化吸入给药技术

雾化吸入给药是用雾化装置将药液变成细微的气雾喷出，经口或经鼻吸入，以达到湿化呼吸道、减轻局部炎症、祛痰、解除支气管痉挛等目的。雾化吸入时药物可直接作用于呼吸道局部，对呼吸道疾病疗效快，所以临床应用广泛。常用的方法有超声波雾化吸入法、氧气雾化吸入法、压缩雾化吸入法、手压式雾化吸入法。

一、雾化吸入给药的目的

1. 湿化呼吸道

常用于呼吸道湿化不足、痰液黏稠、气道不畅患者。

2. 预防呼吸道感染

常用于胸部手术前后的患者。

3. 改善通气功能

解除支气管痉挛，保持呼吸道通畅。常用于支气管哮喘等患者。

4. 控制呼吸道感染

消除炎症，减轻呼吸道黏膜水肿，稀释痰液，帮助祛痰。常用于咽喉炎、支气管扩张、肺炎、肺脓肿、肺结核等患者。

5. 治疗肺癌

间歇吸入抗癌药物治疗肺癌。

二、雾化吸入给药常用药物

1. 稀释痰液药物

常用 α-糜蛋白酶、乙酰半胱氨酸（痰易净）等，可稀释痰液，帮助祛痰。

2. 抗生素类药物

常用庆大霉素、卡那霉素，可控制呼吸道感染，消除炎症。

3. 解除支气管痉挛药物

常用氨茶碱、沙丁胺醇（舒喘灵）等，可使支气管扩张，解除支气管痉挛。

4. 减轻呼吸道黏膜水肿药物

常用地塞米松等，地塞米松与抗生素常同时使用，可增加抗炎效果，减轻呼吸道黏膜水肿。

三、常用雾化吸入给药法

（一）超声波雾化吸入给药法

超声波雾化吸入给药法是利用超声波声能，将药液变成细微的气雾，由呼吸道吸入，以达到改善呼吸道通气功能和防治呼吸道疾病的目的。

1. 基本结构

超声波雾化吸入器是由超声波发生器、水槽、晶体换能器、雾化罐、透声膜、螺纹管和口含嘴（或面罩）组成。

2. 作用原理

超声波发生器通电后输出高频电能，电能通过水槽底部的晶体换能器转换为超声波声能，声能震动并透过雾化罐底部的透声膜作用于罐内的药液，使药液表面张力和惯性受到破坏，成为细微雾滴喷出，通过螺纹管随患者深而慢的吸气而进入呼吸道。

3. 作用特点

雾量大小可以调节，雾滴小而均匀（直径在 5 μm 以下），药液随着深而慢的吸气可被吸入终末支气管及肺泡。因雾化器电子部分产热，能对雾化液轻度加温，使患者吸入的气雾温暖、舒适。

4. 目的

同雾化吸入给药法。

5. 操作程序

（1）评估。

1）患者病情、治疗用药情况。

2）患者呼吸道情况，如呼吸道是否感染、通畅，有无支气管痉挛、黏膜水肿、痰液等。

3）患者面部及口腔黏膜状况，如有无感染、溃疡等。

4）患者的意识状态、自理能力、心理状态及对雾化给药的认知及合作程度。

（2）计划。

1）患者准备：明确操作目的，了解操作过程，能配合采取坐位、半坐卧位或侧卧位。

2）护士准备：着装整洁，洗手，戴口罩。

3）用物准备：治疗车上放超声波雾化吸入器一套，治疗盘内放置药液、冷蒸馏水、水温计、50 mL注射器、弯盘、纸巾等。

4）环境准备：整洁、安静、舒适、安全，室内温湿度适宜。

（3）实施：见表1-4。

表1-4　超声波雾化吸入给药法

操作流程	操作步骤	要点说明
1. 检查设备	检查超声波雾化吸入器	确保设备功能正常
2. 连接装置	将雾化器主机与各附件连接，选择口含管	检查雾化器各部件完好，无松动及脱落现象
3. 水槽加水	水槽内加入冷蒸馏水约250 mL，水量应浸没雾化罐底部的透声膜	水槽内不可加温水或热水，水槽无水时不可开机，以免损坏机器
4. 罐内加药	将药液稀释至30~50 mL加入雾化罐内，将雾化罐放入水槽，盖紧水槽盖	检查无漏液
5. 核对解释	携用物至床旁，核对患者，解释目的，协助患者取舒适卧位，漱口	严格执行查对制度，防止差错
6. 开机调节	接通电源，打开电源开关，预热3~5分钟，再打开雾化开关，调节雾量，设定治疗时间	根据需要调节雾量，一般雾化时间为15~20分钟
7. 雾化吸入	当气雾喷出时，将口含管（面罩）放入患者口中，紧闭口唇深呼吸，进行雾化吸入	嘱患者做深而慢的呼吸，使气雾进入呼吸道深部
8. 巡视观察	观察患者治疗及装置情况	发现水槽内水温超过50 ℃或水量不足应关机更换或加入冷蒸馏水
9. 结束雾化	治疗完毕，取下口含管，先关雾化开关，再关电源开关	连续使用需间隔30分钟
10. 整理记录	（1）协助患者清洁口腔，擦干面部，安置舒适卧位 （2）放掉水槽内的水并擦干，雾化罐、螺纹管、口含管浸泡于消毒液内 （3）洗手，记录	防止交叉感染 浸泡1小时后，再洗净晾干备用 记录执行时间和患者反应

（4）评价。

1）患者呼吸道炎症消除或减轻；痰液能顺利咳出；呼吸困难缓解或消除。

2）护士操作正确，机器性能良好。

3）护患沟通有效，患者需要得到满足。

6. 注意事项

（1）治疗前应检查机器各部件，确保性能良好，机器各部件型号一致，连接正确；使用雾化器后及时消毒雾化管道，防止交叉感染。

（2）在使用过程中，水槽内要始终维持有足够量的蒸馏水，水温不宜超过 50 ℃，否则应关机更换冷蒸馏水；需连续使用时，中间需间隔 30 分钟；水槽内无水时不可开机，以免损坏机器。

（3）水槽底部的晶体换能器和雾化罐底部的透声膜薄而质脆、易损坏，在操作及清洗过程中应注意保护。

（4）治疗过程中如发现雾化罐内的药液过少需添加药液时，可直接从小孔中加入，不必关机。

（二）氧气雾化吸入给药法

氧气雾化吸入给药法是利用一定压力的氧气产生的高速气流，使药液形成雾状，随吸气进入患者呼吸道，以控制呼吸道感染和改善通气功能。临床上常用于咽喉炎、支气管炎、支气管扩张、支气管哮喘、肺炎、肺脓肿、肺结核等患者。

氧气雾化吸入器也称射流式雾化器，是借助高速氧气气流通过毛细管并在管口产生负压，将药液由邻近的小管吸出，所吸出的药液又被毛细管口的高速气流撞击成细微的雾滴喷出，随患者吸气而进入呼吸道。

1. 目的

（1）解除支气管痉挛，使呼吸道通畅，改善通气功能。

（2）消除呼吸道炎症反应，稀释痰液，减轻黏膜水肿。

2. 操作程序

（1）评估：同超声波雾化吸入法。

（2）计划。

1）患者准备：明确操作目的，了解操作过程，能配合采取坐位、半坐卧位或侧卧位。

2）护士准备：着装整洁，洗手，戴口罩。

3）用物准备：氧气雾化吸入器 1 个，供氧装置（湿化瓶内勿盛水），根据医嘱备药液、弯盘、10 mL 注射器、纸巾等。

4）环境准备：整洁、安静、舒适，室内温湿度适宜，氧气放置安全，远离火源。

（3）实施：见表 1-5。

表 1-5　氧气雾化吸入给药法

操作流程	操作步骤	要点说明
1. 准备用物	根据医嘱将药液稀释至 5 mL 注入雾化器内	使用前要检查雾化吸入器、氧气装置是否完好
2. 核对解释	携用物至床旁，核对解释，嘱患者取坐位或半坐位，漱口	严格执行查对制度 教会患者正确使用氧气雾化吸入器

操作流程	操作步骤	要点说明
3. 连接氧气	将雾化器的进气口与氧气装置的输出口连接，调节氧流量 6~8 L/min	各部件连接紧密，勿漏气
4. 雾化吸入	嘱患者手持雾化器，将吸嘴放入口中，紧闭嘴唇深吸气，用鼻呼气，如此反复直至药液吸完	雾化过程中，如患者感觉疲劳，可关闭氧气，休息片刻后再继续吸入
5. 巡视观察	观察患者治疗及装置情况	操作中严禁烟火和易燃品
6. 结束雾化	治疗完毕，取下雾化器，再关氧气开关	
7. 整理记录	（1）协助清洁口腔，擦干患者面部，安置舒适卧位	防止交叉感染
	（2）整理患者床单位，清理用物，温水冲洗雾化器，浸泡消毒	记录执行时间和患者反应
	（3）洗手，记录	

（4）评价。

1）患者能正确配合，达到预期疗效，无不良反应。

2）护士操作正确，用氧安全。

3）护患沟通有效，患者需要得到满足。

3. 注意事项

（1）正确使用供氧装置，操作时严禁接触烟火和易燃品，注意用氧安全。雾化时氧流量不可过大，以免损坏雾化器。

（2）氧气湿化瓶内勿盛水，以免湿化瓶内液体进入雾化器而使药液稀释影响疗效。

（3）雾化过程中如患者感到疲劳，可关闭氧气停止雾化，适时再行吸入。

（三）压缩雾化吸入给药法

压缩雾化吸入给药法是利用压缩空气，将药液变成细微的气雾，随着患者呼吸，药液进入呼吸道的一种治疗方法。

压缩雾化吸入器主要利用空气压缩机通电后，将空气压缩，压缩后的空气作用于雾化器内的药液，破坏药液表面的张力而形成细微的气雾，通过口含嘴随着患者的呼吸进入呼吸道。

1. 目的

（1）湿化呼吸道：常用于呼吸道湿化不足所致的呼吸道痰液黏稠。

（2）治疗呼吸道感染：消除炎症，减轻呼吸道黏膜水肿。常用于咽喉炎、支气管扩张等患者。

（3）改善通气功能：解除支气管痉挛，保持呼吸道通畅。常用于支气管哮喘等患者。

2. 操作程序

（1）评估：同超声波雾化吸入法。

（2）计划。

1）患者准备：明确操作目的，了解操作过程，能配合采取坐位、半坐卧位或侧卧位。

2）护士准备：着装整洁，洗手，戴口罩。

3）用物准备：压缩雾化吸入器一套；治疗盘内放置药液、10 mL 注射器、弯盘、纸巾等。

4）环境准备：整洁、安静、舒适、安全，室内温湿度适宜。

（3）实施：见表1-6。

表1-6　压缩雾化吸入给药法

操作流程	操作步骤	要点说明
1. 连接装置	（1）连接压缩机空气导管 （2）取下喷雾器的上半部分和进气活瓣，注入药液（2～8 mL）后再安装好 （3）喷雾器与压缩机上空气导管相连接	使用前认真检查机器性能，正确连接
2. 核对解释	携用物至床旁，核对解释，协助患者取舒适卧位	严格执行查对制度，防止差错 教会患者使用压缩雾化器
3. 雾化吸入	打开压缩机开关，指导患者手持雾化器，紧闭双唇含住口含管，进行呼吸	嘱患者进行深而慢的呼吸 喷雾器冒出的雾气变得不规则时，立即停止治疗
4. 巡视观察	观察患者治疗及装置情况	
5. 结束雾化	当听到指示信号响，表明药液雾化完毕，取下口含管，关闭电源开关，拔下空气导管	
6. 整理记录	（1）协助清洁口腔，擦干患者面部，协助其取舒适体位 （2）拆开压缩雾化器的所有部件，口含管放入消毒液内浸泡 （3）洗手，记录	协助患者翻身叩背，促进痰液排出 防止交叉感染 浸泡1小时后，再洗净晾干备用 记录执行时间和患者反应

（4）评价：同超声波雾化吸入给药法。

3. 注意事项

（1）压缩雾化吸入器在使用时要放在平坦、光滑且稳定的平面上，切勿放置在地毯或粗糙的表面上，以免堵塞通风口；操作时不能覆盖压缩机表面。

（2）压缩雾化吸入器在使用时一定要连接牢固，导管一端连接压缩机，另一端连接雾化器。

（3）每次治疗结束后，雾化器所有的配件都要进行清洁，彻底清除残留的药液和污垢。雾化器必须进行消毒、灭菌后，才能继续使用。

（4）有时在吸入过程中因温度变化，导管内会因冷凝作用出现水汽，因此治疗结束后应把导管从雾化器上拔下，打开压缩机开关，让压缩气流通过导管，直至吹干导管内壁。

（5）吸气时按住间断控制按钮，慢慢吸入药雾；呼气时，松开间断控制按钮，直接通过口含嘴将空气呼出。间断控制按钮的作用是控制药雾的输出，减少药雾浪费。

（四）手压式雾化吸入给药法

手压式雾化吸入给药法是将药液预置于雾化器内的送雾器中，将雾化器倒置，利用其内腔形成的高压，用拇指按压雾化器顶部，药液便可从喷嘴射出，形成细微的气雾，作用于口腔及咽部气管、支气管黏膜，进而被局部吸收的治疗方法。适用于支气管哮喘和喘息性支气管炎的对症治疗。

1. 目的

主要适用于应用肾上腺素类药、氨茶碱或沙丁胺醇等支气管解痉药。

2. 操作程序

（1）评估：同超声波雾化吸入法。

（2）计划。

1）患者准备：明确操作目的，了解操作过程，能配合采取坐位、半坐卧位或侧卧位。

2）护士准备：着装整洁，洗手，戴口罩。

3）用物准备：手压式雾化器1个、弯盘，根据医嘱备药液。

4）环境准备：整洁、安静、舒适、安全，室内温湿度适宜。

（3）实施：见表1-7。

表1-7　手压式雾化吸入给药法

操作流程	操作步骤	要点说明
1. 准备用物	按医嘱准备手压式雾化吸入器（内含药物）	使用前要检查雾化吸入器是否完好
2. 核对解释	携用物至床旁，确认患者，解释，嘱患者取舒适体位	严格执行查对制度 教会患者使用手压式雾化吸入器
3. 雾化吸入	（1）将雾化器倒置，接口端放入双唇间，平静呼气 （2）吸气开始时按压气雾瓶顶部，使之喷药，深吸气、屏气、呼气，反复1~2次	紧闭嘴唇 尽可能延长屏气时间（最好能维持10秒左右），然后呼气
4. 结束雾化	治疗毕，取下雾化器	
5. 整理记录	（1）协助清洁口腔，擦干患者面部，安置舒适卧位 （2）洗手，记录	雾化器使用后放在阴凉处（30℃以下）保存，其塑料外壳应定期用温水清洁 记录执行时间和患者反应

（4）评价：同超声波雾化吸入给药法。

3. 注意事项

（1）使用雾化器之前应检查雾化器各部件是否完好，有无松动、脱落等异常情况。

（2）深吸气时药液经口腔吸入，尽量延长屏气时间，然后再呼气，提高治疗效果。

（3）每次进行1~2喷，两次之间的间隔时间不少于3~4小时。

（4）雾化器使用后应放置在阴凉处保存，塑料外壳要定期清洁。

（宋丽娜）

第四节　注射给药技术

注射给药是将无菌的药液或生物制剂注入体内，达到预防、诊断、治疗疾病的一种给药方法。注射给药具有吸收快、血药浓度迅速升高、给药量准确的特点，适用于需要药物迅速发生作用，或因各种原因不能经口服给药的患者。但注射法是有创治疗，可引起疼痛或潜在并发症。常用注射法根据针头刺入的组织不同分为皮内注射、皮下注射、肌内注射、静脉注射及动脉注射，在进行各种注射时都必须遵循注射原则。

一、注射给药原则

（一）严格遵守无菌操作原则

（1）环境清洁，符合无菌技术操作要求。

（2）注射前护士必须洗手，戴口罩，保持着装整洁。必要时戴手套。

（3）注射器空筒的内壁、活塞、乳头和针头的针梗、针尖必须保持无菌。

（4）注射部位皮肤按要求进行消毒，并保持无菌。皮肤常规消毒方法采用无菌棉签蘸取安尔碘原液或 0.5% 碘伏，以注射点为中心，由内向外螺旋式旋转涂擦 2 遍，直径应在 5 cm 以上，待干后即可注射。还可用 2% 碘酊，同法涂擦 1 遍，待干（约 20 秒）后，用 75% 乙醇棉签以同法脱碘 2 遍，待干后方可注射。

（二）严格执行查对制度

（1）严格执行三查七对，确保用药安全。

（2）认真检查药物质量，如发现药物有变质、变色、浑浊、沉淀、过期或安瓿有裂痕或密封瓶盖松动等现象，均不可使用。

（三）严格执行消毒隔离制度

（1）注射时做到一人一套物品，包括注射器、针头、止血带、治疗巾等，避免交叉感染。

（2）所有物品须按消毒隔离制度和一次性用物处理原则进行处理，不可随意丢弃。

（3）注射前后护士须消毒双手，避免交叉感染。

（四）做好注射前准备

1. 选择合适的注射器和针头

根据药液量、黏稠度和刺激性强弱以及给药途径选择注射器和针头。注射器应完好无损、不漏气；针头锐利，无钩、无弯曲，型号合适；注射器和针头衔接必须紧密。一次性注射器包装须密封，在有效期内使用。

2. 选择合适的注射部位

选择注射部位时应避开神经和血管（动、静脉注射除外），不能在化脓感染，局部皮肤有炎症、瘢痕、硬结及患皮肤病处进针。需长期注射的患者应经常更换注射部位。

3. 注射药物现用现配

注射药液应在规定时间内临时抽取，以防药物效价降低或药液污染。

（五）注射前排尽空气

注射前应排尽注射器内空气，尤其是动、静脉注射，以防空气进入血管内形成空气栓塞。但要注意排气时防止浪费药液和针头污染。

（六）掌握合适的进针角度和深度

各种注射法有不同的进针角度和深度要求，进针时不可把针梗全部刺入注射部位。

（七）注药前检查回血

进针达注射部位后、注射药液前，抽动注射器活塞，检查有无回血。动、静脉注射必须见回血后方可注入药液。皮下、肌内注射如有回血，须拔针重新更换部位进针，切不可将药液注入血管内。

（八）应用无痛注射技术

（1）做好解释工作，消除患者的思想顾虑，分散其注意力。

（2）指导并协助患者采取合适的体位，使肌肉放松。

（3）注射时做到"两快一慢加均匀"，即进针快、拔针快、推药速度缓慢且均匀。

（4）注射刺激性较强的药物时，应选择较长的针头，做深部注射。同时注射几种药物时，刺激性较强的药物应最后注射。

二、注射给药用物

（一）基础注射盘

常规放置下列物品。

1. 皮肤消毒液

常用安尔碘或 0.5% 碘伏，或 2% 碘酊和 75% 乙醇。

2. 无菌持物钳或镊子

放于灭菌后的泡镊（或钳）筒中。

3. 其他物品

无菌纱布、砂轮、无菌棉签、启瓶器、弯盘，静脉注射时加止血带、海绵小垫。

（二）注射器及针头

1. 注射器

注射器分为玻璃和塑料两种制品，其中塑料注射器为一次性使用。注射器由空筒和活塞两部分组成，活塞由活塞体、活塞轴和活塞柄三部分构成，空筒前端为乳头，空筒表面标有容量刻度。注射器规格有 1 mL、2 mL、5 mL、10 mL、20 mL、30 mL、50 mL、100 mL 等多种。

2. 针头

针头由针尖、针梗、针栓三部分构成。常用针头型号有 4、4½、5、5½、6、6½、7、8、9 号等数种。

各种注射术注射器规格及针头型号的选择见表 1-8。

表 1-8　各种注射术给药注射器规格及针头型号

注射技术	注射器规格	针头型号
皮内注射	1 mL	4~5 号
皮下注射	1 mL、2 mL、2.5 mL	5~6 号
肌内注射	2 mL、2.5 mL、5 mL、10 mL	6~7 号
静脉注射	5 mL、10 mL、20 mL、30 mL、50 mL、100 mL	4½~9 号
静脉采血	2 mL、5 mL 视采血量而定	6~12 号

（三）注射药物

按医嘱准备。

（四）注射本或注射卡

根据医嘱准备注射本或注射卡，是注射给药的依据，便于三查七对，避免给药错误的发生。

（五）治疗车备物

治疗车上层备手消毒剂；治疗车下层备生活垃圾桶、医疗垃圾桶、锐器回收盒。

三、药液抽吸法

药液抽吸应严格按照无菌操作原则和查对制度进行。药液抽吸包括自安瓿内抽吸药液和自瓶内抽吸药液。

（一）目的

遵医嘱准确进行药液抽吸，为各种注射做准备。

（二）操作程序

1. 评估

给药目的、药物性能及给药方法。

2. 计划

（1）护士准备：着装整洁，洗手，戴口罩。

（2）用物准备：基础注射盘、注射卡、根据注射方法选择合适的注射器和针头，按医嘱备药。

（3）环境准备：清洁，光线充足，符合无菌操作的基本要求。

3. 实施

见表1-9。

表1-9　药液抽吸法

操作流程	操作步骤	要点说明
1. 核查药物	与注射卡核对药物名称，检查药物质量及有效期	严格执行查对制度及无菌操作原则
2. 抽吸药液		
自安瓿内吸药	（1）轻弹安瓿顶端，将药液弹至体部，用消毒砂轮在安瓿颈部锯痕，消毒安瓿颈部及拭去玻璃细屑，取无菌纱布包裹安瓿，折断安瓿	安瓿颈部如有蓝点标记，无需用砂轮划痕，消毒后直接折断安瓿
	（2）检查并取出注射器和针头，调整针头斜面向下并放入安瓿内的液面下，抽动活塞，吸取药液	注射器和针头衔接要紧密 吸药时手不能握住活塞，只能持活塞轴和活塞柄，不可触及活塞体部，防止污染药液
自密封瓶内吸药	（1）用启瓶器去除密封瓶铝盖中心部分，消毒液消毒瓶塞及周围，待干	
	（2）检查注射器后向瓶内注入与所需药液等量的空气	使密封瓶内压力增加，利于吸药
	（3）倒转药瓶使针头斜面保持在液面下，吸取所需药液量，以示指固定针栓，拔出针头	吸取结晶和粉剂药物时，先用生理盐水或专用溶媒充分溶解药物后再吸取 混悬液摇匀后立即吸取 油剂可稍加温或两手对搓（药物易被热破坏者除外）后，用粗针头吸取

操作流程	操作步骤	要点说明
3. 排尽空气	将针头垂直向上，先回抽活塞使针头内的药液流入注射器内，并使气泡集中在乳头根部，轻推活塞，排出气体	排气时示指固定针栓，不可触及针梗和针尖在注射器底部的气体，可震动注射器使气体向上漂移至乳头根部排出
4. 保持无菌	将安瓿或密封瓶套在针梗上，再次核对后放于无菌巾或无菌棉垫内备用	保持无菌状态，避免污染
5. 处理用物	处理用物，洗手	

4. 评价

（1）严格按照操作程序抽吸药液，操作规范，手法正确，药量准确。

（2）抽吸药液过程中无污染和差错发生。

（3）严格执行查对制度，遵守无菌操作原则。

（三）注意事项

（1）严格执行查对制度，遵守无菌操作原则。

（2）使用一次性注射器与针头时，应认真检查包装及有效期，凡包装漏气或超出有效期，均不可使用。

（3）折断安瓿时应避免用力过大而捏碎安瓿上端。自安瓿内吸药时，安瓿的倾斜度不可过大，以免药液流出。

（4）抽吸药液时手只能触及活塞轴和活塞柄，不能触及活塞体；只能触及针栓，不能触及针梗和针尖；不可将针栓插入安瓿内，以防污染药液。

（5）针头在进入和取出安瓿时，不可触及安瓿口外缘。

（6）自密封瓶内抽吸药液时注射器刻度朝向操作者，针尖斜面须在液面以下，以免吸入空气，影响药量的准确性。

（7）排气时示指固定针栓，不可触及针梗和针尖。轻推活塞排气，不可浪费药液，以免影响药量的准确性。

（8）抽尽药液的空安瓿或药瓶不要立刻丢掉，暂时放于一边，以便查对。

四、常用注射法

常用注射法有皮内注射法、皮下注射法、肌内注射法和静脉注射法。

（一）皮内注射法

皮内注射法（ID）是指将小量药液或生物制品注入表皮与真皮之间的方法。

1. 目的

（1）做各种药物过敏试验，以观察有无过敏反应。

（2）预防接种。

（3）局部麻醉的起始步骤。

2. 操作程序

（1）评估。

1）患者病情、治疗情况、意识状态，用药史、家族史和过敏史等。

2）患者心理状态、对用药的认知及合作程度。

3）患者肢体活动情况和注射部位的皮肤状况。

（2）计划。

1）患者准备：①明确操作目的，了解操作过程，能配合操作；②常用注射部位准备：药物过敏试验选择前臂掌侧下段，因该处皮肤较薄，易于注射，且皮色较淡，如有局部反应易于辨认。卡介苗接种部位常选择上臂三角肌下缘。

2）护士准备：着装整洁，洗手，戴口罩。

3）用物准备。①治疗车上层：注射卡，手消毒液，注射盘内备皮肤消毒液、无菌棉签、弯盘。无菌盘内放已抽吸好药液的注射器和针头。如为患者进行药物过敏试验，做过敏试验时需另备0.1%盐酸肾上腺素、注射器与针头。②治疗车下层：生活垃圾桶，医用垃圾桶，锐器回收盒。

4）环境准备：清洁、安静、有足够的照明。

（3）实施（以药物过敏试验为例）：见表1-10。

表1-10　皮内注射法

操作流程	操作步骤	要点说明
1. 核对解释	携用物至病床旁，核对床号、姓名，向患者及其家属解释，使其明确操作目的	操作前查对
2. 询问三史	询问患者的用药史、家族史和过敏史，根据医嘱备药液	确保无过敏后方可进行药物过敏试验
3. 定位消毒	（1）选择注射部位，观察注射部位皮肤情况 （2）用75%乙醇消毒皮肤两遍，待干	禁止在皮肤有瘢痕、感染等部位进针 忌用碘剂消毒，以免影响过敏反应结果的判断
4. 二次核对	再次核对药液，排尽注射器内空气	操作中查对
5. 进针注药	（1）一手绷紧注射部位皮肤，另一手持注射器，示指固定针栓，注射器刻度与针尖斜面朝上，与皮肤成5°角刺入 （2）将针尖斜面完全刺入皮内后，放平注射器，一手拇指固定针栓，另一手推入药液0.1 mL，使局部隆起呈半球状皮丘，局部皮肤变白并显露毛孔	确保药液进入表皮与真皮之间 两手协调，防止针头脱出 保证注入剂量准确
6. 拔针计时	注射完毕，迅速拔出针头，看表计时	防止皮丘消失，影响药效 拔针后勿按压针眼
7. 核对交代	拔针后再次核对，交代注意事项	操作后查对
8. 整理记录	（1）协助患者取舒适体位，清理用物 （2）洗手，记录	20分钟后观察结果 记录试验结果

（4）评价。

1）患者理解操作的目的并主动配合。

2）护士无菌观念强，操作熟练，动作轻巧。

3）护患沟通有效，彼此需要得到满足。

3. 注意事项

（1）若患者对注射的药物有过敏史，则不可做药物过敏试验，应与医生联系，更换其他药物。

（2）忌用碘类消毒剂，以免因脱碘不彻底，影响对局部反应结果的观察，且避免与碘过敏反应相混淆。

（3）注射完毕，嘱患者勿揉擦或按压局部，以避免影响对局部反应的观察。

（二）皮下注射法

皮下注射法（IH）是指将小量药液或生物制剂注入皮下组织的方法。

1. 目的

（1）需在一定时间内产生药效，而药物不能或不宜经口服给药时。

（2）预防接种。

（3）局部麻醉用药。

2. 操作程序

（1）评估。

1）患者病情、治疗情况、意识状态等。

2）患者心理状态、对用药的认知及合作程度。

3）患者肢体活动情况和注射部位的皮肤状况。

（2）计划。

1）患者准备：①明确操作目的，了解操作过程，能配合操作；②常用注射部位准备：皮下注射部位常选用上臂三角肌下缘、腹部、后背、大腿前侧和外侧。

2）护士准备：着装整洁，洗手，戴口罩。

3）用物准备。①治疗车上层：注射卡，手消毒液，注射盘内备皮肤消毒液、无菌棉签、弯盘。无菌盘内放已抽吸好药液的注射器和针头。②治疗车下层：生活垃圾桶，医用垃圾桶、锐器回收盒。

4）环境准备：清洁、安静、有足够的照明。

（3）实施：见表1-11。

表1-11 皮下注射法

操作流程	操作步骤	要点说明
1. 核对解释	携用物至病床旁，核对床号、姓名、药液，向患者及其家属解释	严格执行查对制度、无菌操作规程
2. 定位消毒	协助患者取舒适体位，选择注射部位，常规消毒皮肤，待干	按注射原则选择注射部位
		经常注射的患者，应定期更换注射部位，建立轮流交替注射计划，确保最大治疗效果
3. 二次核对		确保患者无误
4. 排气进针	（1）排尽注射器内空气，左手绷紧注射部位皮肤（过瘦者需捏起皮肤），右手持注射器，示指固定针栓，针尖斜面向上，针尖与皮肤成30°~40°角，快速刺入皮下	
	（2）针梗进入1/2~2/3	勿全部刺入，防止针梗折断不易处理
5. 注入药液	松开左手，抽吸无回血后缓慢推注药液	
6. 拔针按压	注射毕，用无菌干棉签轻压针刺处，快速拔针、按压	减轻疼痛，防止药液外渗
7. 核对交代	拔针后再次核对，交代注意事项	操作后查对
8. 整理记录	（1）整理患者床单位，协助患者取舒适卧位，清理用物	注意分类处理
	（2）洗手，记录	记录注射时间、患者的反应

（4）评价。

1）患者理解操作的目的并主动配合。

2）护士无菌观念强，操作熟练，动作轻巧。

3）护患沟通有效，彼此需要得到满足。

3. 注意事项

（1）对长期注射者，应做好轮流交替使用不同注射部位的计划，及时更换注射部位，以促进药物的充分吸收。

（2）刺激性强的药物不宜皮下注射。

（3）注射剂量少于 1 mL 的药液时，必须用 1 mL 注射器抽吸药液，以保证注入药液的剂量准确无误。

（4）注射进针角度不宜超过 45°，以免刺入肌层；对过于消瘦者，应捏起局部组织，穿刺角度适当减小。在三角肌下缘注射时，进针方向稍向外侧，以免药液注入肌层。

（三）肌内注射法

肌内注射法（IM）是指将一定量药液注入肌肉组织的方法。人体肌肉组织有丰富的毛细血管网，药液注入肌肉组织后，可通过毛细血管壁进入血液循环，毛细血管壁是多孔的类脂质膜，药物透过的速度较透过其他生物膜快，故吸收较完全而迅速。

1. 目的

（1）需要在一定时间内产生药效，而不能或不宜口服的药物。

（2）药物不宜或不能静脉注射，要求比皮下注射更迅速发挥疗效。

（3）注射刺激性较强或药量较大的药物。

2. 操作程序

（1）评估。

1）患者病情、治疗情况、意识状态等。

2）患者心理状态、对用药的认知及合作程度。

3）患者肢体活动情况和注射部位的皮肤状况。

（2）计划。

1）患者准备。①明确操作目的，了解操作过程，能配合操作。②常用注射体位准备：患者明确肌内注射目的和自身情况，愿意合作并选择恰当体位使肌肉松弛。臀部注射：侧卧位时下腿弯曲、上腿伸直，肌肉放松；俯卧位时两足尖相对；仰卧位用于危重及不能翻身的患者，限于臀中肌和臀小肌注射。上臂三角肌注射：单手叉腰使三角肌显露。股外侧肌注射：以自然坐位为宜。

2）注射部位选择准备：一般选择肌肉较为丰厚，且距大血管、大神经较远的部位。其中最常用的注射部位为臀大肌，其次为臀中肌、臀小肌、股外侧肌及上臂三角肌。

臀大肌注射定位法。①十字法：从臀裂顶点向左或向右侧划一水平线，然后从髂嵴最高点作一垂线，将一侧臀部分为 4 个象限，其外上象限并避开内角（从髂后上棘至股骨大转子连线）的区域为注射部位（图 1-1A）。②连线法：取髂前上棘与尾骨连线的外上 1/3 处为注射部位（图 1-1B）。

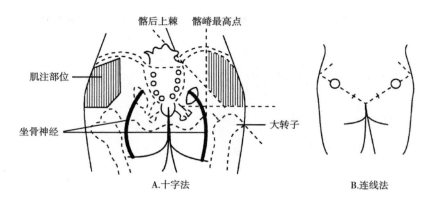

图 1-1　臀大肌注射定位法

臀中肌、臀小肌注射定位法。①构角法：以示指尖和中指尖分别置于髂前上棘与髂嵴下缘处，在髂嵴、示指、中指之间构成一个三角形区域，此区域即为注射部位（图 1-2）。②三指法：髂前上棘外侧三横指处（以患者的手指宽度为标准）为注射部位。

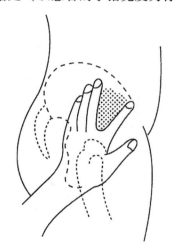

图 1-2　臀中肌、臀小肌注射定位法

股外侧肌注射定位法：取大腿中段外侧，膝关节上 10 cm，髋关节下 10 cm 处，宽约 7.5 cm 处为注射部位。此处大血管、神经干很少通过，且注射范围较广，适用于多次注射或 2 岁以下幼儿注射（图1-3）。

上臂三角肌注射定位法：取上臂外侧，肩峰下 2～3 横指处（图1-4）。此处肌肉较薄，只可作小剂量注射。

3）护士准备：着装整洁，洗手，戴口罩。

4）用物准备。①治疗车上层：注射卡，手消毒液，注射盘内备皮肤消毒液、无菌棉签、弯盘。无菌盘内放已抽吸好药液的注射器和针头。②治疗车下层：生活垃圾桶，医用垃圾桶，锐器回收盒。

5）环境准备：清洁、安静，有足够的照明。

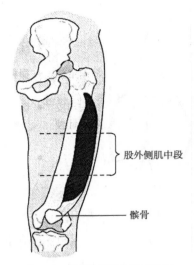

图 1-3　股外侧肌注射定位法

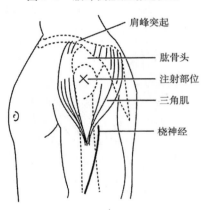

图 1-4　上臂三角肌注射定位法

（3）实施：见表 1-12。

表 1-12　肌内注射法

操作流程	操作步骤	要点说明
1. 核对解释	携用物至病床旁，核对床号、姓名、药液，向患者及其家属解释	严格执行查对制度，遵守无菌操作规程
2. 安置卧位	根据注射部位，协助患者取正确的体位	松弛注射部位肌肉
3. 定位消毒	选择注射部位，常规消毒皮肤，待干	避开神经和血管
4. 二次核对		确保患者无误
5. 排气进针	（1）排尽注射器内空气，左手拇指和示指分开并固定注射部位皮肤	拇指和示指不能污染消毒部位皮肤 切勿将针头全部刺入
	（2）右手以握笔姿势持注射器，中指固定针栓，针头与皮肤成 90°角，右手手腕带动手臂，用力适中快速刺入针梗的 2/3	
	（3）抽动活塞，确认无回血后，缓慢推注药液	如有回血，应立即拔针，不能注入药液 观察患者反应

操作流程	操作步骤	要点说明
6. 拔针按压	注射毕，用无菌干棉签轻压针刺处，快速拔针、按压片刻	
7. 再次核对		确保患者无误
8. 整理记录	（1）整理患者床单位，协助患者取舒适卧位，清理用物	注意分类处理
	（2）洗手，记录	记录注射时间、患者的反应

（4）评价。

1）患者理解操作的目的并主动配合。

2）护士无菌观念强，操作熟练，动作轻巧。

3）护患沟通有效，彼此需要得到满足。

3. 注意事项

（1）2岁以下婴幼儿不宜选用臀大肌注射，因婴幼儿未能独立行走前，其臀部肌肉发育不完善，选择臀大肌注射时有损伤坐骨神经的危险。可选用臀中肌、臀小肌或股外侧肌进行注射。

（2）进针时切勿将针梗全部刺入，防止不合作患者躁动时，针梗从根部衔接处折断。若针头折断，应嘱患者保持局部与肢体不动，固定局部组织，以防断针移位，同时尽快用无菌血管钳夹住断端取出针头。若断端全部埋入，速请外科医师诊治处理。

（3）对需长期注射者，应交替更换注射部位，并选用细长针头，以避免或减少硬结的发生；注射刺激性强的药物时，也应选择长针头深部注射。

（4）多种药物同时注射时，应注意配伍禁忌。

（四）静脉注射法

静脉注射法（IV）是指自静脉注入无菌药液的方法。

1. 目的

（1）注入药物：用于不宜口服、皮下或肌内注射，需要迅速发挥药效的药物，尤其是治疗急重症时。

（2）诊断性检查：由静脉注入药物，如肝、肾、胆囊等X线摄片。

（3）静脉营养治疗。

（4）股静脉注射：主要用于急救时加压输液、输血或采集血标本。

2. 操作程序

（1）评估。

1）患者年龄、病情、治疗情况、意识状态等。

2）患者心理状态，对静脉注射给药的认知及合作程度。

3）患者肢体活动能力，注射部位的皮肤状况、静脉充盈度、血管弹性。

（2）计划。

1）患者准备：①明确操作目的，了解操作过程，能配合操作；②常用注射部位准备如下。四肢浅静脉：上肢常用肘部浅静脉（贵要静脉、正中静脉、头静脉），腕部、手背的浅静脉；下肢常用足背静脉、大隐静脉、小隐静脉（图1-5）；头皮静脉：小儿头皮静脉较为丰富，分支甚多，互相沟通交错成网且静脉表浅易见，易于固定，又方便小儿肢体活动。常用的头皮静脉有额静脉、颞浅静脉、耳后静脉、枕静脉（图1-6）；股静脉：股静脉位于股三角区，在股动脉的内侧0.5 cm处（图1-7）。

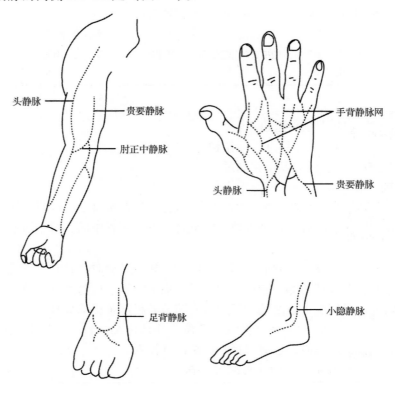

图1-5 四肢浅静脉

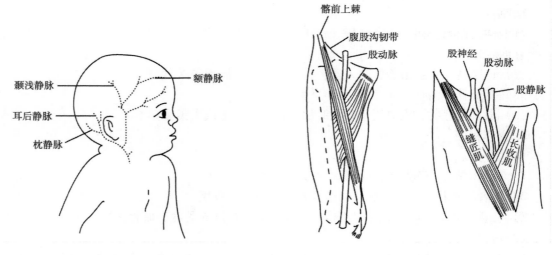

图1-6 小儿头皮静脉　　　　　　图1-7 股静脉解剖位置

2）护士准备：着装整洁，洗手，戴口罩。

3）用物准备。①治疗车上层：注射卡，手消毒液，注射盘内备皮肤消毒液、无菌棉签、弯盘、止血带、头皮针、敷贴、无菌纱布。无菌盘内放已抽吸好药液的注射器和针头。
②治疗车下层：生活垃圾桶，医用垃圾桶，锐器回收盒。

4）环境准备：清洁、安静、有足够的照明。

（3）实施：见表1-13。

表1-13　静脉注射法

操作流程	操作步骤	要点说明
四肢浅静脉注射		
1. 核对解释	携用物至病床旁，核对床号、姓名，向患者及其家属解释	操作前查对
2. 选择静脉	选择粗、直、弹性好、易于固定的静脉，避开静脉瓣	长期静脉注射者，应有计划地从远心端向近心端选择静脉
3. 定位消毒	（1）在穿刺点上方约6 cm处系止血带，嘱患者握拳 （2）常规消毒皮肤，待干	
4. 核对排气	再次核对排气或连接头皮针后排尽空气	操作中查对
5. 静脉穿刺	以左手拇指绷紧静脉下端皮肤，右手持注射器，示指固定针栓，或拇指、示指、中指固定头皮针针柄，针尖斜面向上与皮肤成15°~30°角，自静脉上方或侧方刺入皮下，再沿静脉走向潜行刺入静脉，见回血后再顺静脉进针少许	一旦局部出现血肿，应立即拔出针头，按压局部，另选其他静脉重新穿刺
6. 推注药液	松止血带，嘱患者松拳，固定针头，缓慢推注药液	根据患者年龄、病情、药物性质，掌握推注速度，并随时听取患者感受
7. 拔针按压	将干棉签置于穿刺点上方，快速拔出针头，按压片刻	
8. 再次核对		操作后查对
9. 整理记录	（1）协助患者取舒适卧位，清理用物 （2）洗手，记录	注意分类处理 记录注射时间、患者用药后的反应
股静脉注射		
1. 核对解释	携用物至病床旁，核对床号、姓名，向患者及其家属解释	操作前查对
2. 安置体位	协助患者取仰卧位，下肢伸直略外展外旋	暴露注射部位
3. 定位消毒	（1）常规消毒局部皮肤，排尽注射器内空气并消毒术者左手示指和中指 （2）在股三角区扪及股动脉搏动最明显的部位并用左手示指加以固定	
4. 核对穿刺	（1）再次核对无误后，右手持注射器，针头和皮肤成90°或45°角，在股动脉内侧0.5 cm处刺入 （2）抽动活塞见黯红色回血，提示针头进入股静脉	操作中查对 如抽出鲜红色血液，提示针头进入股动脉，应立即拔出针头，用无菌纱布加压按压5~10分钟
5. 推注药液	固定针头，推注药液	
6. 拔针按压	注射毕，拔出针头，用无菌纱布按压3~5分钟	避免引起出血或形成血肿
7. 再次核对		操作后查对
8. 整理记录	（1）协助患者取舒适卧位，清理用物 （2）洗手，记录	注意分类处理 记录注射时间、患者用药后的反应

（4）评价。

1）患者理解操作目的并主动配合。

2）护士无菌观念强，操作熟练，动作轻巧。

3）护患沟通有效，彼此需要得到满足。

3. 注意事项

（1）对长期静脉用药的患者，为保护血管，应有计划地从远心端向近心端移位的顺序更换注射部位。

（2）注射对组织有强烈刺激的药物，应另备抽有 0.9% 氯化钠溶液的注射器和头皮针，穿刺成功后，先注入少量 0.9% 氯化钠溶液，证实针头在静脉内后，再换上抽有药液的注射器进行推药，以防药液注入血管外而致组织坏死。

（3）静脉穿刺或推注药物的过程中，一旦出现局部疼痛、肿胀，抽吸无回血，应立即停止注射，拔出针头，按压局部，另选静脉注射。

（4）根据患者的年龄、病情及药物性质，掌握注入药物的速度，并随时听取患者的主诉，观察注射局部及病情变化。

（5）有出血倾向者不宜采用股静脉注射；进针后如抽出鲜红色血液，提示针头刺入股动脉，应立即拔出针头，用无菌纱布加压按压穿刺处 5~10 分钟，确认无出血后，再在另一侧股静脉穿刺。

（6）特殊患者的静脉穿刺要点。

1）肥胖患者：肥胖者皮下脂肪较厚，静脉较深、不明显，但较易固定，注射时，触摸血管走向后可从静脉上方进针，进针角度稍加大（30°~40°）。

2）消瘦患者：皮下脂肪少，静脉易滑动，但静脉较明显，穿刺时须固定静脉，从静脉正面或侧面刺入。

3）水肿患者：可沿静脉解剖位置，用手按揉局部，以暂时驱散皮下水分，使静脉充分显露后再行穿刺。

4）脱水患者：静脉萎陷、充盈不良，可作局部热敷、按摩，待血管扩张显露后再穿刺。

5）老年患者：老年人皮肤松弛、皮下脂肪较少，静脉多硬化、脆性较大，血管易滑动，针头难以刺入，且易刺破血管壁。可采用手指固定穿刺点静脉上下两端，然后在静脉上方直接穿刺。

（7）静脉注射失败的常见原因。

1）针头刺入过浅，未刺入静脉内：刺入过浅，或因静脉滑动，针头未刺入静脉内。表现为抽吸无回血，推注药液局部隆起，有疼痛感。

2）针头刺入较浅，针尖斜面未完全刺入静脉内：针尖斜面部分在皮下，部分在静脉内。表现为抽吸虽有回血，但推药液可有局部隆起，有疼痛感。

3）针头刺入较深，刺破对侧血管壁：针尖斜面部分在静脉内，部分在静脉外。表现为抽吸有回血，推注少量药液局部可无隆起，但因部分药液注入静脉外，患者有疼痛感。

4）针头刺入过深，穿透对侧血管壁：针头刺入过深，穿透对侧血管壁。表现为抽吸无回血，药液注入深层组织，有疼痛感。

（五）动脉注射法

动脉注射法是自动脉内注入无菌药液的方法。常用的动脉有股动脉、颈总动脉、锁骨下动脉和桡动脉。

1. 目的

（1）注入造影剂进行某些特殊检查，如脑血管造影、下肢动脉造影等。

（2）注射抗癌药物进行区域性化疗。

（3）抢救重度休克，经动脉加压输入血液，以迅速增加有效血容量。

2. 操作程序

（1）评估。

1）患者年龄、病情、治疗情况、意识状态等。

2）患者心理状态、对动脉注射给药的认知及合作程度。

3）患者肢体活动能力、注射部位的皮肤状况和动脉状况。

（2）计划。

1）患者准备。①明确操作目的，了解操作过程，能配合操作。②常用注射部位准备：一般选择动脉搏动最明显处，采集血标本常用桡动脉、股动脉；区域性化疗时，头面部疾患选用颈总动脉，上肢疾患选用锁骨下动脉或肱动脉，下肢疾患选用股动脉。

2）护士准备：着装整洁，洗手，戴口罩。

3）用物准备。①治疗车上层：注射卡，手消毒液，注射盘内备皮肤常规消毒液、无菌棉签、弯盘、无菌纱布。无菌盘内放已抽吸好药液的注射器和针头。②治疗车下层：生活垃圾桶，医用垃圾桶，锐器回收盒。

4）环境准备：清洁、安静、有足够的照明。

（3）实施：见表1-14。

表 1-14 动脉注射法

操作流程	操作步骤	要点说明
1. 核对解释	携用物至病床边，核对并解释	确认患者
2. 安置卧位	协助患者取合适体位，暴露穿刺部位。桡动脉穿刺时取仰卧位或坐位，股动脉穿刺时取仰卧位，下腿伸直并外展外旋	桡动脉穿刺点在前臂掌侧腕关节上2 cm处股动脉穿刺点在腹股沟股动脉搏动明显处
3. 消毒皮肤	（1）常规消毒穿刺部位皮肤 （2）消毒护士左手示指和中指（或者左手戴无菌手套）	消毒范围直径不少于5 cm
4. 核对排气	再次核对排气	操作中查对
5. 固定穿刺	用左手示指和中指触及动脉搏动最明显处并固定动脉于两指间，右手持注射器，在两指间垂直进针或与动脉走向成40°角刺入动脉	
6. 推注药液	穿刺后见有鲜红色血液进入注射器，马上以右手固定穿刺针的方向和深度，左手推注药液	
7. 拔针按压	注射完毕，迅速拔针，局部加压按压5~10分钟	用无菌纱布按压，直至不出血为止
8. 再次核对		操作后查对
9. 整理记录	（1）协助患者取舒适卧位，清理用物 （2）洗手，记录	注意分类处理 记录注射时间、患者用药后的反应

（4）评价。

1）患者理解操作目的并主动配合。

2）护士无菌观念强，操作熟练，动作轻巧。

3）护患沟通有效，彼此需要得到满足。

3. 注意事项

（1）严格执行查对制度、无菌操作原则、消毒隔离制度。

（2）推注药液过程中密切观察患者穿刺部位情况和病情变化，出现异常情况应紧急处理。

（3）拔针后采用无菌纱布加压按压，防止局部出血或形成血肿。

（六）微量注射泵的应用

微量注射泵是指将小剂量药液持续、均匀、定量注入人体静脉的注射装置。临床常用于：在 ICU 或 CCU 连续低流量注射液体药剂、麻醉剂、抗癌剂或抗凝剂；早产儿或新生儿营养剂的注射；低流量注射、输血；各种激素的注射等。其操作简便，在抢救危重患者时能减轻工作量，提高工作效率，准确、安全、有效地配合医生抢救。

1. 目的

准确地控制和调节输注速度，将小剂量药液持续、均匀、定量、准确注入人体静脉。

2. 操作程序

（1）评估。

1）患者年龄、病情、治疗情况、意识状态等。

2）患者心理状态、对微量注射泵给药的认知及合作程度。

3）患者肢体活动能力、注射部位的皮肤状况和管壁弹性情况，是否已建立或需重新建立静脉通道。

（2）计划。

1）患者准备：明确操作目的，了解操作过程，能配合操作。

2）护士准备：着装整洁，洗手，戴口罩。

3）用物准备。①治疗车上层：注射盘内备皮肤常规消毒液、无菌棉签、弯盘、无菌纱布、注射泵延长管、头皮针、敷贴，需要时备三通管。注射盘外备微量注射泵、抽好药液的注射器、注射卡、手消毒液。②治疗车下层：生活垃圾桶，医用垃圾桶，锐器回收盒。

4）环境准备：病室环境要清洁、安静、有足够的照明。

（3）实施：见表1-15。

表1-15　微量注射泵的应用

操作流程	操作步骤	要点说明
1. 核对解释	携用物至病床旁，核对床号、姓名，向患者及其家属解释	操作前查对
2. 抽药固定	（1）接通电源，打开开关	
	（2）将已抽吸药液的注射器稳妥地固定在注射泵上	
3. 设定速度	设定注射速度：一般 10 mL 注射器注射速度为 0.1 ～ 200 mL/h；20 ～ 50 mL 注射器注射速度为 0.1 ～ 300 mL/h	
4. 连接器针	将注射器与头皮针连接	

操作流程	操作步骤	要点说明
5. 静脉穿刺	选择静脉、皮肤消毒、头皮针穿刺的方法同四肢静脉注射法	
6. 注射开始	静脉穿刺成功后，用胶布将头皮针固定好后按"开始"键，注射开始	注射过程中加强巡视，随时评估患者的反应和药物输注情况，发现报警信号，及时处理和排除故障
7. 注射继续	继续注射药物	当药液即将注射完毕时，"即将结束键"闪烁并报警
8. 注射结束	（1）按压"静音键"停止铃声 （2）再次按压"静音键"，关闭"完毕"和"操作"灯	药液注射完毕，机器自动停止，"完毕键"闪烁并发出连续响声报警
9. 拔针关泵	拔出针头，松开注射器与静脉穿刺针的连接。取出注射器，关闭微量注射泵，切断电源	
10. 再次核对		操作后查对
11. 整理记录	（1）协助患者取舒适卧位，清理用物 （2）洗手，记录	注意分类处理 记录注射时间、患者用药后的反应

（4）评价。

1）患者理解操作目的并主动配合。

2）护士无菌观念强，操作熟练，动作轻巧。

3）护患沟通有效，彼此需要得到满足。

3. 注意事项

（1）用微量注射泵时宜单独建立静脉通路。因多种药物联合应用时，药物间易出现配伍禁忌，导致药物疗效降低，甚至产生毒副作用。

（2）切勿在同一静脉留置针肝素帽处插入 2~3 个通道，避免受输液速度、压力或推药等其他操作影响药液持续泵入，使药物浓度忽高忽低，血药浓度受到影响，引起病情变化，延误治疗，出现不良反应。

（3）注射开始后严格无菌操作，连续输液者 24 小时更换注射器和泵管 1 次，若有污染要及时更换。

（4）无明显原因而出现血压、心率较大变化时，应观察注射泵连接管、血管是否通畅，将微量泵延长管部分与正压接头处脱开，观察连接管、血管是否通畅，切勿折叠延长管并向血管内挤压，尤其在应用硝普钠时，以免造成患者血压突然下降。

（5）根据报警提示及时做出正确的处理。

（宋丽娜）

第五节　局部给药技术

除前面介绍的几种主要给药途径以外，根据各专科特殊治疗需要，还可采用以下局部给药技术。

一、滴药法

滴药法是指将药物滴入某些体腔从而产生疗效的给药方法。以下对眼、耳、鼻的滴药方法逐一作简单介绍。

（一）滴眼药法

用滴管或眼药滴瓶将药液滴入眼结膜囊，以达到消炎杀菌、收敛、麻醉、散瞳、缩瞳等治疗作用，也可用作某些诊断检查。

协助患者取仰卧位或坐位，头略后仰，用于棉签拭去眼部分泌物，嘱患者眼睛向上注视。护士左手取一干棉球放于患者下眼睑处，并用示指固定上眼睑，拇指将下眼睑向下牵拉，右手持滴管或滴瓶，在距离眼睑 1~2 cm 处，将 1 滴药液滴入结膜下穹隆中央。如果涂眼药膏，则将眼药膏挤入下穹隆部 1 cm 左右长度即可。

操作时严格执行无菌操作规程，预防交叉感染。认真核对，注意检查眼药水的质量和药液的性质。滴药时，一般先左后右，防止遗漏和差错。应用散瞳药或有致痛的眼药，应事先告知患者以消除紧张。滴药的动作要轻柔，以防伤及眼球。

（二）滴耳药法

将药液滴入耳道，以达到清洁耳道、消炎的目的。

协助患者取侧卧位，患耳向上，用棉签清洁耳道。护士一手持干棉球，向上向后轻拉患者耳郭，使耳道变直。另一手持滴管，将药液沿外耳孔顺耳后壁滴入 3~5 滴，并轻提耳廓或在耳屏上加压，使气体排出，药液容易流入；将干棉球塞入外耳道。

滴管口不可触及患者皮肤，防止交叉感染。滴入的药液温度要适宜，以免刺激内耳引起眩晕。如昆虫类进入耳道，可选用油剂药液，滴药后 2~3 分钟便可取出。清除耳内耵聍滴入软化剂后可有胀感，耵聍取出后胀感即消失，嘱患者不必紧张。

（三）滴鼻药法

通过从鼻腔滴入药物，治疗鼻窦炎；滴入血管收缩剂，减少分泌，减轻鼻塞症状。

嘱患者先排出鼻腔分泌物并清洁鼻腔，协助患者取仰卧位或侧卧位，护士手持一干棉球，并轻推鼻尖，暴露鼻腔。另一手持滴瓶距离鼻孔 2 cm 处滴入药液，每侧滴入 2~3 滴。轻捏鼻翼或嘱患者将头部向两侧轻轻晃动，促使药液均匀分布到鼻窦口，提高药液效果。

操作时注意观察患者用药后是否出现黏膜充血加剧。血管收缩剂连续使用时间不可过长。

二、插入给药法

插入给药法包括直肠给药和阴道给药，常用栓剂进行插入给药。栓剂是药物与相适应的基质制成的固体制剂，专用于腔道给药。栓剂的熔点是 37 ℃ 左右，进入体腔后能缓慢融化而产生疗效。

（一）直肠栓剂插入法

将栓剂插入直肠，产生局部或全身治疗作用。

协助患者取侧卧位，膝部弯曲并暴露肛门。嘱患者深呼吸，降低腹部压力。护士戴上指套或手套，将栓剂插入患者肛门，并用示指将栓剂沿直肠壁轻轻推入 6~7 cm，保持侧卧姿势 15 分钟后方可改变体位。

操作时注意保护患者隐私。动作轻柔，减少对患者的不良刺激。塞药前嘱患者先排净大便，以便药物与肠黏膜充分接触以增强吸收效果。

（二）阴道栓剂插入法

将消炎、抗菌栓剂插入阴道，治疗阴道、宫颈炎症。

协助患者取屈膝仰卧位，分开双腿露出会阴部。护士一手戴指套或手套，以示指或置入器将栓剂以向下向前的方式，置入阴道内 5 cm 以上，并将患者体位改变为仰卧位，尽量仰卧 15 分钟以上方可改变体位。

操作时注意保护患者隐私，准确判断阴道口，必须置入足够深度。为延长药物作用时间，尽量晚上用药。指导患者治疗期间避免性生活及盆浴，保持内裤清洁。阴道出血和月经期禁用。

三、皮肤给药法

皮肤给药是将药物直接涂于皮肤，以起到局部治疗的作用。常用于皮肤的药物有溶液、软膏、糊剂等多种剂型。

（一）溶液类

在患者患处下方垫塑料布或橡胶单，用持物钳直接夹取蘸湿药液的棉球，涂抹于患处，至清洁后用干棉球擦干。主要用于急性皮炎伴有大量渗液或脓液的患者。

（二）软膏类

用棉签将软膏涂于患处，不宜涂药过厚；一般不需要包扎，但是局部有溃疡或大片糜烂时，涂药后应包扎。

（三）糊剂类

用棉签将药液直接涂于患处，不宜涂药过厚，以免影响药物吸收；还可将药物涂于无菌纱布上，贴于受损皮肤处，并包扎固定。主要用于亚急性皮炎，有少量渗液或轻度糜烂的患者。

操作前了解患者局部用药处的主观感觉，并有针对性地做好解释工作。注意观察用药后局部皮肤反应情况，尤其是对小儿和老年患者的观察。动态地评价用药效果，并实施提高用药效果的措施。

四、舌下给药法

舌下给药法是通过舌下黏膜丰富的毛细血管，将药物吸收，可避免胃肠道刺激，同时起效快。使用时指导患者将药物放在舌下，让其自然溶解吸收，不可咀嚼，不可直接吞下，以免影响药物疗效。使患者了解此类药物不可嚼碎咽下，而需要自然溶化，被口腔黏膜吸收，否则会降低药效。同时应教会患者如何评价药效，用药后症状不缓解可重复用药，但在服药同时要及时就医。

（刘　丽）

第六节 药物过敏试验及过敏反应的处理

一、青霉素过敏试验及过敏反应的处理

（一）青霉素过敏反应的原因

药物过敏反应属于异常的免疫反应，发生的基本原因是抗原抗体的相互作用。青霉素本身无抗原性，其制剂所含的6-氨基青霉烷酸高分子聚合体、青霉噻唑酸和青霉烯酸降解产物是一种半抗原，进入机体后与组织蛋白或多肽分子相结合而形成青霉噻唑蛋白全抗原，使T淋巴细胞致敏，并作用于B淋巴细胞，使B淋巴细胞转化为浆细胞而产生相应的抗体IgE，IgE附着于某些组织如皮肤、鼻咽、声带、支气管黏膜下的肥大细胞和嗜碱性粒细胞表面，使机体处于致敏状态。当机体再次接受该抗原时，抗原与肥大细胞和嗜碱性粒细胞表面的IgE特异性结合，导致细胞破裂，释放出多种生物活性物质，如组胺、白三烯、缓激肽等血管活性物质，引起平滑肌痉挛、毛细血管扩张及通透性增加、腺体分泌增多，从而产生一系列过敏反应的临床表现。

（二）青霉素过敏反应的临床表现

青霉素过敏反应涉及皮肤组织以及呼吸、循环、中枢神经、消化等多个系统，因此其临床表现为综合性表现。

1. 过敏性休克

是过敏反应中最严重的一种反应。发生率为5/10 000～1/1 000，一般于用药数秒或数分钟内呈闪电式发生，也有的发生于用药后半小时，极少数发生于连续用药的过程中，但大多发生在注射后5～20分钟。主要临床表现如下。

（1）呼吸道阻塞症状：由喉头水肿和肺水肿引起，表现为胸闷、气急、哮喘与呼吸困难，伴有濒死感。

（2）循环衰竭症状：周围血管扩张导致循环血量不足而引起面色苍白、冷汗、发绀、脉细弱、血压下降等。

（3）中枢神经系统症状：由于脑组织缺氧引起头晕、眼花、面部及四肢麻木、意识丧失、抽搐、大小便失禁等。

（4）皮肤过敏症状：出现皮肤瘙痒、荨麻疹及其他皮疹。

2. 血清病型反应

一般发生于用药后的7～12天，临床表现和血清病相似，如皮肤瘙痒、荨麻疹、发热、关节肿痛、全身淋巴结肿大、腹痛等。

3. 各器官或组织的过敏反应

（1）皮肤过敏反应：瘙痒、荨麻疹，严重者可发生剥脱性皮炎。

（2）呼吸道过敏反应：可引起哮喘或诱发原有哮喘发作。

（3）消化系统过敏反应：可出现过敏性紫癜，以腹痛和便血为主要表现。

上述症状可单独出现，也可同时存在，临床最早出现的是呼吸道症状或皮肤瘙痒，因此必须注意倾听患者的主诉。

（三）青霉素过敏性休克的处理

1. 立即停药就地抢救

立即停药，及时、迅速就地抢救，通知医生，同时协助患者平卧，给予保暖。

2. 注射首选药物

立即皮下注射 0.1% 盐酸肾上腺素 0.5 ~ 1 mL，患儿剂量酌减，如症状不缓解，可每隔 30 分钟皮下或静脉注射 0.5 mL，直至患者脱离危险期。盐酸肾上腺素具有收缩血管、增加外周阻力、兴奋心肌、增加心排血量及松弛支气管平滑肌的作用。

3. 改善呼吸功能

（1）立即给予氧气吸入，改善缺氧症状。

（2）出现呼吸抑制时，应立即进行口对口人工呼吸或简易呼吸器人工呼吸，并遵医嘱肌内注射尼可刹米或洛贝林等呼吸兴奋药。

（3）出现喉头水肿影响呼吸时，应立即配合医生准备气管插管或施行气管切开术。

4. 维护循环功能

（1）血压不回升，可用右旋糖酐以扩充血容量，必要时给予多巴胺、间羟胺等升压药物。

（2）如患者发生心脏骤停，立即进行胸外心脏按压术。

5. 纠正酸中毒和抗过敏

遵医嘱给予 5% 碳酸氢钠等碱性药物以纠正酸中毒；应用抗组胺类药物，如肌内注射盐酸异丙嗪或苯海拉明对抗过敏反应；静脉注射地塞米松 5 ~ 10 mg 或将氢化可的松 200 mg 加入 5% 或 10% 葡萄糖注射液 500 mL 内静脉滴注。

6. 密切观察病情变化

密切观察患者生命体征、尿量及其他临床变化，做好详细的病情动态记录。患者未脱离危险前不得搬动。

（四）青霉素过敏反应的预防

青霉素过敏反应，特别是过敏性休克的发生可危及患者的生命，因此，积极采取预防措施是避免发生过敏反应的关键所在。

1. 询问"三史"

使用各种剂型的青霉素前，必须详细询问患者的用药史、家族史和过敏史。已知有过敏史者，禁止做过敏试验；无过敏史者，凡首次用药、停药 3 天以上者、用药过程中更换批号时必须做过敏试验，试验结果阴性时方可用药。过敏体质者应慎做药物过敏试验。

2. 用药前进行药物过敏试验

准确判断试验结果，试验结果阴性时方可用药。结果阳性者绝对禁止使用青霉素，同时报告医生，在各种执行单上和患者床头醒目注明，并告知患者及其家属引起注意。

3. 试验液要现用现配

配制试验液的溶媒应选择生理盐水溶液或专用溶媒，因为青霉素试验液在接近于中性溶液时最稳定。试验液放置过久可使药物效价降低，还可分解产生各种致敏物质，导致过敏反应的发生；配制的试验液浓度与注射剂量要准确，保证结果判断正确。

4. 做好急救准备工作

进行过敏试验或使用药物前均应备好 0.1% 盐酸肾上腺素、注射器、氧气装置及其他急救药物和器械；进行过敏试验或注射时严密观察患者反应；注射后嘱咐患者勿马上离开，继续观察30分钟，无过敏反应后方可离开。

5. 排除影响因素

不能在同一时间内、于同一手臂上做两种及以上药物过敏试验，以免影响结果的准确判断。患者空腹时不宜做过敏试验，以免因低血糖导致晕厥，与过敏反应的表现相混淆。

（五）青霉素过敏试验方法

1. 目的

预防青霉素过敏反应。

2. 操作程序

（1）评估。

1）患者的病情、用药史、家族史和过敏史。

2）患者是否进食，空腹时不宜进行过敏试验。

3）患者的注射部位皮肤情况、心理状态及合作程度。

（2）计划。

1）患者准备：了解青霉素过敏试验的目的和意义，能积极配合操作。

2）护士准备：着装整洁，洗手，戴口罩。

3）用物准备。①治疗车上层：注射盘内备皮肤消毒液、无菌棉签、砂轮、弯盘、启瓶器、青霉素、10 mL生理盐水、一次性1 mL和5 mL注射器、注射卡、手消毒液。另备0.1%盐酸肾上腺素。②治疗车下层：生活垃圾桶，医用垃圾桶，锐器盒。

4）环境准备：整洁、安静、安全，温湿度适宜，符合无菌操作原则要求。

（3）实施。

1）试验液配制：以每毫升含200~500 U的青霉素生理盐水溶液（200~500 U/mL）为标准，皮内试验的剂量为0.1 mL（含20~50 U），具体配制方法如下（表1-16）。临床青霉素的制剂有40万U、80万U、160万U、400万U，下表中以每瓶含青霉素80万U为例进行配制。

表1-16　青霉素皮内试验液的配制方法

步骤	青霉素	加生理盐水（mL）	药物浓度（U/mL）	要求
溶解药液	80万U/瓶	4	20万	充分溶解
1次稀释	取上液0.1 mL	0.9	2万	混匀
2次稀释	取上液0.1 mL	0.9	2 000	混匀
3次稀释	取上液0.1~0.25 mL	0.9~0.75	200~500	混匀

2）试验方法：确定患者无青霉素过敏史后，按照皮内注射的方法于前臂掌侧下段注射0.1 mL（含20~50 U）青霉素皮试液，20分钟后观察试验结果，进行试验结果的判断。

3）结果判断。

阴性：局部皮丘无改变，周围无红肿，全身无自觉症状。

阳性：局部皮丘隆起，并出现红晕、硬结，直径大于1 cm，或红晕周围有伪足、痒感，严重时可出现过敏性休克。

（4）评价。

1）患者理解试验目的及注意事项，并能主动配合。

2）护士严格遵守操作规程，无菌观念强，操作熟练，动作轻巧。药液配制、试验方法和结果判断正确。

3）护患沟通有效，彼此需要得到满足。

3. 注意事项

（1）操作前必须仔细询问用药史、过敏史和家族史，对青霉素有过敏史者禁止做此项试验。曾使用过青霉素，但停药已超过 3 天或在使用过程中改用不同生产批号的制剂时，需重作药物过敏试验。

（2）进行试验液配制时，抽吸药液量要准确，每次抽吸后应充分混匀，以确保试验液浓度的准确性。

（3）皮试后须严密观察患者反应，并准确、及时、真实记录。如试验结果为阳性，则禁用青霉素，并在体温单、医嘱单、病历卡、床头卡、门诊卡、注射卡上醒目地标明"青霉素阳性"，同时告知患者及其家属。

（4）青霉素水溶液极不稳定，放置过久除引起效价降低外，还可分解产生致敏物质，因此使用青霉素应现用现配。配制试验液或溶解青霉素的生理盐水应专用。

（5）如对试验结果有怀疑，应在对侧前臂掌侧下段皮内注射生理盐水 0.1 mL，20 分钟后，对照反应，确认青霉素试验结果为阴性方可用药。

二、头孢菌素过敏试验及过敏反应的处理

头孢菌素属于半合成的广谱、高效、低毒类抗生素。由于其较低的过敏反应发生率、比青霉素类产品更为优越的抗菌性能，目前广泛用于对青霉素过敏和产生耐药的患者。但因与青霉素有部分交叉过敏现象，有过敏史或是过敏体质者，需做过敏试验。现以头孢菌素（0.5 克/瓶）为例介绍过敏试验法。

（一）头孢菌素过敏试验方法

1. 目的

预防头孢菌素过敏反应。

2. 操作程序

（1）评估：同青霉素过敏试验法。

（2）计划：同青霉素过敏试验法，需将青霉素换成头孢菌素。

（3）实施。

1）试验液配制：以每毫升含 500 μg 的头孢菌素生理盐水溶液（500 μg/mL）为标准，皮内试验的剂量 0.1 mL（含 50 μg）。具体配制方法如下（表 1-17）。

表 1-17　头孢菌素皮内试验液的配制方法

步骤	头孢菌素	加生理盐水（mL）	药物浓度	要求
溶解药液	0.5 克/支	2	250 mg/mL	充分溶解
1 次稀释	取上液 0.2 mL	0.8	50 mg/mL	混匀
2 次稀释	取上液 0.1 mL	0.9	5 mg/mL	混匀
3 次稀释	取上液 0.1 mL	0.9	500 μg/mL	混匀

2）试验方法：确定患者无头孢菌素过敏史后，按照皮内注射的方法于前臂掌侧下段注射0.1 mL（含50 μg）头孢菌素皮试液，记录时间，20分钟后观察试验结果，进行试验结果的判断。

3）结果判断：同青霉素过敏皮内试验法。

4）记录结果：同青霉素过敏皮内试验法。

（4）评价。

1）患者理解试验目的及注意事项，并能主动配合。

2）护士严格遵守操作规程，无菌观念强，操作熟练，动作轻巧。药液配制、试验方法和结果判断正确。

3）护患沟通有效，彼此需要得到满足。

3. 注意事项

（1）青霉素过敏者对头孢菌素类有部分交叉过敏，使用头孢菌素类要慎重，青霉素过敏性休克者绝对禁忌使用头孢菌素类。

（2）在进行试验时，为防止出现假阳性，患者禁忌短时间内使用抗组胺药或糖皮质激素类药。

（3）在使用过程中，即使试验结果阴性，仍有可能产生过敏反应，故使用过程中注意严密观察患者的反应。

（二）头孢菌素过敏反应的处理

同青霉素过敏反应的处理。

三、破伤风抗毒素过敏试验及过敏反应的处理

破伤风抗毒素（TAT）是一种特异性抗体，能中和患者体液中的破伤风毒素，使机体产生被动免疫，临床上常用于破伤风疾病的预防和破伤风患者的救治。但TAT是马的免疫血清，对于人体是一种异种蛋白，具有抗原性，注射后易发生过敏反应。因此，在首次用药前必须做过敏试验，曾用过TAT但超过7天者，如再次使用时应重新做过敏试验。

（一）破伤风抗毒素（TAT）过敏试验方法

1. 目的

预防TAT过敏反应。

2. 操作程序

（1）评估：同青霉素过敏试验法。

（2）计划：同青霉素过敏试验法，需将青霉素换成TAT。

（3）实施。

1）试验液配制：以每毫升含150 IU的TAT生理盐水溶液（150 IU/mL）为标准，皮内试验的剂量是0.1 mL（含15 IU）。

具体配制方法：每支（1 mL）含破伤风抗毒素1 500 IU，从原液中抽取0.1 mL加生理盐水稀释到1 mL即为标准试验液。

2）试验方法：按照皮内注射的方法于前臂掌侧下段注射0.1 mL（含15 IU）破伤风抗毒素试验液，20分钟后观察试验结果，进行试验结果的判断并记录。

3）结果判断。

阴性：局部皮丘无改变，周围无红肿，全身无反应。

阳性：局部反应为皮丘红肿、硬结，直径大于 1.5 cm，红晕超过 4 cm，有时出现伪足、痒感。全身过敏反应同青霉素过敏反应。

（4）评价。

1）患者理解试验目的及注意事项，并能主动配合。

2）护士严格遵守操作规程，无菌观念强，操作熟练，动作轻巧。药液配制、试验方法和结果判断正确。

3）护患沟通有效，彼此需要得到满足。

3. 注意事项

（1）操作前必须仔细询问用药史、过敏史和家庭史，在首次用药前必须做过敏试验，曾用过 TAT 但超过 7 天者，如再次使用时应重新做过敏试验。

（2）进行试验液配制时，抽吸药液量要准确，以确保试验液浓度的准确性。

（3）如对试验结果有怀疑，应做对照反应试验，在对侧前臂掌侧下段皮内注射生理盐水 0.1 mL，20 分钟后进行对照比较。试验结果为阴性反应，将需要剂量一次进行注射；如试验结果为阳性反应，应采取脱敏注射。

（二）破伤风抗毒素脱敏注射法

1. 脱敏注射法

破伤风抗毒素脱敏注射法是采用多次剂量递增的方法，将破伤风抗毒素注入试验阳性者体内（表1-18）。

表 1-18　破伤风抗毒素脱敏注射法

次数	TAT（mL）	加生理盐水（mL）	注射途径	间隔时间（min）
1	0.1	0.9	肌内注射	20
2	0.2	0.8	肌内注射	20
3	0.3	0.7	肌内注射	20
4	余量	加至 1	肌内注射	20

2. 脱敏注射法的机制

当小剂量抗原（TAT）进入人体后，与吸附于肥大细胞或嗜碱性粒细胞膜上的 IgE 结合，使其逐步释放少量的组胺等活性物质，而机体本身释放的组胺酶可将其分解，不至于对机体产生严重损害。因此，经过多次小量反复注射 TAT，可使细胞表面的 IgE 抗体大部分甚至全部被结合而消耗掉，最后大量注射 TAT 时，便不会发生过敏反应。

3. 注意事项

对 TAT 过敏试验阳性患者，采用脱敏注射法时，每次注射后均需密切观察患者的反应。如发现患者有气促、发绀、荨麻疹等不适或发生过敏性休克时应立即停止注射，并迅速处理。如反应轻微，待反应消退后，酌情增加注射次数，减少每次注射剂量，以达到顺利注入余量的目的。

四、碘过敏试验及过敏反应的处理

临床上碘化物造影剂常用于支气管、脑血管、心血管、胆囊、肾脏、膀胱等组织和器官的造影。患者在使用该药物时可发生过敏反应，应在造影前 24～48 小时做过敏试验，阴性者方可进行碘造影检查。

（一）碘过敏试验方法

1. 目的

预防碘过敏反应。

2. 操作程序

（1）评估：同青霉素过敏皮内试验法。

（2）计划：同青霉素过敏试验法，需将青霉素换成碘液。

（3）实施。

1）试验方法。

口服法：口服 5%～10% 碘化钾 5 mL，每日 3 次，连续 3 天，观察结果。

皮内注射法：皮内注射碘造影剂 0.1 mL，20 分钟后观察，判断结果。

静脉注射法：缓慢静脉注射碘造影剂 1 mL（30% 泛影葡胺 1 mL），观察 5～10 分钟后，判断结果。在静脉注射造影剂前，必须先行皮内注射，然后再行静脉注射，如试验结果阴性，方可进行碘剂造影。

2）试验结果判断。

口服法：有口麻、头晕、心慌、恶心、呕吐、流泪、流涕、荨麻疹等症状为阳性。

皮内注射法：局部有硬块、红肿，直径超过 1 cm 为阳性。

静脉注射法：有血压、脉搏、呼吸和面色等改变为阳性。

（4）评价。

1）患者理解试验目的及注意事项，并能主动配合。

2）护士严格遵守操作规程，无菌观念强，操作熟练，动作轻巧。药液配制、试验方法和结果判断正确。

3）护患沟通有效，彼此需要得到满足。

3. 注意事项

（1）静脉注射造影剂前应先作皮内试验，结果为阴性时再行静脉注射试验，2 次结果均为阴性者方可进行碘剂造影。

（2）有少数人过敏试验阴性，但在注射碘造影剂时依旧会发生过敏反应，故造影时仍需备好急救物品。

（二）碘过敏反应的处理

偶有患者虽然过敏试验阴性，但在注射碘造影剂时也可发生过敏反应，故在造影时仍需备好急救药品，过敏反应的处理同青霉素过敏反应处理。

五、链霉素过敏试验及过敏反应的处理

链霉素对多数革兰阴性杆菌有较强的抗菌作用，但因本身所含杂质（链霉素胍和二链霉胺）能释放组胺，导致机体出现过敏反应、毒性反应，容易产生耐受性，目前临床较少使用。虽然链霉素引起过敏反应临床上较少见，但一旦出现过敏性休克比青霉素过敏反应更为严重，且死亡率很高。因此，用药前必须做过敏试验，并加强观察，试验结果阴性方可用药。

（一）链霉素过敏试验方法

1. 目的

预防链霉素过敏反应。

2. 操作程序

（1）评估：同青霉素过敏皮内试验法。

（2）计划：同青霉素过敏皮内试验法，需将青霉素换成链霉素，另备葡萄糖酸钙或氯化钙、新斯的明。

（3）实施。

1）试验液配制：以每毫升含 2 500 U 的链霉素生理盐水溶液（2 500 U/mL）为标准，皮内试验的剂量为 0.1 mL（含 250 U），具体配制方法见表 1-19。

表 1-19 链霉素皮内试验液的配制方法

步骤	链霉素	加生理盐水（mL）	药物浓度（U/mL）	要求
溶解药液	100 万单位/支	3.5	25 万	充分溶解
1 次稀释	取上液 0.1 mL	0.9	2.5 万	混匀
2 次稀释	取上液 0.1 mL	0.9	2 500	混匀

2）试验方法：按照皮内注射的方法于前臂掌侧下段注射 0.1 mL（含 250 U）链霉素试验液，记录时间，20 分钟后观察试验结果，进行试验结果的判断并记录。

3）结果判断：同青霉素过敏皮内试验法。

4）记录结果：同青霉素过敏皮内试验法。

（4）评价：同青霉素过敏皮内试验法。

3. 注意事项

（1）对链霉素过敏试验阳性者，要禁用链霉素，同时告知医生，并在体温单、医嘱单、病历卡、床头卡、门诊卡、注射卡上醒目地标明"链霉素阳性"，也要告知患者及其家属。

（2）在使用过程中，即使试验结果阴性，仍有可能产生过敏反应，故使用过程中注意严密观察患者的反应。

（二）链霉素过敏反应的处理

链霉素过敏反应的临床表现同青霉素过敏反应，但较少见。轻者表现为发热、荨麻疹，重者可出现过敏性休克。一旦发生过敏性休克，其处理方法与青霉素过敏性休克相同。

链霉素的毒性反应比过敏反应更常见、更严重，可出现全身麻木、抽搐、肌肉无力、眩晕、耳鸣、耳聋等症状。患者若有抽搐，可静脉缓慢注射 10% 葡萄糖酸钙或氯化钙 10 mL，因链霉素与钙离子进行络合，使中毒症状减轻。患者若出现肌肉无力、呼吸困难，遵医嘱皮下注射新斯的明 0.5 ~ 1 mg，必要时给予 0.25 mg 静脉注射。

（刘 丽）

第二章

常见急症的护理

第一节　呼吸困难

呼吸困难是指患者主观上感觉"空气不足"或"呼吸费力"，客观上表现为呼吸运动费力，严重时可出现张口呼吸、鼻翼扇动、端坐呼吸甚至发绀、辅助呼吸肌参与呼吸运动，并且伴有呼吸频率、深度、节律的改变。呼吸困难是急诊科的常见急症之一，常见于呼吸系统和循环系统疾病，如肺栓塞、哮喘、气胸、急性呼吸窘迫综合征、慢性阻塞性肺疾病急性发作、心力衰竭等，其他系统疾病也可累及呼吸功能而引起呼吸困难。

一、病因与发病机制

不同原因引起呼吸困难的发病机制各异，但均可导致肺的通气和（或）换气功能障碍，引起呼吸困难。

1. 急性肺栓塞（APE）

是各种栓子阻塞肺动脉系统引起的以肺循环和呼吸功能障碍为主要表现的一组疾病或临床综合征的总称，包括肺血栓栓塞（PTE）、脂肪栓塞、羊水栓塞、空气栓塞。临床上以PTE最为常见，通常有时所指的APE即指PTE。其发病机制为肺血管栓塞后，由于血栓机械性堵塞肺动脉，引发神经、体液因素参与的肺血管痉挛和气道阻力增加，从而引起通气/血流比例失调、肺不张和肺梗死，导致呼吸功能改变。

2. 支气管哮喘

简称哮喘，是由多种细胞和细胞组分参与的气道慢性炎症性疾病。哮喘的发病机制非常复杂，气道炎症、气道反应性增高和神经调节等因素及其相互作用被认为与哮喘的发病密切相关。其中，气道炎症是哮喘发病的本质，而气道高反应是哮喘的重要特征。常因接触变应原、刺激物或呼吸道感染诱发。

3. 急性呼吸窘迫综合征（ARDS）

是由各种肺内、肺外因素导致的急性弥漫性肺损伤和进而发展的急性呼吸衰竭。发病机制主要为肺毛细血管内皮细胞和肺泡上皮细胞损伤，造成肺毛细血管通透性增高、肺水肿及透明膜形成，引起肺容积减少、肺顺应性降低、严重的通气/血流比例失调，导致呼吸功能障碍。

4. 慢性阻塞性肺疾病（COPD）

是一组以气流受限为特征的肺部疾病，气流受限呈进行性发展，与气道和肺组织对有害气体或有害颗粒的异常慢性炎症反应有关，与慢性支气管炎和肺气肿密切相关。发病机制主要为各级支气管壁均有炎性细胞浸润，基底部肉芽组织和机化纤维组织增生导致管腔狭窄。

5. 气胸

胸膜腔是不含有空气的密闭潜在性腔隙，一旦胸膜腔内有气体聚集，即称为气胸。气胸可分为自发性气胸和创伤性气胸。自发性气胸常指无创伤及医源性损伤而自行发生的气胸。根据脏层胸膜破裂口的情况可将气胸分为闭合性气胸、开放性气胸、张力性气胸。气胸发生后，胸膜腔内压力增高，肺失去膨胀能力，通气功能严重受损，引起严重呼吸困难。

二、临床表现

（一）健康史

1. 询问健康史

询问既往咳、痰、喘等类似发作史与既往疾病，如咳、痰、喘症状与季节有关，可能为肺源性呼吸困难。既往有心脏病史，呼吸困难发作与活动有关，可能是心源性呼吸困难。

2. 起病缓急和时间

（1）突然发作的呼吸困难多见于自发性气胸、肺水肿、支气管哮喘、急性心肌梗死和肺栓塞等。

（2）夜间阵发性呼吸困难以急性左心衰所致心源性肺水肿为最常见，COPD 患者夜间可因痰液聚积而引起咳喘，被迫采取端坐体位。

（3）ARDS 患者多在原发病起病后 7 日内，约半数者在 24 小时内出现呼吸加快，随后呼吸困难呈进行性加重或窘迫。

3. 诱发因素

（1）有过敏原（如鱼、虾、花粉、乳胶、霉菌、动物皮屑等）、运动、冷刺激（吸入冷空气和食用冰激凌）、吸烟、上呼吸道感染等诱因而出现的呼吸困难常提示哮喘或 COPD 急性发作。

（2）有深静脉血栓的高危因素，如骨折、创伤、长期卧床、外科手术、恶性肿瘤等，排除其他原因的呼吸困难可考虑肺栓塞。

（3）在严重感染、创伤、休克和误吸等直接或间接肺损伤后 12～48 小时内出现呼吸困难可考虑 ARDS。

（4）有过度用力或屏气用力史而突然出现的呼吸困难可考虑自发性气胸。

（二）呼吸型态的改变

1. 呼吸频率

呼吸频率增快常见于呼吸系统疾病、心血管疾病、贫血、发热等；呼吸频率减慢多见于急性镇静催眠药中毒、CO 中毒等。

2. 呼吸深度

呼吸加深见于糖尿病及尿毒症酸中毒，呼吸中枢受刺激，出现深而慢的呼吸，称为酸中毒深大呼吸或库斯莫尔（Kussmaul）呼吸。呼吸变浅见于肺气肿、呼吸肌麻痹及镇静剂过量等。呼吸浅快，常见于癔症发作。

3. 呼吸节律

常见的呼吸节律异常可表现为 Cheyne-Stokes 呼吸（潮式呼吸）或 Biot 呼吸（间停呼

吸），是呼吸中枢兴奋性降低的表现，反映病情严重。Cheyne-Stokes 呼吸见于中枢神经系统疾病和脑部血液循环障碍，如脑动脉硬化、心力衰竭、颅内压增高以及糖尿病昏迷和尿毒症等。Biot 呼吸偶见于脑膜炎、中暑、颅脑外伤等。

（三）主要症状与伴随症状

引起呼吸困难的原发病不同，其主要症状与伴随症状也各异。当患者有不能解释的呼吸困难、胸痛、咳嗽，同时存在深静脉血栓的高危因素，应高度怀疑急性肺栓塞的可能。既往曾诊断哮喘或有类似症状反复发作，突然出现喘息、胸闷、伴有哮鸣的呼气性呼吸困难可考虑支气管哮喘急性发作。急性起病，呼吸困难和（或）呼吸窘迫，顽固性低氧血症，常规给氧方法不能缓解，出现非心源性肺水肿可考虑为 ARDS。呼吸困难伴有突发一侧胸痛（每次呼吸时都会伴随疼痛），呈针刺样或刀割样疼痛，有时向患侧肩部放射常提示气胸。

（四）体征

可通过观察患者的胸廓外形及呼吸肌活动情况、有无"三凹征"和颈静脉充盈，叩诊胸廓和听诊呼吸音等评估呼吸困难患者的体征。肺栓塞患者可有颈静脉充盈，肺部可闻及局部湿性啰音及哮鸣音，肺动脉瓣区第二心音亢进或分裂，严重时血压下降甚至休克。支气管哮喘急性发作时胸部呈过度充气状态，吸气性三凹征，双肺可闻及广泛的呼气相哮鸣音，但非常严重的哮喘发作可无哮鸣音（静寂胸）。呼吸浅快、桶状胸、叩诊呈过清音，辅助呼吸肌参与呼吸运动甚至出现胸腹矛盾运动常见于 COPD。患侧胸廓饱满、叩诊呈鼓音、听诊呼吸音减弱或消失应考虑气胸。

三、诊断与鉴别诊断

（一）辅助检查

1. 血氧饱和度监测

了解患者缺氧情况。

2. 动脉血气分析

呼吸困难最常用的检查，了解氧分压、二氧化碳分压的高低以及 pH 等，从而判断是否存在呼吸衰竭、呼吸衰竭的类型以及是否有酸中毒、酸中毒的类型等情况。

3. 胸部 X 线或 CT

了解肺部病变程度和范围，明确是否存在感染、占位性病变、气胸等情况。

4. 心电图

初步了解心脏情况，除心肌梗死和心律失常外，对诊断肺栓塞有参考意义。

5. 血常规

了解是否存在感染、贫血以及严重程度。

6. 特殊检查

如病情允许可做下列检查。①肺动脉造影：确诊或排除肺血栓栓塞症；②肺功能检查：可进一步明确呼吸困难类型。

（二）病情严重程度诊断

可以通过评估患者的心率、血压、血氧饱和度、意识以及呼吸型态、异常呼吸音、体位、讲话方式、皮肤颜色等，初步判断患者呼吸困难的严重程度。

1. 讲话方式

患者一口气不间断地说出话语的长度是反映呼吸困难严重程度的一个指标。能说完整的语句表示轻度或无呼吸困难，说短语为中度呼吸困难，仅能说单词常为重度呼吸困难。

2. 体位

体位也可以提示呼吸困难的程度。可平卧为没有或轻度呼吸困难，可平卧但愿取端坐位常为中度呼吸困难，无法平卧可能为严重呼吸困难。

3. 气胸威胁生命的征象

气胸的患者如出现下列中任何一项，即为威胁生命的征象：张力性气胸、急剧的呼吸困难、低血压、心动过速、气管移位。

4. 急性肺血栓栓塞症病情危险程度

（1）低危 PTE（非大面积）：血流动力学稳定，无右心室功能不全和心肌损伤，临床病死率 <1%。

（2）中危 PTE（次大面积）：血流动力学稳定，但出现右心室功能不全及（或）心肌损伤，临床病死率 3%~5%。

（3）高危 PTE（大面积）：以休克和低血压为主要表现，即体循环动脉收缩压 < 90 mmHg，或较基础值下降幅度 ≥40 mmHg，持续 15 分钟以上，临床病死率 >15%。

5. 哮喘急性发作时病情严重程度分级

见表 2-1。

表 2-1　哮喘急性发作时病情严重程度分级

临床特点	轻度	中度	重度	危重
气短	步行、上楼时	稍事活动	休息时	
体位	可平卧	喜坐位	端坐呼吸	
讲话方式	连续成句	常有中断	单字	不能讲话
精神状态	可有焦虑/尚安静	时有焦虑或烦躁	常有焦虑、烦躁	嗜睡、意识模糊
出汗	无	有	大汗淋漓	
呼吸频率	轻度增加	增加	常 >30 次/分	
辅助呼吸肌活动及三凹征	常无	可有	常有	胸腹矛盾运动
哮鸣音	散在，呼吸末期	响亮、弥漫	响亮、弥漫	减低乃至无
脉率	<100 次/分	100~120 次/分	>120 次/分	脉率变慢或不规则
奇脉（深吸气时收缩压下降）	无，<10 mmHg	可有，10~25 mmHg	常有，>25 mmHg	无
使用 $β_2$ 激动剂后 PEF 占预计值或个人最佳值	>80%	60%~80%	<60% 或绝对值 <100 L/min 或作用持续时间 <2 小时	
PaO_2（吸空气）	正常	≥60 mmHg	<60 mmHg	<60 mmHg
$PaCO_2$（吸空气）	<45 mmHg	≤45 mmHg	>45 mmHg	>45 mmHg
SaO_2	>95%	91%~95%	≤90%	≤90%
pH			可降低	降低

（三）ARDS 的诊断标准

根据 ARDS 柏林定义，满足以下 4 项条件方可诊断 ARDS。

（1）明确诱因下 1 周内出现的急性或进展性呼吸困难。

（2）胸部 X 线/CT 显示双肺浸润影，不能完全用胸腔积液、肺叶不张和/肺不张/结节解释。

（3）呼吸衰竭不能完全用心衰或液体超负荷来解释；如无危险因素，需用超声心动图等客观检查来评价心源性肺水肿。

（4）低氧血症。根据 PaO_2/FiO_2 确立 ARDS 诊断，并将其分为轻度、中度、重度。轻度：$200 < PaO_2/FiO_2 \leqslant 300$，且 PEEP 或 CPAP $\geqslant 0.49$ kPa；中度：$100 < PaO_2/FiO_2 \leqslant 200$，且 PEEP 或 CPAP $\geqslant 0.49$ kPa；重度：$PaO_2/FiO_2 \leqslant 100$，且 PEEP $\geqslant 0.49$ kPa。需要注意的是如果所在地海拔 $>1\,000$ m，PaO_2/FiO_2 值需用公式校正，校正后 $PaO_2/FiO_2 = PaO_2/FiO_2 \times$（当地大气压值/760）。

（四）心源性肺水肿与 ARDS 的鉴别要点

见表 2-2。

表 2-2　心源性肺水肿与 ARDS 的鉴别要点

项目	急性心源性肺水肿	ARDS
健康史	年龄一般 >60 岁 心血管疾病史	年龄一般 <60 岁 感染、创伤等病史
体征	颈静脉充盈、怒张	颈静脉塌陷
	左心增大，心尖抬举	脉搏洪大
	可闻及第三、第四心音	心率增快
	下肢水肿	无水肿
	双下肺湿啰音多，实变体征不明显，不能平卧	湿啰音，不固定，后期实变体征较明显，能平卧
心电图	动态 ST-T 变化，心律失常，左室肥厚	窦性心动过速，非特异性 ST-T 改变
胸部 X 线	心脏增大	心脏大小正常
	向心性分布阴影，肺门增大	外周分布浸润阴影
	支气管周围血管充血间隔线，胸腔积液	支气管充气征常见
治疗反应	对强心、利尿和扩血管等治疗反应明显	对强心、利尿和扩血管等治疗反应差
肺毛细血管楔压	>18 mmHg	≤18 mmHg

四、治疗

呼吸困难的救治原则是保持呼吸道通畅，纠正缺氧和（或）二氧化碳潴留，纠正酸碱平衡失调，为基础疾病及诱发因素的治疗争取时间，最终改善呼吸困难取决于病因治疗。

五、护理措施

（一）即刻护理措施

任何原因引起的呼吸困难均应以抢救生命为首要原则。

1. 保持呼吸道通畅

清理呼吸道异物及分泌物，必要时建立人工气道。

2. 氧疗

鼻导管、面罩或鼻罩给氧。COPD 伴有 CO_2 潴留和肺栓塞合并通气功能障碍时应先低流量给氧。哮喘急性发作时，可先经鼻导管给氧，如果缺氧严重，应经面罩或鼻罩给氧。ARDS 患者一般高浓度给氧，尽快提高氧分压。

3. 建立静脉通路

保证及时给药。

4. 心电监护

监测心率、心律、血压、呼吸和血氧饱和度。

5. 准确留取血标本

采血查动脉血气、D-二聚体、血常规等。

6. 取舒适体位

嘱患者安静，取半坐卧位或端坐卧位，昏迷或休克患者取平卧位，头偏向一侧。

7. 备好急救物品

如患者呼吸困难严重，随时做好气管插管或气管切开、机械通气的准备与配合工作，备好吸引器等抢救物品和抢救药品。

8. 做好隔离措施

对可疑呼吸道传染性疾病，应注意做好隔离与防护，防止交叉感染。

（二）用药护理

遵医嘱及时准确给予各种药物。

1. 控制感染

呼吸困难伴有呼吸道和肺部感染时，遵医嘱应用抗生素，注意观察有无药物过敏反应。

2. 解痉、平喘

（1）β_2 受体激动药（如沙丁胺醇、特布他林和非诺特罗）：β_2 受体激动药可舒张支气管平滑肌，是控制哮喘急性发作的首选药物。哮喘急性发作时因气道阻塞影响口服吸入法治疗的效果，可经皮下或静脉途径紧急给药。应用时注意观察患者有无头痛、头晕、心悸、手指颤抖等不良反应。

（2）茶碱类：具有舒张支气管平滑肌作用，及强心、利尿、扩张冠状动脉、兴奋呼吸中枢和呼吸肌作用。静脉滴注时浓度不宜过高，注射速度不宜超过 0.25 mg/（kg·min），以免引起心动过速、心律失常、血压下降，甚至突然死亡等中毒反应。

（3）糖皮质激素：糖皮质激素是控制哮喘发作最有效的药物，可分为吸入、口服和静脉用药，重度或严重哮喘发作时应及早遵医嘱应用激素。

（4）肾上腺素：支气管哮喘发作紧急状态下时，可遵医嘱给予 0.1% 肾上腺素 $0.3 \sim 0.5$ mL 皮下注射，以迅速解除支气管痉挛。

3. 维持呼吸

呼吸兴奋剂可应用于 CO_2 潴留并有呼吸中枢抑制的患者，如不能改善缺氧状态，应做好人工机械通气的准备。应用呼吸兴奋剂时，应保持呼吸道通畅，适当提高吸氧浓度，静脉滴注时速度不宜过快，注意观察呼吸频率、节律，神志变化，监测动脉血气。

4. 维持血压

肺栓塞、气胸的患者，往往会有血流动力学的改变，出现心率加快、血压下降甚至休克，应遵医嘱及时给予多巴胺或多巴酚丁胺等血管活性药物治疗心力衰竭、休克，维持体循环和肺循环稳定。

5. 止痛

剧烈胸痛影响呼吸功能时，遵医嘱应用止痛药物。

6. 纠正酸中毒

严重缺氧可引起代谢性酸中毒，遵医嘱静脉滴注 5% 碳酸氢钠。

（三）病情观察

1. 监测生命体征和呼吸功能

注意监测心率、心律、血压的变化，有无血流动力学障碍。观察呼吸频率、深度和节律改变，注意监测血氧饱和度和动脉血气情况。

2. 观察氧疗效果

氧疗过程中，应注意观察氧疗效果。如吸氧后呼吸困难缓解、发绀减轻、心率减慢，表示氧疗有效；如意识障碍加深或呼吸过度表浅、缓慢，可能为 CO_2 潴留加重。应定期按医嘱复查动脉血气，根据动脉血气分析结果和患者的临床表现，及时遵医嘱调整氧流量或呼吸机参数设置，保证氧疗效果。

（四）肺栓塞的护理

如果呼吸困难是由于肺栓塞引起，除上述护理外，还应给予如下护理。

1. 镇静

绝对卧床休息，保持安静，防止活动致使静脉血栓脱落。

2. 胸痛护理

观察胸痛的部位、诱发因素，疼痛严重程度，必要时遵医嘱给予止痛药物。

3. 溶栓治疗的护理

（1）保证静脉通路畅通。

（2）用药护理。溶栓和抗凝治疗的主要药物不良反应为出血。应密切观察患者有无出血倾向，如牙龈、皮肤黏膜、穿刺部位等。观察患者有无头痛、呕吐、神志改变等脑出血症状。动、静脉穿刺时，要尽量选用小号针头，穿刺后要充分压迫止血，放松压迫后要观察是否继续出现皮下渗血。

（3）溶栓后护理。按医嘱抽血查凝血时间、动脉血气，描记心电图，以判断溶栓效果及病情变化。

4. 其他处理

做好外科手术和介入治疗的准备。

（五）支气管哮喘急性发作的护理

如果呼吸困难是由于哮喘急性发作所引起，应尽快配合采取措施缓解气道阻塞，纠正低氧血症，恢复肺功能，预防哮喘进一步恶化或再次发作，防治并发症。遵医嘱给予 β_2 受体激动药、氨茶碱、抗胆碱药、糖皮质激素等，解除支气管痉挛。维持水、电解质与酸碱平衡，注意补充液体，纠正因哮喘持续发作时张口呼吸、出汗、进食少等原因引起的脱水，避免痰液黏稠导致气道堵塞。部分患者可因反复应用 β₂ 受体激动药和大量出汗而出现低钾、低钠等电解质紊乱，应及时按医嘱予以纠正。并发呼吸衰竭者，遵医嘱给予鼻（面）罩等无创伤性辅助通气。若无效，做好有创机械通气治疗的准备与配合，对黏液痰栓阻塞气道的患者必要时可行支气管肺泡灌洗术。

（六）ARDS 的护理

1. 氧疗护理

确定给氧浓度的原则是在保证 PaO_2 迅速提高到 60 mmHg 或 SpO_2 达 90% 以上的前提下，尽量降低给氧浓度。ARDS 患者轻者可用面罩给氧，多数患者需使用机械通气。

保护性机械通气是治疗 ARDS 的主要方法，其中最重要的是应用 PEEP 和小潮气量治疗。采用小潮气量，旨在控制吸气平台压，防止肺泡过度扩张。应用 PEEP 时应注意：①对血容量不足的患者，应补充足够的血容量以代偿回心血量的不足，但又不能过量，以免加重肺水肿；②PEEP 一般从低水平开始应用，逐渐增加至合适水平，使 PaO_2 维持在 >60 mmHg 而 FiO_2 <0.6；③使用 PEEP 时，应注意观察避免气压伤的发生；④有条件者采用密闭式吸痰方法，尽量避免中断 PEEP。

2. 控制液体入量

注意控制 ARDS 患者液体摄入量，出入量宜维持负平衡（-500 mL 左右）。

3. 积极配合治疗原发病

如按医嘱控制感染、固定骨折、纠正休克等。

4. 营养支持

由于 ARDS 时机体常处于高代谢状态，应按医嘱补充足够的营养，应提倡全胃肠营养。

5. 防治并发症

注意观察感染等并发症，如发热、咳嗽、咳黄绿色痰液等，应根据医嘱留取各种痰液标本。

（七）慢性阻塞性肺疾病急性发作的护理

在控制性氧疗、抗感染、祛痰、止咳、松弛支气管平滑肌等治疗措施的基础之上，协助患者咳嗽、咳痰，必要时给予吸痰，保持呼吸道通畅。

（八）气胸的护理

积极配合给予排除胸腔气体，闭合漏口，促进患肺复张，减轻呼吸困难，改善缺氧症状等急救措施。

1. 胸腔穿刺抽气

张力性气胸患者如病情危重，应做好配合紧急穿刺排气的准备。在患侧锁骨中线第 2 或第 3 肋间用 16～18 号粗针头刺入排气，每次抽气不宜超过 1 000 mL。

2. 胸腔闭式引流

目的是排出气体，促使肺膨胀。患者在胸腔闭式引流时，护理上应注意：①连接好胸腔闭式引流装置；②搬动患者时，应夹闭引流管，并妥善固定；③更换引流装置时需夹闭引流管，注意无菌操作；④引流过程中注意观察引流是否通畅，穿刺口有无渗血。渗血多时，及时报告医生，随时给予更换敷料等处理；⑤鼓励患者咳嗽、深呼吸，促进胸腔内气体的排出。

3. 手术准备

若胸腔引流管内持续不断逸出大量气体，呼吸困难未改善，提示可能有肺和支气管的严重损伤，应做好手术探查修补裂口的准备。

4. 并发症的护理

（1）复张后肺水肿处理：复张后肺水肿多发生于抽气过多或过快时，表现为胸闷、咳嗽、呼吸困难无缓解，严重者可有大量白色泡沫痰或泡沫血痰。处理包括停止抽气，患者取半卧位、吸氧、应用利尿药等。

（2）皮下气肿和纵隔气肿：皮下气肿一般不需要特殊处理往往能自行吸收，但需注意预防感染。吸入高浓度氧可促进皮下气肿的吸收消散。纵隔气肿张力过高，必要时需做锁骨上窝切开或穿刺排气处理。

（九）心理护理

呼吸困难患者因为突然发病，几乎都存在恐惧心理，应关注患者的神情变化，给予恰当的病情告知、安慰与心理支持，使其尽可能消除恐惧，保持情绪平稳，有良好的遵医行为。

（十）转运护理

急诊处理后需手术或住院的患者，应做好转运的准备工作。根据病情，准备氧气、监护仪、简易呼吸器、除颤仪等必要的转运抢救设施，安排相应的工作人员护送至手术室或病房，保证转运途中安全。

（赵　悦）

第二节　窒息

窒息是指气流进入肺脏受阻或吸入气体缺氧导致的衰竭或呼吸停止状态。一旦发生窒息，可迅速危及生命，应立即采取相应措施，查明原因，积极进行抢救。本节主要讨论气道阻塞引起的窒息。

一、病因与发病机制

引起窒息的原因各异，但其发病机制都是由于机体的通气受限或吸入气体缺氧导致肺的通气与换气功能障碍，引起全身组织与器官缺氧、二氧化碳潴留进而导致组织细胞代谢障碍、酸碱失衡、功能紊乱甚至衰竭而死亡。根据病因可分为：①气道阻塞性窒息，分泌物或异物部分或完全堵塞气道致通气障碍所引起的窒息；②中毒性窒息，如 CO 中毒，大量的 CO 经呼吸道进入血液，与血红蛋白结合形成碳氧血红蛋白，阻碍氧与血红蛋白的结合及解离，引起组织缺氧造成的窒息；③病理性窒息，包括肺炎与淹溺等所致的呼吸面积的丧失，以及脑循环障碍引起的中枢性呼吸停止，主要表现为 CO_2 和其他酸性代谢产物蓄积引起的刺激症状与缺氧导致的中枢神经麻痹症状交织在一起。

二、临床表现与诊断

（一）气道阻塞的原因判断

通过健康史、血气分析、胸部平片、纤维支气管镜检查，可分别判断不同原因引起的窒息。

（二）临床表现

气道阻塞的患者常呈吸气性呼吸困难，出现"四凹征"（胸骨上窝、锁骨上窝、肋间隙及剑突下软组织凹陷）。根据气道是否被完全阻塞可分为以下两种。

1. 气道不完全阻塞

患者张口瞪目，有咳嗽、喘气或咳嗽微弱无力，呼吸困难，烦躁不安。皮肤、甲床和口腔黏膜、面色青紫。

2. 气道完全阻塞

患者面色灰黯青紫，不能说话及呼吸，很快意识丧失，呼吸停止。如不紧急解除窒息，将迅速导致死亡。

（三）气道阻塞引起窒息的严重程度分级

Ⅰ度：安静时无呼吸困难，当活动时出现轻度的呼吸困难，可有轻度的吸气性喉喘鸣及胸廓周围软组织凹陷。

Ⅱ度：安静时有轻度呼吸困难，吸气性喉喘鸣及胸廓周围软组织凹陷，活动时加重，但不影响睡眠和进食，无烦躁不安等缺氧症状，脉搏尚正常。

Ⅲ度：呼吸困难明显，喉喘鸣声较响亮，吸气性胸廓周围软组织凹陷显著，并出现缺氧症状，如烦躁不安、不易入睡、不愿进食、脉搏加快等。

Ⅳ度：呼吸极度困难。患者坐立不安、手足乱动、出冷汗、面色苍白或发绀、心律不齐、脉搏细速、昏迷、大小便失禁等。若不及时抢救，则可因窒息导致呼吸心跳停止而死亡。

三、治疗

当窒息发生时，保持呼吸道通畅是关键，其次是针对病因治疗。对于气道不完全阻塞的患者，应查明原因，采取病因治疗和对症治疗，尽早解除气道阻塞。对于气道完全阻塞的患者，应立即解除窒息，或做好气管插管、气管切开或紧急情况下环甲膜穿刺的准备。

四、护理措施

（一）即刻护理措施

（1）迅速解除窒息因素，保持呼吸道通畅。

（2）给予高流量吸氧，使血氧饱和度恢复94%以上，必要时建立或重新建立人工气道，给予人工呼吸支持或机械通气。

（3）建立静脉通路，遵医嘱给予药物治疗。

（4）监测生命体征，给予心电、血压、呼吸、血氧饱和度监护，遵医嘱采动脉血做血气分析。

（5）备好急救物品，如吸引器、呼吸机、气管插管、喉镜等开放气道用物。

（二）根据窒息的严重程度，给予相应护理

（1）Ⅰ度：查明病因并进行针对性治疗，如由炎症引起，按医嘱应用抗生素及糖皮质激素控制炎症；若由分泌物或异物所致，尽快清除分泌物或取出异物。

（2）Ⅱ度：针对病因治疗，多可解除喉阻塞。

（3）Ⅲ度：严密观察呼吸变化，按医嘱同时进行对症治疗及病因治疗。经保守治疗未见好转、窒息时间较长、全身情况较差者，应及早做好配合气管插管或气管切开的准备。

（4）Ⅳ度：需立即行气管插管、气管切开或环甲膜穿刺术，应及时做好吸痰、吸氧及其相关准备与配合工作。

应注意的是：气管阻塞或气道异物引起的窒息，如条件允许，即使Ⅲ度、Ⅳ度呼吸困难，也可把握好时机，有效清理呼吸道或将异物取出后即可缓解呼吸困难，而不必首先行气管插管或气管切开术。

（三）气道异物的护理

气道异物有危及生命的可能，应尽早取出异物，以保持呼吸道通畅，防止窒息及其他并发症的发生。可使用海姆立克手法排除异物，或经内镜（直接喉镜、支气管镜、纤维支气管镜）取出异物。如确实难以取出异物，应做好开胸手术、气管切开的准备。对有明显气道阻塞的患者，紧急情况下可用粗针或剪刀行环甲膜穿刺术或切开术，以开放气道。

（四）喉阻塞的护理

喉阻塞患者的护理重点是保持呼吸道通畅。对舌后坠及喉阻塞者，可使用口咽通气管开放气道。如为气管狭窄、下呼吸道梗阻所致的窒息，应立即做好施行气管插管或气管切开术的准备，必要时准备配合给予机械辅助通气。

（五）大咯血窒息时的紧急处理

如为肺部疾病所致大咯血，有窒息前兆症状时，应立即将患者取头低足高45°的俯卧位，头偏向一侧，轻拍背部以利引流；及时吸出口腔内的血块，畅通呼吸道；在解除气道阻塞后按医嘱采取吸氧等措施，改善缺氧。

（六）严密观察病情变化

随时注意患者呼吸、咳嗽及全身情况，如患者窒息后呼吸急促、口唇发绀、烦躁不安等症状仍不能改善或逐渐加重，应准备继续进行抢救。

（七）术前护理

必要时，做好经纤维支气管镜或喉镜取异物的术前准备工作。

（八）心理护理

嘱患者安静休息，避免剧烈活动，对精神紧张的患者，做好解释和安慰工作。

（赵　悦）

第三节　急性胸痛

胸痛是指胸前区的不适感，包括胸部闷痛、刺痛，烧灼、紧缩或压榨感等，有时可放射至面颊、下颌部、咽颈部、肩部、后背部、上肢或上腹部，表现为酸胀、麻木或沉重感等，常伴有精神紧张、焦虑、恐惧感，是急诊科常见的症状之一。胸痛的病因复杂各异，且危险性存在较大的差别。急性胸痛是一些致命性疾病的主要临床表现，如急性冠状动脉综合征、主动脉夹层、急性肺栓塞等。目前，"胸痛中心"是一种新型的医疗模式，通过院内多学科及院内外急救医疗服务体系信息共享和流程优化，使急性胸痛患者得到了快速诊断和及时治疗，病死率降低，临床预后得到改善。

一、病因与发病机制

胸痛的病因涵盖各个系统，有多种分类方法，其中，从急诊处理和临床实用角度，可将胸痛分为致命性胸痛和非致命性胸痛两大类。致命性胸痛又可分为心源性胸痛和非心源性胸痛，其中急性冠脉综合征（ACS）、主动脉夹层（AD）和急性肺栓塞属于致命性胸痛。

急性冠脉综合征（ACS）是以冠状动脉粥样硬化斑块破溃，继发完全或不完全闭塞性血栓形成病理基础的一组临床综合征，包括不稳定型心绞痛（UA）、非 ST 段抬高型心肌梗死（NSTEMI）和 ST 段抬高型心肌梗死（STEMI）；前两者又称非 ST 段抬高型急性冠脉综合征（NSTE-ACS）。其中，斑块破溃若形成微栓子或不完全血栓，可诱发 UA 或 NSTEMI；若形成完全性血栓，可诱发 STEMI。这些综合征均可导致心搏骤停和死亡，因此早期识别和快速反应至关重要。

主动脉夹层（AD）是指主动脉内的血液经内膜撕裂口流入囊样变性的主动脉中层，形成夹层血肿，并随血流压力的驱动，沿主动脉壁纵轴延伸剥离导致的严重心血管急症。由于机械压迫、刺激和损伤导致突发撕裂样的胸部疼痛。约有半数主动脉夹层由高血压引起，其他病因包括遗传性血管病变如马方综合征、血管炎性疾病如 Takayasu 动脉炎、医源性因素如导管介入诊疗术、主动脉粥样硬化斑块内膜破溃以及健康女性妊娠晚期等。

急性肺栓塞引起的胸痛与低氧血症、冠状动脉灌注减少、肺动脉高压时的机械扩张和波及壁层胸膜有关。

由于心、肺、大血管以及食管的传入神经进入同一个胸背神经节，通过这些内脏神经纤维，不同脏器疼痛会产生类似的胸痛表现。此外，内脏病变除产生局部疼痛外，尚可产生牵涉痛，其发生机制是由于内脏器官的痛觉纤维与来自皮肤的感觉纤维在脊髓后角终止于同一神经元上，通过脊髓丘脑束传入大脑，大脑皮质把来自内脏的痛觉误感觉为相应体表的痛觉。

二、临床表现

急诊接诊急性胸痛患者时，首要任务是迅速评估患者生命体征，简要收集临床病史，判断是否有危及生命的表现，如生命体征异常、面色苍白、出汗、发绀、呼吸困难等，以决定是否需要立即对患者实施抢救；然后详细询问病史中疼痛及放射的部位、性质、持续时间、影响因素、伴发症状等，配合体格检查和辅助检查，进行综合分析与判断。需要强调的是，急诊护士面对每一例胸痛患者，均需优先排查致命性胸痛。

（一）临床表现

1. 起病

ACS 多在 10 分钟内胸痛发展到高峰，而 AD 是突然起病，发病时疼痛最严重。

2. 疼痛部位及放射

心绞痛或心肌梗死的疼痛常位于胸骨后或心前区，向左肩和左臂内侧放射，也可向左颈或面颊部放射而被误诊为牙痛。主动脉夹层随夹层血肿的扩展，疼痛可随近心端向远心端蔓延，升主动脉夹层疼痛可向前胸、颈、喉放射，降主动脉夹层疼痛可向肩胛间、背、腹、腰或下肢放射。急性肺栓塞、气胸常呈剧烈的患侧胸痛。

3. 疼痛性质

疼痛的性质多种多样，程度可呈剧烈、轻微或隐痛。典型的心绞痛和心肌梗死呈压榨样痛并伴有压迫窒息感，而非典型疼痛表现为"胀痛"或"消化不良"等非特异性不适。主动脉夹层为骤然发生的前后移行性撕裂样剧痛。急性肺栓塞有胸膜炎性胸痛或心绞痛样疼痛。

4. 疼痛持续时间及影响因素

心绞痛一般持续 2~10 分钟，休息或含服硝酸甘油后 3~5 分钟内缓解，诱因包括劳累、运动、饱餐、寒冷、情绪激动等。不稳定型心绞痛还可在患者活动耐量下降，或静息状态下发作，胸痛持续时间延长，程度加重，发作频率增加。心肌梗死的胸痛持续时间常大于 30 分钟，硝酸甘油无法有效缓解。呼吸时加重的胸痛多见于肺、心包或肌肉骨骼疾患。与进食关系密切的胸痛多见于食管疾病。

5. 伴发症状

胸痛伴有血流动力学异常，如大汗、颈静脉怒张、血压下降或休克时，多见于致命性胸痛。胸痛伴有严重呼吸困难、发绀、烦躁不安提示呼吸系统疾病的可能性较大。恶心、呕吐可为心源性或消化系统疾病所致胸痛患者的伴发症状。

（二）体格检查

ACS 患者可无特异性临床体征，部分表现为面色苍白、皮肤湿冷、发绀、颈静脉怒张、低血压、心脏杂音、肺部啰音等。AD 累及主动脉根部，可闻及主动脉瓣杂音；夹层破入心包引起心脏压塞可出现贝氏三联征，即颈静脉怒张、脉压减小、心音低钝遥远；夹层压迫锁骨下动脉可造成脉搏短绌、双侧收缩压和（或）脉搏不对称。急性肺栓塞患者最常见的体征是呼吸频率增快，可伴有口唇发绀；血压下降、休克提示大面积肺栓塞；单侧或双侧不对称性下肢肿胀、腓肠肌压痛提示患者合并深静脉血栓形成。

三、诊断

（一）辅助检查

1. 心电图

心电图是早期快速识别 ACS 的重要工具，标准 12 导联或 18 导联心电图有助于识别心肌缺血部位、范围和程度。①STEMI 患者典型心电图：至少两个相邻导联 J 点后新出现 ST 段弓背向上抬高，伴或不伴病理性 Q 波、R 波减低；新发的完全左束支传导阻滞；超急性期 T 波改变。②NSTE-ACS 患者典型心电图：同基线心电图比较，至少 2 个相邻导联 ST 段压低≥0.1 mV 或者 T 波改变，并呈动态变化。少数 UA 患者可无心电图异常表现。上述心电图变化可随心绞痛缓解而完全或部分消失，如果其变化持续 12 小时以上，提示 NSTEMI。③急性肺栓塞患者典型心电图：$S_1Q_{III}T_{III}$ 征，即 I 导联 S 波加深，III 导联出现 Q 波及 T 波倒置。

2. 实验室检查

心肌肌钙蛋白 I/T（cTnI/T）是诊断心肌梗死的特异性高、敏感性好的生物性标志物，高敏肌钙蛋白（hs-cTn）是检测 cTnI/T 的高敏感方法。如不能检测 cTn，肌酸激酶同工酶

（CK-MB）检测可作为替代。

多数急性肺栓塞患者血气分析 $PaO_2 < 80$ mmHg 伴 $PaCO_2$ 下降。血浆 D-二聚体升高，因其敏感性高而特异性差，若其含量低于 500 μg/L，有重要的排除价值。

3. 超声心动图

可定位 AD 内膜裂口，显示真、假腔的状态及并发心包积液和主动脉瓣关闭不全的改变等。

4. CT 血管成像

是 AD 和急性肺栓塞的临床首选影像学检查。

5. 肺动脉造影术

在 CT 检查难以确诊或排除急性肺栓塞诊断，或者患者需要血流动力学监测时应用。

（二）ACS 的危险分层

ACS 的危险分层对于 ACS 患者的预后判断和治疗策略选择具有重要价值。

STEMI 高危特征包括：广泛 ST 段抬高、新发左束支传导阻滞、既往心肌梗死病史、Killip 分级 > Ⅱ级、下壁心肌梗死伴左室射血分数≤35% 或收缩压 < 100 mmHg 或心率 > 100 次/分或前壁导联 ST 段下移≥0.2 mV 或右室导联 V_4R ST 段抬高≥0.1 mV、前壁心肌梗死且至少 2 个导联 ST 段抬高≥0.2 mV。

四、治疗

急性胸痛的处理原则是首先迅速识别致命性胸痛，给予积极救治，然后针对病因进行治疗。

（一）ACS 的救治原则

1. 院前急救

（1）首先识别并确认缺血性胸痛，获取 12 导联心电图，如果 ST 段抬高，将患者送往能进行心血管再灌注治疗的医院，有条件应提前与医院沟通。

（2）监测生命体征和血氧饱和度，如果血氧饱和度 <94%，给予吸氧。

（3）如果发生心搏骤停，立即进行 CPR 和除颤。

（4）对症治疗，如舌下含服或喷雾硝酸甘油，必要时给予吗啡止痛。

（5）建立静脉通路。

（6）如果考虑给予院前溶栓治疗，应排除禁忌证。

2. 急诊科救治

（1）救治目标：识别并分诊患者，缓解缺血性胸部不适；预防和治疗 ACS 的急性致命并发症（如室颤、无脉性室速、心源性休克、急性心力衰竭等）。

（2）危险分层：根据评估结果，可将患者划分为 STEMI、高危 NSTE-ACS 以及中低危 NSTE-ACS，分别采取不同的救治措施。

（3）早期再灌注治疗：如果 STEMI 患者症状出现时间 <12 小时，应直接行经皮冠状动脉介入治疗（PCI），目标时间是从接诊到球囊扩张时间 <90 分钟。如果采用静脉溶栓治疗，目标时间是从接诊到进针时间 <30 分钟。

（二）急性 AD 的救治原则

积极给予镇静与镇痛治疗，给予控制血压、负性心率与负性心肌收缩力的药物，必要时进行介入或外科手术治疗。

（三）急性肺栓塞的救治原则

在呼吸循环支持治疗的基础上，以抗凝治疗为主；对于伴有明显呼吸困难、胸痛、低氧血症的大面积肺栓塞病例，采取溶栓、外科手术取栓或介入导管碎栓治疗。

五、护理措施

（一）即刻护理措施

急性胸痛在没有明确病因前应给予以下护理措施。

（1）安静卧床休息。

（2）连接心电、血压、呼吸和血氧饱和度监测仪，注意电极位置应避开除颤区域和心电图胸导联位置。

（3）当有低氧血症时，给予鼻导管或面罩吸氧，使血氧饱和度≥94%。

（4）描记12导联或18导联心电图，动态关注ST段变化。

（5）建立静脉通路，保持给药途径畅通。

（6）按所在部门救治流程采取动脉、静脉血标本，监测血常规、血气分析、心肌损伤标志物、电解质、凝血试验、肝肾功能、D-二聚体等。

（7）对ACS的急性致命并发症，如室颤、无脉性室速等，准备好急救药物和抢救设备。

（8）对于NSTE-ACS极高危缺血患者，做好紧急行冠状动脉造影（<2小时）的准备。

（9）如果病情允许，协助患者按医嘱接受X线胸片、CT、磁共振成像（MRI）等影像学检查。

（二）胸痛护理

观察胸痛的部位、性质、严重程度、有无放射、持续时间、伴随症状、缓解和加重因素。注意疼痛程度的变化，胸痛时有无面色苍白、大汗和血流动力学障碍。及时向医生报告患者疼痛变化。根据医嘱使用镇痛药，及时评估止痛的效果。

（三）ACS的护理

如胸痛的病因为ACS，护理如下。

1. 按医嘱应用药物

明确用药剂量、途径、适应证、禁忌证以及简单药物原理。

（1）阿司匹林：对于疑似STEMI患者，若无阿司匹林过敏史和近期胃肠道出血，应遵医嘱立即让其嚼服阿司匹林150~300 mg，保证药物吸收效果。

（2）硝酸酯类药物：包括硝酸甘油和硝酸异山梨酯。对于阿司匹林无法缓解的胸痛患者，若血流动力学稳定（收缩压高于90 mmHg或低于基线值30 mmHg以内且心率为50~100次/分），每3~5分钟让其舌下含服1片硝酸甘油，含服时确保舌下黏膜湿润，尽可能取坐位，以免加重低血压反应。若胸痛仍未缓解，及时报告医生，准备给予静脉滴注硝酸甘油，注意定期调整滴注速度，监测血流动力学和临床反应，使血压正常患者平均动脉压下降10%，高血压患者平均动脉压下降20%~30%。部分患者用药后可能出现面色潮红、头部胀痛、头晕、心动过速、心悸等不适，应告知患者是由于药物所产生的血管扩张作用所致，并注意密切观察。特别需要注意的是，对于心室前负荷不足的患者应慎用或不用硝酸甘油，这些情况包括：下壁心梗和右室心梗、低血压、心动过缓、心动过速、过去 24 ~ 48 小时服用过磷酸二酯酶抑制剂。

（3）吗啡：对于经硝酸酯类药物治疗胸痛未缓解的患者，应及时报告医生，准备给予吗啡治疗。吗啡有扩张血管作用，可能有前负荷依赖或 UA/NSTEMI 患者应慎用吗啡，因吗啡可能与其死亡率增高有关。

（4）β 受体阻滞药：排除低血压、心动过缓、心力衰竭的 ACS 患者按医嘱给予 β 受体阻滞药，降低过快心率和高血压，减轻心肌耗氧。

（5）氯吡格雷：具有血小板抑制剂作用，起效快，使用安全。高危 ACS 保守治疗患者或延迟性 PCI 患者在早期辅助治疗中按医嘱给予氯吡格雷可改善预后，尤其适合对阿司匹林过敏的 ACS 高危人群应用。

2. 再灌注心肌的治疗与护理

起病 3 ~ 6 小时，最多在 12 小时内，做好使闭塞的冠状动脉再通的准备，使心肌得到再灌注，减小心肌坏死的范围。

（1）直接 PCI 治疗的适应证：STEMI 患者。包括：①发病 12 小时内或伴有新出现左束支传导阻滞，或伴严重急性心力衰竭或心源性休克（不受发病时间限制）；②发病 12 ~ 24 小时，具有临床或心电图进行性缺血证据。

（2）溶栓后 PCI 治疗的适应证：所有在院前溶栓的患者应及时转运到能进行 PCI 治疗的医院。①溶栓成功后 3 ~ 24 小时，或溶栓后出现心源性休克或急性严重心力衰竭时，应行冠状动脉造影并对梗死相关血管行血运重建；②溶栓治疗失败患者；③溶栓成功后若出现再发缺血、血流动力学不稳定以及危及生命的室性心律失常或有再次闭塞证据的患者。

（3）PCI 术前护理：协助医生向患者及其家属介绍 PCI 目的、方法。按医嘱进行血常规、凝血试验、心肌损伤标志物、肝肾功能等化验，做好手术区域备皮，备好便携式给氧设施及必要的抢救药品与物品，尽快护送患者到介入导管室。

（4）溶栓治疗的护理。如果因各种原因不能进行 PCI 而采用溶栓治疗，应：①评估溶栓治疗的适应证和禁忌证；②按医嘱准确给药，如尿激酶（UK）、链激酶（SK）和重组组织型纤维蛋白溶酶原激活剂（rt-PA）；③监测血压的改变；④按医嘱随时做心电图，及时了解再灌注心律失常和 ST 段的改变；⑤溶栓治疗最严重的并发症是颅内出血，应密切观察患者是否发生严重头痛、视觉障碍、意识障碍等；动、静脉穿刺后要注意延长按压局部时间至不出血为止；⑥按医嘱及时抽取和送检血液标本，及时了解化验和特殊检查结果；⑦注意观察有无药物不良反应，如寒战、发热等过敏反应。

3. 并发症的监测与处理

（1）心律失常的监测与处理：注意观察监护仪及心电图的心率（律），及时识别各种心律失常，并迅速配合医生给予及时处理。

（2）心源性休克的监测与处理：密切观察患者的呼吸，血压，心率及皮肤颜色、温度及潮湿度等表现。如果患者出现心率持续增快、血压有下降趋势（<90 mmHg），血氧饱和度低于94%，皮肤颜色苍白或发绀，四肢湿冷，表情淡漠等，应高度警惕发生心源性休克的可能，及时通知医生，配合给予必要的处理。

心源性休克的处理如下。①补充血容量：估计有血容量不足，按医嘱补充液体，注意按输液计划调节滴速，观察有无呼吸困难、颈静脉充盈、恶心、呕吐、心前区疼痛加重等表现。②及时按医嘱给予药物：如血压低于 90 mmHg 及时给予血管活性药物（如多巴胺）等静脉滴注。用药时注意观察血压和输液部位的皮肤，根据医嘱和血压具体情况调节输液速度。需要时，按医嘱采取措施纠正酸中毒及电解质紊乱，保护肾功能。③密切观察病情变化：注意观察药物作用与不良反应，密切观察心率（律）、血压、血氧饱和度、尿量和患者状况，准确记录出入量，及时向医生报告病情变化情况。

（3）急性左心衰的监测与处理：如患者出现不能平卧、呼吸困难、咳嗽、发绀、烦躁等心力衰竭症状时，立即准备按医嘱采取紧急措施。①体位：将患者置于坐位或半坐位。②保持呼吸道通畅，给予高流量面罩吸氧。③遵医嘱给予各种抢救药物：如静脉注射吗啡，镇静，减轻恐惧感，同时可降低心率，减轻心脏负荷；应用氨茶碱，解除支气管痉挛，缓解呼吸困难；给予洋地黄制剂，增加心肌收缩力和心排出量；应用硝酸甘油、硝普钠等血管扩张剂静脉滴注，扩张周围血管，减少静脉回心血量；给予呋塞米静脉注射，利尿，减少循环血量。在给药过程中，注意按药物用法给药，血管活性药物一般应用微量泵注入，控制输液速度，防止低血压。但对于肺和（或）体循环瘀血者，注意严格控制静脉输液速度，监测液体出入量。④密切观察病情变化，协助完善相关检查：进行心电、血压、血氧饱和度监测，密切观察药物作用及其病情变化。描记 12 导联心电图，留取动脉血气、脑钠肽、血常规、血糖、电解质和心肌损伤标志物等各种血标本；协助患者接受 X 线胸片、超声检查。

4. 心理护理

ACS 患者突然发病、症状重，加之处于医院的特殊环境，告知的手术风险及医疗费用等因素均会引起紧张、恐惧、焦虑、烦躁，甚至绝望等负性情绪。因此，应重视对患者的心理护理，注意关心体贴患者。抢救过程中适时安慰和鼓励患者，有针对性地告知相关抢救措施，减轻患者的恐惧感，取得患者及其家属的配合，积极配合救治，增强对治疗的信心。

5. 健康指导

在救治 ACS 患者的同时，结合患者病情和不同特点对患者及其家属进行健康教育和康复指导，强化预防意识，已有 ACS 病史应预防再次梗死和其他心血管不良事件，称为二级预防。

（1）改变生活方式：①合理膳食，宜摄入低热量、低脂、低胆固醇、低盐饮食，多食蔬菜、水果和粗纤维食物如芹菜、糙米等，避免暴饮暴食；②适当运动，保持适当的体力活动，以有氧运动为主，注意运动的强度和时间，以不致发生疼痛症状为度；③控制体重，在饮食治疗的基础上，结合运动和行为治疗等控制体重；④戒烟戒酒。

（2）避免诱发因素：调整日常生活与工作量，不可过于劳累，避免情绪激动，减轻精神压力，保证充足睡眠。

（3）正确应用药物：告知患者用药目的、作用及注意事项，指导患者正确应用抗血小板聚集、抗缺血、抗心律失常、降压降脂降糖等药物，积极治疗冠心病、高血压、高脂血症、糖尿病等基础慢性疾病。

（4）病情自我监测：向患者讲解疾病知识，包括 ACS 发生的简单过程、诱因、监护意义。教会自测脉率，以及早发现心律失常。告知患者及其家属心绞痛发作时的缓解方法，如心绞痛发作比以往频繁、程度加重，疼痛时间延长，应警惕心肌梗死的发生，及时就医。

（四）AD 的护理

如胸痛的病因是主动脉夹层，护理如下。

1. 按医嘱给予药物治疗

（1）降压治疗：降压可以减轻或缓解患者胸痛，防止主动脉破裂，争取手术机会。一般静脉持续应用微量泵给予扩血管药物，如硝普钠，同时配合应用 β 受体阻滞药或钙离子拮抗剂，将收缩压控制在相应安全水平。用药过程中要密切监测血压变化，避免血压出现骤降或骤升，根据血压变化调节药物剂量，使血压维持在相对稳定和安全的水平。

（2）镇痛治疗：如果患者胸痛剧烈，应及时报告医生，遵医嘱给予吗啡等治疗，观察并记录胸痛缓解情况，密切监测有无心动过缓、低血压和呼吸抑制等不良反应。

2. 密切观察病情变化

严密监测四肢血压和心率（律）的变化，观察胸痛缓解或加重情况；关注辅助检查结果，了解病情严重程度与发展趋势；出现任何异常情况，及时向医生报告。AD 极易发生夹层破裂而危及生命，应随时做好抢救的准备。

3. 做好介入治疗、手术或转运的准备

按医嘱为患者做好接受介入治疗或住院接受外科手术治疗的准备，按部门要求为转运过程中可能发生的病情变化做好充分的准备。

（赵　悦）

第三章

呼吸内科疾病的护理

第一节　急性呼吸窘迫综合征

急性呼吸窘迫综合征（ARDS）是多种原因引起的急性呼吸衰竭。ARDS 不是独立的疾病，是多种疾病的一种严重并发症。ARDS 晚期多诱发或合并多脏器功能障碍综合征，甚至多脏器功能衰竭（MOF），病情凶险，预后恶劣，病死率高达 $50\% \sim 70\%$。

一、病因

休克、创伤、淹溺、严重感染、吸入有毒气体、药物过量、尿毒症、糖尿病酮症酸中毒、弥散性血管内凝血、体外循环等原因均可导致 ARDS。

二、临床表现

急性呼吸窘迫综合征通常发生于原发疾病或损伤起病后 $24 \sim 48$ 小时以内。最初的症状为气促，伴有呼吸浅快，肺部可有湿啰音或哮鸣音。患者皮肤可见花斑状或青紫。随着病情进展，出现呼吸窘迫，吸气费力，发绀，烦躁不安，动脉血氧分压（PaO_2）明显降低、二氧化碳分压（$PaCO_2$）低。如病情继续恶化，呼吸窘迫和发绀继续加重，并出现酸中毒、MOF、甚至死亡。凡存在可能引起 ARDS 的各种基础疾病或诱因，一旦出现呼吸改变或血气异常，均应警惕有 ARDS 发生的可能。

三、治疗

ARDS 的治疗原则是改善换气功能，纠正缺氧，及时去除病因，控制原发病等。ARDS 治疗的关键在于原发病及其病因，包括氧疗、机械通气等呼吸支持治疗，输新鲜血、利尿维持适宜的血容量，根据病因早期应用肾上腺皮质激素，纠正酸碱失衡和电解质紊乱，营养支持及体位治疗。

四、护理目标

在救治 ARDS 过程中，精心护理是抢救成功的重要环节。护士应做到及早发现病情，迅速协助医生采取有力的抢救措施。密切观察患者生命体征，做好各项记录，准确完成各种治疗，备齐抢救器械和药品，防止机械通气和气管切开的并发症。

（1）及早发现 ARDS 的迹象，及早有效地协助抢救。维持生命体征稳定，挽救患者生命。

（2）做好人工气道的管理，维持患者最佳气体交换，改善低氧血症，减少机械通气并发症。

（3）采取俯卧位通气护理，缓解肺部压迫，改善心脏灌注。

（4）积极预防感染等各种并发症，提高救治成功率。

（5）加强基础护理，增加患者舒适感。

（6）减轻患者心理不适，使其合作、平静。

五、护理措施

（一）一般护理

（1）及早发现病情变化：ARDS 通常在疾病或严重损伤的最初 24～48 小时发生。首先出现呼吸困难，通常呼吸浅快。吸气时可存在肋间隙和胸骨上窝凹陷。皮肤可出现发绀和斑纹，吸氧不能使之改善。

护士发现上述情况要高度警惕，及时报告医生，进行动脉血气和胸部 X 线等相关检查。一旦诊断考虑 ARDS，立即积极治疗。若没有机械通气的相应措施，应尽早转至有条件的医院。患者转运过程中应有专职医生和护士陪同，并准备必要的抢救设备，氧气必不可少。若有指征行机械通气治疗，可以先行气管插管后转运。

（2）迅速连接监测仪，密切监护心率、心律、血压等生命体征，尤其是呼吸的频率、节律、深度及血氧饱和度等。观察患者意识、发绀情况、末梢温度等。注意有无呕血、黑便等消化道出血的表现。

（二）氧疗和机械通气的护理

治疗 ARDS 最紧迫的问题在于纠正顽固性低氧，改善呼吸困难，为治疗基础疾病赢得时间。需要对患者实施氧疗甚至机械通气。

（1）严密监测患者呼吸情况及缺氧症状。若单纯面罩吸氧不能维持满意的血氧饱和度，应给予辅助通气。首先可尝试采用经面罩持续气道正压吸氧等无创通气，但大多需要机械通气吸入氧气。遵医嘱给予高浓度氧气吸入或使用呼气末正压呼吸（PEEP），并根据动脉血气分析值的变化调节氧浓度。

使用 PEEP 时应严密观察，防止患者出现气压伤。PEEP 是在呼气终末时给予气道以一恒定正压使之不能回复到大气压的水平。可以增加肺泡内压和功能残气量改善氧合，防止呼气使肺泡萎陷，增加气体分布和交换，减少肺内分流，从而提高 PaO_2。由于 PEEP 使胸腔内压升高，静脉回流受阻，致心搏减少，血压下降，严重时可引起循环衰竭，另外正压过高，肺泡过度膨胀、破裂有导致气胸的危险。所以在监护过程中，注意 PEEP 观察有无心率增快、突然胸痛、呼吸困难加重等相关症状，发现异常立即调节 PEEP 压力并报告医生处理。

（2）帮助患者采取有利于呼吸的体位，如端坐位或高枕卧位。

（3）人工气道的管理有以下 5 个方面。

1）妥善固定气管插管，观察气道是否通畅，定时对比听诊双肺呼吸音。经口插管者要固定好牙垫，防止阻塞气道。每班检查并记录导管刻度，观察有无脱出或误入一侧主支气管。套管固定松紧适宜，以能放入一指为准。

2）气囊充气适量：充气过少易发生漏气，充气过多可压迫气管黏膜导致气管食管瘘，可以采用最小漏气技术，用来减少并发症发生。方法：用10 mL注射器将气体缓慢注入，直至在喉及气管部位听不到漏气声，向外抽出气体0.25～0.5 mL/次，至吸气压力到达峰值时出现少量漏气为止，再注入0.25～0.5 mL气体，此时气囊容积为最小封闭容积，气囊压力为最小封闭压力，记录注气量。观察呼吸机上气道峰压是否下降及患者能否发音说话，长期机械通气患者要观察气囊有无破损、漏气现象。

3）保持气道通畅：严格无菌操作，按需适时吸痰。过多反复抽吸会刺激黏膜，使分泌物增加。先吸气道再吸口腔、鼻腔，吸痰前给予充分气道湿化、翻身叩背、吸纯氧3分钟，吸痰管最大外径不超过气管导管内径的1/2，迅速插吸痰管至气管插管，感到阻力后撤回吸痰管1～2 cm，打开负压边后退边旋转吸痰管，吸痰时间不应超过15秒。吸痰后密切观察痰液的颜色、性状、量及患者心率、心律、血压和血氧饱和度的变化，一旦出现心律失常和呼吸窘迫，立即停止吸痰，给予吸氧。

4）用加温湿化器对吸入气体进行湿化，根据病情需要加入盐酸氨溴索、异丙阿托品等，每日3次雾化吸入。湿化满意标准为痰液稀薄、无泡沫、不附壁、能顺利吸出。

5）呼吸机使用过程中注意电源插头要牢固，不要与其他仪器共用一个插座；机器外部要保持清洁，上端不可放置液体；开机使用期间定时倒掉管道及集水瓶内的积水，集水瓶安装要牢固；定时检查管道是否漏气、有无打折、压缩机工作是否正常。

（三）维持有效循环，维持出入量轻度负平衡

循环支持治疗的目的是恢复和提供充分的全身灌注，保证组织的灌流和氧供，促进受损组织的恢复。在能保持酸碱平衡和肾功能前提下达到最低水平的血管内容量。①护士应迅速帮助完成该治疗目标。选择大血管，建立2个以上的静脉通道，正确补液，改善循环血容量不足。②严格记录出入量、每小时尿量。出入量管理的目标是在保证血容量、血压稳定前提下，24小时出量大于入量500～1 000 mL，利于肺内水肿液的消退。充分补充血容量后，护士遵医嘱给予利尿剂，消除肺水肿。观察患者对治疗的反应。

（四）俯卧位通气护理

由仰卧位改变为俯卧位，可使75% ARDS患者的氧合改善。可能与血流重新分布，改善背侧肺泡的通气，使部分萎陷肺泡再膨胀达到"开放肺"的效果有关。随着通气/血流比例的改善进而改善了氧合。但存在血流动力学不稳定、颅内压增高、脊柱外伤、急性出血、骨科手术、近期腹部手术、妊娠等为禁忌实施俯卧位。

（1）患者发病24～36小时取俯卧位，翻身前给予纯氧吸入3分钟。预留足够的管路长度，注意防止气管插管过度牵拉致脱出。

（2）为减少特殊体位给患者带来的不适，用软枕垫高头部15°～30°，嘱患者双手放在枕上，并在髋、膝、踝部放软枕，每1～2小时更换1次软枕的位置，每4小时更换1次体位，同时考虑患者的耐受程度。

（3）注意血压变化，因俯卧位时支撑物放置不当，可使腹压增加，下腔静脉回流受阻而引起低血压，必要时在翻身前提高吸氧浓度。

（4）注意安全，防止坠床。

（五）预防感染的护理

（1）注意严格无菌操作，每日更换气管插管切口敷料，保持局部清洁干燥，预防或消除继发感染。

（2）加强口腔及皮肤护理，以防护理不当而加重呼吸道感染及发生压疮。

（3）密切观察体温变化，注意呼吸道分泌物的情况。

（六）心理护理

减轻患者恐惧，增加心理舒适度。

（1）评估患者的焦虑程度，指导患者学会自我调整心理状态，调控不良情绪。主动向患者介绍环境，解释治疗原则，解释机械通气、监测及呼吸机的报警系统，尽量消除患者的紧张感。

（2）耐心向患者解释病情，对患者提出的问题要给予明确、有效和积极的信息，消除心理紧张和顾虑。

（3）护理患者时保持冷静和耐心，表现出自信和镇静。

（4）如果患者由于呼吸困难或人工通气不能讲话，可提供纸笔或以手势与患者交流。

（5）加强巡视，了解患者的需要，帮助患者解决问题。

（6）帮助并指导患者及其家属应用松弛疗法、按摩等。

（七）营养护理

ARDS 患者处于高代谢状态，应及时补充热量和高蛋白、高脂肪营养物质。能量的摄取既应满足代谢的需要，又应避免糖类摄取过多，蛋白摄取量一般为每天 $1.2 \sim 1.5 \ g/kg$。

尽早采用肠内营养，协助患者取半卧位，充盈气囊，证实胃管在胃内后，用加温器和输液泵匀速泵入营养液。若有肠鸣音消失或胃潴留，暂停鼻饲，给予胃肠减压。一般留置 $5 \sim 7$ 天后拔除，更换到对侧鼻孔，以减少鼻窦炎的发生。

六、健康指导

在疾病的不同阶段，根据患者的文化程度做好有关知识的宣传和教育，让患者了解病情的变化过程。

（1）提供舒适安静的环境以利于患者休息，指导患者正确卧位休息，讲解由仰卧位改变为俯卧位的意义，尽可能减少特殊体位给患者带来的不适。

（2）向患者解释咳嗽、咳痰的重要性，指导患者掌握有效咳痰的方法，鼓励并协助患者咳嗽，排痰。

（3）指导患者自己观察病情变化，如有不适及时通知医护人员。

（4）嘱患者严格按医嘱用药，按时服药，不要随意增减药物剂量及种类。服药过程中，需密切观察患者用药后反应，以指导用药剂量。

（5）出院指导：指导患者出院后仍以休息为主，活动量要循序渐进，注意劳逸结合。此外，患者病后生活方式的改变需要家人的积极配合和支持，应指导患者家属给患者创造一个良好的身心休养环境。出院后 1 个月内来院复查 1~2 次，出现情况随时来院复查。

（陈　丽）

第二节　慢性阻塞性肺疾病

慢性阻塞性肺疾病（COPD）是一组以气流受限为特征的肺部疾病，气流受限不完全可逆，呈进行性发展。COPD 是慢性气道阻塞性疾病的统称，主要指具有不可逆性气道阻塞的慢性支气管炎和肺气肿两种疾病。患者在急性发作期过后，临床症状虽有所缓解，但其肺功能仍在继续恶化，并且由于自身防御和免疫功能的降低以及外界各种有害因素的影响，经常反复发作，而逐渐产生各种心肺并发症。

COPD 是呼吸系统疾病中的常见病和多发病，患病率和病死率均居高不下。因肺功能进行性减退，严重影响患者的劳动力和生活质量，给家庭和社会造成巨大的负担，根据世界银行/世界卫生组织发表的研究，2020 年 COPD 将成为世界疾病经济负担的第 5 位。

一、病因与发病机制

确切的病因不清楚，但认为与肺部对香烟烟雾等有害气体或有害颗粒的异常炎症反应有关。这些反应存在个体易感因素和环境因素的互相作用。

1. 吸烟

吸烟为重要的发病因素，吸烟者慢性支气管炎的患病率比不吸烟者高 2 ~ 8 倍，烟龄越长，吸烟量越大，COPD 患病率越高。烟草中含焦油、尼古丁和氢氰酸等化学物质，可损伤气道上皮细胞和纤毛，促使支气管黏液腺和杯状细胞增生肥大，黏液分泌增多，气道净化能力下降。还可使氧自由基产生增多，诱导中性粒细胞释放蛋白酶，破坏肺弹力纤维，诱发肺气肿形成。

2. 职业粉尘和化学物质

接触职业粉尘及化学物质，如烟雾、变应原、工业废气及室内污染空气等，浓度过高或时间过长时，均可能产生与吸烟类似的 COPD。

3. 空气污染

大气中的有害气体如二氧化硫、二氧化氮、氯气等可损伤气道黏膜上皮，使纤毛清除功能下降，黏液分泌增加，为细菌感染增加条件。

4. 感染因素

感染也是 COPD 发生发展的重要因素之一。病毒感染以流感病毒、鼻病毒、腺病毒和呼吸道合胞病毒常见。细菌感染常继发于病毒感染，常见病原体为肺炎链球菌、流感嗜血杆菌、卡他莫拉菌和葡萄球菌等。这些感染因素造成气管、支气管黏膜的损伤和慢性炎症。

5. 蛋白酶—抗蛋白酶失衡

蛋白水解酶对组织有损伤、破坏作用，抗蛋白酶对弹性蛋白酶等多种蛋白酶具有抑制功能，其中 α 抗胰蛋白酶是活性最强的一种。蛋白酶增多或抗蛋白酶不足均可导致组织结构破坏并产生肺气肿。吸入有害气体、有害物质可以导致蛋白酶产生增多或活性增强，而抗蛋白酶产生减少或灭活加快；同时氧化应激、吸烟等危险因素也可以降低抗蛋白酶的活性。先天性 α 抗胰蛋白酶缺乏，多见于北欧血统的个体，我国尚未见正式报道。

6. 氧化应激

有许多研究表明 COPD 患者的氧化应激增加。氧化物主要有超氧阴离子（具有很强的氧化性和还原性，过量生成可致组织损伤，在体内主要通过超氧歧化酶清除）、羟根（OH⁻）、次氯酸（HCL⁻）和一氧化氮（NO）等。氧化物可直接作用并破坏许多生化大分子如蛋白质、脂质和核酸等，导致细胞功能障碍或细胞死亡，还可以破坏细胞外基质；引起蛋白酶—抗蛋白酶失衡；促进炎症反应，如激活转录因子，参与多种炎症因子的转录，如 IL-8、TNF-α、NO 诱导合成酶和环氧化物诱导酶等。

7. 炎症机制

气道、肺实质及肺血管的慢性炎症是 COPD 的特征性改变，中性粒细胞、巨噬细胞、T 淋巴细胞等炎症细胞均参与 COPD 发病过程。中性粒细胞的活化和聚集是 COPD 炎症过程的一个重要环节，通过释放中性粒细胞弹性蛋白酶、中性粒细胞组织蛋白酶 G、中性粒细胞蛋白酶 3 和基质金属蛋白酶引起慢性黏液高分泌状态并破坏肺实质。

8. 其他

如自主神经功能失调、营养不良、气温变化等都有可能参与 COPD 的发生、发展。

二、临床表现

（一）症状

起病缓慢，病程较长。主要症状如下。

1. 慢性咳嗽

咳嗽时间持续在 3 周以上，随病程发展可终身不愈。常见晨间咳嗽明显，夜间有阵咳或排痰。

2. 咳痰

一般为白色黏液性或浆液性泡沫性痰，偶可带血丝，清晨排痰较多。急性发作期痰量增多，可有脓性痰。

3. 气短或呼吸困难

早期在劳动时出现，后逐渐加重，以致在日常活动甚至休息时也感到气短，是 COPD 的标志性症状。

4. 喘息和胸闷

部分患者特别是重度患者或急性加重时支气管痉挛而出现喘息。

5. 其他

晚期患者有体重下降，食欲减退等。

（二）体征

早期体征可无异常，随疾病进展出现以下体征。

1. 视诊

胸廓前后径增大，肋间隙增宽，剑突下胸骨下角增宽，称为桶状胸。部分患者呼吸变浅、频率增快，严重者可有缩唇呼吸等。

2. 触诊

双侧语颤减弱。

3. 叩诊

肺部过清音，心浊音界缩小，肺下界和肝浊音界下降。

4. 听诊

两肺呼吸音减弱，呼气延长，部分患者可闻及湿性啰音和（或）干性啰音。

（三）并发症

1. 慢性呼吸衰竭

常在 COPD 急性加重时发生，症状明显加重，发生低氧血症和（或）高碳酸血症，可有缺氧和二氧化碳潴留的临床表现。

2. 自发性气胸

如有突然加重的呼吸困难，并伴有明显的发绀，患侧肺部叩诊为鼓音，听诊呼吸音减弱或消失，应考虑并发自发性气胸，通过 X 线检查可以确诊。

3. 慢性肺源性心脏病

由于 COPD 肺病变引起肺血管床减少及缺氧致肺动脉痉挛、血管重塑，导致肺动脉高压、右心室肥厚扩大，最终发生右心功能不全。

三、辅助检查

1. 肺功能检查

这是判断气流受限的主要客观指标，对 COPD 诊断、严重程度评价，判断疾病进展、预后及治疗反应等有重要意义。吸入支气管舒张药后第一秒用力呼气容积占用力肺活量百分比（FEV_1/FVC）<70% 及 FEV_1 <80%预计值者，可确定为不能完全可逆的气流受限。肺总量（TLC）、功能残气量（FRC）和残气量（RV）增高，肺活量（VC）减低，表明肺过度充气，有参考价值。由于 TLC 增加不及 RV 增高程度明显，故 RV/TLC 增高大于 40% 有临床意义。

2. 胸部影像学检查

X 线胸片改变对 COPD 诊断特异性不高，早期可无变化，以后可出现肺纹理增粗、紊乱等非特异性改变，也可出现肺气肿改变。高分辨率胸部 CT 检查对有疑问病例的鉴别诊断有一定意义。

3. 动脉血气分析

对确定发生低氧血症、高碳酸血症、酸碱平衡失调以及判断呼吸衰竭的类型有重要价值。

4. 其他

COPD 合并细菌感染时，外周血白细胞增高，核左移。痰培养可能查出病原菌，常见病原菌为肺炎链球菌、流感嗜血杆菌、卡他莫拉菌、肺炎克雷伯杆菌等。

四、诊断

1. 诊断依据

主要根据吸烟等高危因素史、临床症状、体征及肺功能检查等综合分析确定诊断。不完全可逆的气流受限是 COPD 诊断的必备条件。

2. 临床分级

根据 FEV_1/FVC、FEV_1% 预计值和症状可对 COPD 的严重程度做出分级（表3-1）。

表 3-1　COPD 的临床严重程度分级

分级	临床特征
Ⅰ级（轻度）	$FEV_1/FVC < 70\%$
	$FEV_1 \geq 80\%$ 预计值
	伴或不伴有慢性症状（咳嗽，咳痰）
Ⅱ级（中度）	$FEV_1/FVC < 70\%$
	$50\% \leq FEV_1 < 80\%$ 预计值
	常伴有慢性症状（咳嗽，咳痰，活动后呼吸困难）
Ⅲ级（重度）	$FEV_1/FVC < 70\%$
	30% 预计值 $\leq FEV_1 < 50\%$ 预计值
	多伴有慢性症状（咳嗽，咳痰，呼吸困难），反复出现急性加重
Ⅳ级（极重度）	$FEV_1/FVC < 70\%$
	$FEV_1 < 30\%$ 预计值或 $FEV_1 < 50\%$ 预计值
	伴慢性呼吸衰竭，可合并肺心病及右心功能不全或衰竭

3. COPD 病程分期

（1）急性加重期：指在慢性阻塞性肺疾病过程中，短期内咳嗽、咳痰、气短和（或）喘息加重，痰量增多，呈脓性或黏液脓性，可伴发热等症状。

（2）稳定期：指患者咳嗽、咳痰、气短等症状稳定或较轻。

五、治疗

（一）稳定期治疗

1. 祛除病因

教育和劝导患者戒烟；因职业或环境粉尘、刺激性气体所致者，应脱离污染环境。接种流感疫苗和肺炎疫苗可预防流感和呼吸道细菌感染，避免它们引发的急性加重。

2. 药物治疗

主要是支气管舒张药，如 β_2 肾上腺素受体激动药、抗胆碱能药、茶碱类和祛痰药、糖皮质激素，以平喘、祛痰，改善呼吸困难症状，促进痰液排泄。某些中药具有调理机体状况的作用，可予以辨证施治。

3. 非药物治疗

（1）长期家庭氧疗（LTOT）：长期氧疗对 COPD 合并慢性呼吸衰竭患者的血流动力学、呼吸生理、运动耐力和精神状态产生有益影响，可改善患者生活质量，提高生存率。

（2）康复治疗：康复治疗适用于中度以上 COPD 患者。其中呼吸生理治疗包括正确咳嗽、排痰方法和缩唇呼吸等；肌肉训练包括全身性运动及呼吸肌锻炼，如步行、踏车、腹式呼吸锻炼等；科学的营养支持与加强健康教育也为康复治疗的重要方面。

（二）急性加重期治疗

最多见的急性加重原因是细菌或病毒感染。根据病情严重程度决定门诊或住院治疗。治疗原则为抗感染、平喘、祛痰、低流量持续吸氧。

六、护理措施

（一）气体交换受损相关护理

与呼吸道阻塞、呼吸面积减少引起通气和换气功能受损有关。

1. 休息与体位

保持病室内环境安静、舒适，温度 20～22 ℃，湿度 50%～60%。卧床休息，协助患者生活需要以减少氧耗。明显呼吸困难者抬高床头，协助身体前倾位，以利于辅助呼吸肌参与呼吸。

2. 病情观察

监测患者的血压、呼吸、脉搏、意识状态、血氧饱和度，观察患者咳嗽、咳痰情况，痰液的量、颜色及形状，呼吸困难有无进行性加重等。

3. 有效氧疗

COPD 氧疗一般主张低流量、低浓度持续吸氧。对患者加强正确的氧疗指导，避免出现氧浓度过高或过低而影响氧疗效果。氧疗装置定期更换、清洁、消毒。急性加重期发生低氧血症者可鼻导管吸氧，或通过文丘里面罩吸氧。鼻导管给氧时，吸入的氧浓度与给氧流量有关，估算公式为吸入氧浓度（%）= 21 + 4 × 氧流量（L/min）。一般吸入氧浓度为 28%～30%，应避免吸入氧浓度过高引起二氧化碳潴留。

4. 呼吸功能锻炼

在病情允许的情况下指导患者进行，以加强胸、膈呼吸肌肌力和耐力，改善呼吸功能。

（1）缩唇呼吸：目的是增加气道阻力，防止细支气管由于失去放射牵引和胸内高压引起的塌陷，以利于肺泡通气。方法：患者取端坐位，双手扶膝，舌尖放在下颌牙齿内底部，舌体略弓起靠近上颌硬腭、软腭交界处，以增加呼气时气流阻力，口唇缩成"吹口哨"的嘴形。吸气时闭嘴用鼻吸气，呼气时缩唇，慢慢轻轻呼出气体，吸气与呼气比为 1：2，慢慢呼气达到 1：4。吸气时默数 1、2，呼气时默数 1、2、3、4。缩唇口型大小以能使距嘴唇 15～20 cm 处蜡烛火焰随气流倾斜但不熄灭为度。呼气是腹式呼吸的组成部分，应配合腹式呼吸锻炼。每天 3～4 次，每次 15～30 分钟。

（2）腹式呼吸：目的为锻炼膈肌，增加肺活量，提高呼吸耐力。方法：根据病情采取合适体位，初学者以半卧位为宜。

1）仰卧位的腹式呼吸：让患者髋关节、膝关节轻度屈曲，全身处于舒适的体位。患者一手放在腹部上，另一只手放在上胸部，此时治疗师的手与患者的手重叠放置，进行缩唇呼吸。精神集中，让患者在吸气和呼气时感觉手的变化，吸气时治疗师发出指令让患者放置于腹部的手轻轻上抬，治疗师在呼气结束时，快速地徒手震动并对横膈进行伸张，以促进呼吸肌的收缩，此训练是呼吸系统物理治疗的基础，要对患者进行充分的指导，训练的时间每次 5～10 分钟，训练的效果随次数增加显现。训练时注意：①把握患者的呼吸节律，顺应患者的呼吸节律进行呼吸指导可避免加重患者呼吸困难程度；②开始时不要进行深呼吸，腹式呼吸不是腹式深呼吸，在开始时期指导患者进行集中精力的深呼吸，可加重患者的呼吸困难；腹式呼吸的指导应在肺活量 1/3～2/3 通气量的程度上进行练习，应理解腹式深呼吸是充分的腹式呼吸；③应了解横膈的活动，横膈在吸气时向下方运动，腹部上升，了解横膈的运动，容易理解腹式呼吸。

2）坐位的腹式呼吸：坐位腹式呼吸的基础是仰卧位的腹式呼吸。患者采用的体位是坐在床上或椅子上足跟着地，让患者的脊柱伸展并保持尽量前倾坐位。患者一手放在膝外侧支撑体重，另一手放在腹部。治疗师一手放在患者的颈部，触及斜角肌的收缩。另一手放在患者的腹部，感受横膈的收缩。这样能够发现患者突然出现的意外和不应出现的胸式呼吸。正确的腹式呼吸是吸气时横膈开始收缩，然后斜角肌等呼吸辅助肌使收缩扩大，呼气时吸气肌放松处于迟缓状态。

3）立位的腹式呼吸：患者用单手扶床栏或扶手支撑体重。上半身取前倾位。治疗师按照坐位的腹式呼吸指导法指导患者训练。

5. 用药护理

按医嘱给予支气管舒张气雾剂、抗生素等药物，并注意患者用药后的反应。应用氨茶碱后，患者在 21 日出现心率增快的症状，停用氨茶碱加用倍他乐克减慢心率治疗后好转。

（二）清理呼吸道相关护理

与呼吸道炎症、阻塞、痰液过多有关。

（1）减少尘埃与烟雾刺激，避免诱因，注意保暖。

（2）补充水分：饮水（保持每天饮水 1.5～2 L 以上）、雾化吸入（每日 2 次，每次 20 分钟）及静脉输液，有利于痰液的稀释而便于咳出。

（3）遵医嘱用药，口服及静滴沐舒坦祛痰，静滴氨茶碱扩张支气管。

（4）注意无菌操作，加强口腔护理。

（5）定时巡视病房，加强翻身、叩背、吸痰。指导患者进行深呼吸和有效的咳嗽咳痰，定期（每 2 小时）进行数次随意的深呼吸（腹式呼吸），吸气末屏气片刻，然后进行咳嗽；嘱患者经常变换体位以利于痰液咳出，保证呼吸道通畅，防止肺不张等并发症。

（三）焦虑相关护理

与日常活动时供氧不足、疲乏、经济支持不足有关。

（1）入院时给予热情接待，注意保持病室的整洁、安静，为患者创造一个舒适的居住环境。

（2）鼓励患者家属陪伴，给患者心理上带来慰藉和亲切感，消除患者的焦虑。

（3）随时了解患者的心理状况，多与其沟通，讲解本病有关知识及预后情况，使患者对疾病有一定的了解，说明不良情绪对病情有害无利，积极配合会取得良好的效果。

（4）加强巡视病房，在患者夜间无法入睡时适当给予镇静治疗。

（四）营养失调相关护理

营养低于机体需要量，与长期咳痰、呼吸困难致食欲下降或感染机体代谢加快有关。

（1）评估营养状况并了解营养失调原因，宣传饮食治疗的意义和原则。

（2）制定适宜的饮食计划，呼吸困难可使热量和蛋白质消耗增加，因此应制定高热量、高蛋白、高维生素的饮食计划，不能进食或输注过多的糖类，以免产生大量 CO_2，加重通气负担。改善患者进食环境，鼓励患者进食。少量多餐，进软食，细嚼慢咽，避免进食易产气食物。

（3）便秘者给予高纤维素食物和水果，有心衰或水肿者应限制水钠的摄入。

（4）必要时静脉补充营养。

七、健康教育

（1）COPD 的预防主要是避免发病的高危因素、急性加重的诱发因素以及增强机体免疫力。戒烟是预防 COPD 的重要措施，也是最简单易行的措施，在疾病的任何阶段戒烟都有益于防止 COPD 的发生和发展。

（2）控制职业和环境污染，减少有害气体或有害颗粒的吸入，可减轻气道和肺的异常炎症反应。

（3）积极防治婴幼儿和儿童期的呼吸系统感染，可能有助于减少以后 COPD 的发生。流感疫苗、肺炎链球菌疫苗、细菌溶解物、卡介菌多糖核酸等对防止 COPD 患者反复感染可能有益。

（4）指导患者呼吸功能锻炼，防寒保暖，锻炼身体，增强体质，提高机体免疫力。

（5）对于有 COPD 高危因素的人群，应定期进行肺功能监测，以尽可能早期发现 COPD 并及时予以干预。

（陈　丽）

第三节　呼吸衰竭

呼吸衰竭指各种原因引起的肺通气和（或）换气功能严重障碍，以致在静息状态下也不能维持足够的气体交换，导致低氧血症（伴或不伴）和高碳酸血症，进而引起一系列的病理生理改变和相应的临床表现的一种综合征。其临床表现缺乏特异性，明确诊断有赖于动脉血气分析：在海平面、静息状态、呼吸空气条件下，动脉血氧分压（$PaCO_2$）< 60 mmHg，伴或不伴二氧化碳分压（$PaCO_2$）> 50 mmHg，并排除心内解剖分流和原发于心排血量降低等致低氧因素，可诊断为呼吸衰竭。

一、病因

呼吸系统疾病如严重呼吸系统感染、急性呼吸道阻塞性病变、重度或危重哮喘、各种原因引起的急性肺水肿、肺血管疾病、胸廓外伤或手术损伤、自发性气胸和急剧增加的胸腔积液，导致通气和（或）换气功能障碍；急性颅内感染、颅脑外伤、脑血管病变（脑出血、脑梗死）等直接或间接抑制呼吸中枢；脊髓灰质炎、重症肌无力、有机磷中毒及颈椎外伤等可损伤神经—肌肉传导系统，引起通气不足。上述各种原因均可造成急性呼吸衰竭。

二、分类

1. 按动脉血气分析分类

（1）Ⅰ型呼吸衰竭：缺氧性呼吸衰竭，血气分析特点是 PaO_2 < 60 mmHg，$PaCO_2$ 降低或正常。主要见于肺换气功能障碍疾病。

（2）Ⅱ型呼吸衰竭：即高碳酸性呼吸衰竭，血气分析特点是 PaO_2 < 60 mmHg 同时伴有 $PaCO_2$ > 50 mmHg。系肺泡通气功能障碍所致。

2. 按发病急缓分类

（1）急性呼吸衰竭：是指呼吸功能原来正常，由于多种突发因素的发生或迅速发展，引起通气或换气功能严重损害，短时间内发生呼吸衰竭，因机体不能很快代偿，如不及时抢救，会危及患者生命。

（2）慢性呼吸衰竭：多见于慢性呼吸系统疾病，其呼吸功能损害逐渐加重，虽有缺 O_2，或伴 CO_2 潴留，但通过机体代偿适应，仍能从事个人生活活动，称为代偿性慢性呼吸衰竭。一旦并发呼吸道感染，或因其他原因增加呼吸生理负担所致代偿失调，出现严重缺氧、CO_2 潴留和酸中毒的临床表现，称为失代偿性慢性呼吸衰竭。

3. 按病理生理分类

（1）泵衰竭：由神经肌肉病变引起。

（2）肺衰竭：由气道、肺或胸膜病变引起。

三、发病机制

各种病因通过引起肺通气功能不足、弥散功能障碍、通气/血流比例失调、肺内动—静脉解剖分流增加和机体氧耗增加，使通气和（或）换气过程发生障碍，导致呼吸衰竭。

1. 肺通气功能不足

肺泡通气量减少，肺泡氧分压下降，二氧化碳分压上升。气道阻力增加、呼吸驱动力弱、无效腔气量增加均可导致通气功能不足。

2. 肺弥散功能障碍

见于呼吸膜增厚（如肺水肿、肺间质病变）和面积减少（如肺不张、肺实变），或肺毛细血管血量不足（肺气肿）及血液氧合速率减慢（贫血）等。

3. 通气/血流比例失调

（1）通气/血流＞正常：引起肺有效循环血量减少，造成无效通气。

（2）通气/血流＜正常：形成无效血流或分流样血流。

4. 肺内动—静脉解剖分流增加

由于肺部病变如肺泡萎陷、肺不张、肺水肿、肺炎实变均可引起肺动脉样分流增加，使静脉血没有接触肺泡气进行气体交换，直接进入肺静脉。

5. 机体氧耗增加

机体氧耗增加是加重缺氧的原因之一，发热、寒战、呼吸困难和抽搐均会增加氧耗量。

四、临床表现与诊断

（一）致病因素

询问患者或其家属是否有慢性呼吸系统疾病，如慢性阻塞性肺疾病、重症肺结核、肺间质纤维化等；是否有胸部损伤；是否有神经或肌肉等病变。

（二）临床表现

1. 呼吸困难

是最早、最突出的表现，表现为呼吸浅速，出现"三凹征"，并 CO_2 麻醉时，则出现浅慢呼吸或潮式呼吸。

2. 发绀

是缺氧的主要表现。当动脉血氧饱和度低于90％或氧分压＜50 mmHg 时，可在口唇、指甲、舌等处出现发绀。

3. 精神、神经症状

注意力不集中、定向障碍、烦躁、精神错乱，后期表现躁动、抽搐、昏迷。慢性缺氧多表现为智力和定向障碍。有 CO_2 潴留时常表现出兴奋状态，CO_2 潴留严重者可发生肺性脑病。

4. 血液循环系统症状

早期血压升高、心率加快，晚期血压下降，心率减慢、失常甚至心脏停搏。

5. 其他

严重呼吸衰竭对肝肾功能和消化系统都有影响，可有消化道出血，尿少，尿素氮升高，肌酐清除率下降，肾衰竭。

（三）辅助检查

1. 动脉血气分析

呼吸衰竭的诊断标准是在海平面、标准大气压、静息状态、呼吸空气条件下，动脉血氧分压（PaO_2）<60 mmHg，伴或不伴有二氧化碳分压（$PaCO_2$）>50 mmHg。单纯的 PaO_2 < 60 mmHg 为 I 型呼吸衰竭；若伴 $PaCO_2$ >50 mmHg，则为 II 型呼吸衰竭。

2. 肺功能检测

肺功能有助于判断原发疾病的种类和严重程度。

3. 肺部影像学检查

包括肺部 X 胸片、肺部 CT 等，有助于分析呼吸衰竭的原因。

五、治疗

1. 保持气道通畅

气道通畅是纠正缺氧和 CO_2 潴留的先决条件。

（1）清除呼吸道分泌物。

（2）缓解支气管痉挛：用支气管解痉药，必要时给予糖皮质激素以缓解支气管痉挛。

（3）建立人工气道：对于病情危重者，可采用经鼻或经口气管插管，或气管切开，建立人工气道，以方便吸痰和机械通气治疗。

2. 氧疗

急性呼吸衰竭患者应使 PaO_2 维持在接近正常范围；慢性缺氧患者吸入的氧浓度应使 PaO_2 在60 mmHg以上或 SaO_2 在90%以上；一般状态较差的患者应尽量使 PaO_2 在80 mmHg以上。常用的给氧法为鼻导管、鼻塞、面罩、气管内机械给氧。对缺氧不伴 CO_2 潴留的患者，应给予高浓度吸氧（>35%），宜将吸入氧浓度控制在50%以内。缺氧伴明显 CO_2 潴留的氧疗原则为低浓度（<35%）持续给氧。

3. 机械通气

呼吸衰竭时应用机械通气的目的是改善通气、改善换气和减少呼吸功耗，同时要尽量避免和减少发生呼吸机相关肺损伤。

4. 病因治疗

对病因不明确者，应积极寻找。病因一旦明确，即应开始针对性治疗。对于病因无特效治疗方法者，可针对发病的各个环节合理采取措施。

5. 一般处理

应积极预防和治疗感染，纠正酸碱失衡和电解质紊乱，加强液体管理，保持血细胞比容在一定水平，营养支持及合理预防并发症的发生。

六、护理目标

（1）患者的缺氧和 CO_2 潴留症状得以改善，呼吸型态得以纠正。

（2）患者在住院期间呼吸道通畅，没有因痰液阻塞而发生窒息。

（3）患者住院期间感染未加重。

（4）卧床期间皮肤完整，无压疮。

（5）患者能认识到增加营养的重要性并能接受医务人员的合理饮食建议。

（6）护士和患者能够应用图片、文字、手势等多种方式建立有效交流。

（7）可以和患者进行沟通，使患者焦虑、恐惧心理减轻。

七、护理措施

（一）生活护理

（1）提供安静、整洁、舒适的环境。

（2）给予高蛋白、高热量、含丰富维生素、易消化的饮食，少量多餐。

（3）控制探视人员，防止交叉感染。

（4）急性发作时，护理人员应保持镇静，减轻患者焦虑。缓解期患者可以适当活动，协助他们适应生活，根据身体情况，做到自我照顾和正常的社会活动。

（5）咳痰患者应加强口腔护理，保持口腔清洁。

（6）长期卧床患者预防压疮发生，及时更换体位及床单位，骨隆突部位予以按摩或以软枕垫起。

（二）治疗配合

1. 呼吸困难的护理

教会有效的咳嗽、咳痰方法，鼓励患者咳痰，每日饮水在 1 500～2 000 mL，给予雾化吸入。对年老体弱、咳痰费力的患者，采取翻身、叩背排痰的方法。对意识不清及咳痰无力的患者，可经口或经鼻吸痰。

2. 氧疗的护理

不同的呼吸衰竭类型，给予不同的吸氧方式和氧浓度。Ⅰ型呼吸衰竭者，应提高氧浓度，一般可给予高浓度的氧（>50%），使 PaO_2 在 60 mmHg 以上或 SaO_2 在 90% 以上；Ⅱ型呼吸衰竭者，以低浓度持续给氧为原则，或以血气分析结果调节氧流量。给氧方法可用鼻导管、鼻塞或面罩等给氧。应严密观察给氧效果，如果呼吸困难缓解，心率下降，发绀减轻，表示给氧有效，如若呼吸过缓，意识障碍加重，表示二氧化碳潴留加剧，应报告医师，并准备呼吸兴奋药和辅助呼吸等抢救物品。

3. 机械通气的护理

见急性呼吸窘迫综合征患者的护理。

4. 酸碱失衡和电解质紊乱的护理

呼吸性酸中毒为呼吸衰竭最基本和最常见的酸碱紊乱类型，以改善肺泡通气量为主。包括有效控制感染、祛痰平喘、合理用氧、正确使用呼吸兴奋药及机械通气来改善通气，促进二氧化碳排出。水和电解质紊乱以低钾、低钠、低氯最为常见。慢性呼吸衰竭因低盐饮食、水潴留、应用利尿药等造成低钠，应注意预防。

（三）病情观察

（1）注意观察呼吸频率、节律、深度的变化。

（2）评估意识状况及神经、精神症状，观察有无肺性脑病的表现。

（3）昏迷患者应评估瞳孔、肌张力、腱反射及病理反射。

（4）准确记录每小时出入量，尤其是尿量变化。合理安排输液速度。

（四）心理护理

呼吸衰竭患者由于病情严重及经济上困难往往容易产生焦虑、恐惧等消极心理，因此护理上应该重视患者心理情绪的变化，积极采用语言及非语言的方式跟患者进行沟通，了解患者的心理及需求，提供必要的帮助。同时加强与患者家属之间的沟通，使家属能适应患者疾病带来的压力，理解和支持患者，从而减轻患者的消极情绪，提高生命质量，延长生命时间。

八、健康教育

（1）讲解疾病的康复知识。

（2）鼓励患者进行呼吸运动锻炼，教会患者有效咳嗽、咳痰技术，如缩唇呼吸、腹式呼吸、体位引流、拍背等方法。

（3）遵医嘱正确用药，熟悉药物的用法、剂量和注意事项等。

（4）教会家庭氧疗的方法，告知注意事项。

（5）指导患者制定合理的活动与休息计划，教会其减少氧耗量的活动与休息方法。

（6）增强体质，避免各种引起呼吸衰竭的诱因：①鼓励患者进行耐寒锻炼和呼吸功能锻炼，如用冷水洗脸等，以提高呼吸道抗感染的能力；②指导患者合理安排膳食，加强营养，达到改善体质的目的；③避免吸入刺激性气体，劝告吸烟患者戒烟；④避免劳累、情绪激动等不良因素刺激；⑤嘱患者少去人群拥挤的地方，尽量避免与呼吸道感染者接触，减少感染的机会。

（陈　丽）

第四节　肺血栓栓塞症

肺栓塞（PE）是以各种栓子阻塞肺动脉系统为发病原因的一组疾病或临床综合征的总称，常见的栓子为血栓，少数为脂肪、羊水、空气等。肺血栓栓塞症（PTE）为来自静脉系统或右心的血栓阻塞肺动脉或其分支所致的疾病，主要临床特征为肺循环和呼吸功能障碍。PTE 为 PE 最常见的类型，通常所称的 PE 即指 PTE。

引起 PTE 的血栓主要来源于深静脉血栓形成（DVT）。DVT 与 PTE 实质上为一种疾病过程在不同部位、不同阶段的表现，两者合称为静脉血栓栓塞症（VTE）。

国外 PTE 发病率较高，病死率也高，未经治疗的 PTE 病死率为 25% ~ 30%，大面积 PTE 1 小时内死亡率高达 95%，是仅次于肿瘤和心血管病，威胁人类生命的第三大杀手。PTE-DVT 发病和临床表现隐匿、复杂，对 PTE-DVT 的漏诊率和误诊率普遍较高。虽然我国目前尚无准确的流行病学资料，但随着诊断意识和检查技术的提高，诊断例数已有显著增加。

一、病因与发病机制

1. 深静脉血栓形成引起肺栓塞

引起 PTE 的血栓可以来源于下腔静脉径路、上腔静脉径路或右心腔，其中大部分来源于下肢近端的深静脉，即腘静脉、股静脉、髂静脉。腓静脉血栓一般较细小，即使脱落也较少引起 PTE。只有当血栓发展到近端血管并脱落后，才易引起肺栓塞。任何可以导致静脉血液淤滞、静脉系统内皮损伤和血液高凝状态的因素均可引起深静脉血栓形成。深静脉血栓形成的高危因素如下。①获得性高危因素。高龄，肥胖，大于 4 天的长期卧床、制动，心脏疾病患者，如房颤合并心衰、动脉硬化等，手术，特别是膝关节、髋关节、恶性肿瘤手术，妊娠和分娩；②遗传性高危因素。凝血因子 V 因子突变引起的蛋白 C 缺乏、蛋白 S 缺乏和抗凝血酶缺乏等造成血液的高凝状态。患者年龄一般在 40 岁以下，常以无明显诱因反复发生 DVT 和 PTE 为主要临床表现。

2. 非深静脉血栓形成引起肺栓塞

全身静脉血回流至肺，故肺血管床极易暴露于各种阻塞和有害因素中，除上述深静脉血栓形成外，其他栓子也可引起肺栓塞，包括脂肪栓塞（如下肢长骨骨折）、羊水栓塞、空气栓塞、寄生虫栓塞、肿瘤的癌栓、毒品引起血管炎或继发血栓形成。

二、病理生理

肺动脉的血栓栓塞既可以是单一部位的，也可以是多部位的。病理检查发现多部位或双侧性的血栓栓塞更为常见。一般认为栓塞更易发生于右侧肺和下肺叶。发生栓塞后有可能在栓塞局部继发血栓形成，参与发病过程。PTE 所致病情的严重程度取决于栓子的性质及受累血管的大小和肺血管床阻塞的范围，栓子阻塞肺血管后释放的 5 - 羟色胺、组胺等介质引起的反应及患者原来的心肺功能状态。栓塞部位的肺血流减少，肺泡无效腔量增大，故 PTE 对呼吸的即刻影响是通气/血流比值增大。右心房压升高可引起功能性闭合的卵圆孔开放，产生心内右向左分流；神经体液因素可引起支气管痉挛；毛细血管通透性增高，间质和肺泡内液体增多或出血；栓塞部位肺泡表面活性物质分泌减少，肺泡萎陷，呼吸面积减小；肺顺应性下降，肺体积缩小并可出现肺不张；如累及胸膜，则可出现胸腔积液。以上因素导致通气/血流比例失调，出现低氧血症。

急性 PTE 造成肺动脉较广泛阻塞时，可引起肺动脉高压，出现急性肺源性心脏病，致右心功能不全，回心血量减少，静脉系统瘀血；右心扩大致室间隔左移，使左心室功能受损，导致心排出量下降，进而引起体循环低血压或休克；主动脉内低血压和右心房压升高，使冠状动脉灌注压下降，心肌血流减少，特别是心室内膜下心肌处于低灌注状态，加之 PTE 时心肌耗氧增加，可致心肌缺血，诱发心绞痛。

肺动脉发生栓塞后，若其支配区的肺组织因血流受阻或中断而发生坏死，称为肺梗死（PI）。由于肺组织接受肺动脉、支气管动脉和肺泡内气体弥散等多重氧供，PTE 中仅约不足 15% 发生 PI。

若急性 PTE 后肺动脉内血栓未完全溶解，或反复发生 PTE，则可能形成慢性血栓栓塞性肺动脉高压，继而出现慢性肺源性心脏病，右心代偿性肥厚和右心衰竭。

三、临床表现

（一）PTE 表现

1. 症状

常见症状如下。①不明原因的呼吸困难及气促，尤以活动后明显，为 PTE 最多见的症状；②胸痛，包括胸膜炎性胸痛或心绞痛样疼痛；③晕厥，可为 PTE 的唯一或首发症状；④烦躁不安、惊恐甚至濒死感；⑤咯血，常为小量咯血，大咯血少见；⑥咳嗽、心悸等。各病例可出现以上症状的不同组合，具有多样性和非特异性。临床上若同时出现呼吸困难、胸痛及咯血，称为 PTE "三联征"，但仅见于约 20% 的患者。大面积肺栓塞时可发生休克甚至猝死。

2. 体征

（1）呼吸系统体征：呼吸急促最常见，发绀，肺部有时可闻及哮鸣音和（或）细湿啰音，肺野偶可闻及血管杂音；合并肺不张和胸腔积液时出现相应的体征。

（2）循环系统体征：心率快，肺动脉瓣区第二心音（P2）亢进及收缩期杂音；三尖瓣反流性杂音；心包摩擦音或胸膜心包摩擦音；可有右心衰体征如颈静脉充盈、搏动，肝肿大伴压痛，肝颈反流征（＋）等。血压变化，严重时可出现血压下降甚至休克。

（3）其他：可伴发热，多为低热，少数患者有 38 ℃ 以上的发热。

（二）DVT 表现

主要表现为患肢肿胀、周径增粗、疼痛或压痛、皮肤色素沉着，行走后患肢易疲劳或肿胀加重。但需注意，半数以上的下肢 DVT 患者无自觉症状和明显体征。应测量双侧下肢的周径来评价其差别。进行大、小腿周径的测量点分别为髌骨上缘以上 15 cm 处，髌骨下缘以下 10 cm 处。双侧相差 >1 cm 即考虑有临床意义。

最有意义的体征是反映右心负荷增加的颈静脉充盈、搏动及 DVT 所致的患肢肿胀、压痛、僵硬、色素沉着及浅静脉曲张等，一侧大腿或小腿周径较对侧大 1 cm 即有诊断价值。

四、治疗

（一）急救措施

1. 一般处理

对高度疑诊或确诊 PTE 的患者，应进行重症监护，绝对卧床 1～2 周。剧烈胸痛者给予适当镇静、止痛对症治疗。

2. 呼吸循环支持，防治休克

（1）氧疗：采用经鼻导管或面罩吸氧，必要时气管插管行机械通气，以纠正低氧血症。避免做气管切开，以免溶栓或抗凝治疗引发局部大出血。

（2）循环支持：对于出现右心功能不全但血压正常者，可使用多巴酚丁胺和多巴胺；若出现血压下降，可增大剂量或使用其他血管加压药物，如去甲肾上腺素等。扩容治疗会加重右室扩大，减低心排出量，不建议使用。液体负荷量控制在 500 mL 以内。

（二）溶栓治疗

溶栓指征：大面积 PTE 有明显呼吸困难、胸痛、低氧血症等。对于次大面积 PTE，若无禁忌证可考虑溶栓，但存在争议。对于血压和右心室运动功能均正常的病例，不宜溶栓。溶栓的时间窗一般定为急性肺栓塞发病或复发 14 天以内。症状出现 48 小时内溶栓获益最大，溶栓治疗开始越早，治疗效果越好。

1. 绝对禁忌证

有活动性内出血和近期自发性颅内出血。

2. 相对禁忌证

2 周内的大手术、分娩、器官活检或不能压迫止血部位的血管穿刺；2 个月内的缺血性脑卒中；10 天内的胃肠道出血；15 天内的严重创伤；1 个月内的神经外科或眼科手术；难以控制的重度高血压（收缩压 > 180 mmHg，舒张压 > 110 mmHg）；近期曾行心肺复苏；血小板计数 $< 100 \times 10^9 / L$；妊娠；细菌性心内膜炎；严重肝、肾功能不全；糖尿病出血性视网膜病变等。对于致命性大面积 PTE，上述绝对禁忌证也应被视为相对禁忌证，文献提示低血压和缺氧即是 PTE 立即溶栓的指征。

3. 常用的溶栓药物

尿激酶（UK）、链激酶（SK）和重组组织型纤溶酶原激活剂（rtPA）。三者溶栓效果相仿，临床可根据条件选用。

（1）尿激酶：负荷量 4 400 IU/kg，静注 10 分钟，随后以 2 200 IU/（kg·h）持续静滴 12 小时。快速给药：按 2 万 IU/kg 剂量，持续静滴 2 小时。

（2）链激酶：负荷量 25 万 IU，静注 30 分钟，随后以 10 万 IU/h 持续静滴 24 小时。快速给药：150 万 IU，持续静滴 2 小时。链激酶具有抗原性，用药前需肌注苯海拉明或地塞米松，以防止过敏反应。链激酶 6 个月内不宜再次使用。

（3）rt-PA：推荐 rt-PA 50 mg 持续静注 2 小时为国人标准治疗方案。

使用尿激酶、链激酶溶栓时无需同时使用肝素治疗；但以 rt-PA 溶栓，当 rt-PA 注射结束后，应继续使用肝素。

（三）抗凝治疗

抗凝为 PTE 和 DVT 的基本治疗方法，可以有效防止血栓再形成和复发，为机体发挥自身的纤溶机制溶解血栓创造条件。抗凝药物主要有非口服抗凝剂普通肝素（UFH）、低分子肝素（LMWH）、口服抗凝剂华法林。抗血小板药物阿司匹林或氯吡格雷的抗凝作用不能满足 PTE 或 DVT 的抗凝要求，不推荐使用。

临床疑诊 PTE 时，即可开始使用 UFH 或 LMWH 进行有效的抗凝治疗。用尿激酶或链激酶溶栓治疗后，应每 2 ~ 4 小时测定一次凝血酶原时间（PT）或活化部分凝血活酶时间（APTT），当其水平降至正常值的 2 倍时，即给予抗凝治疗。

UFH 给药时需根据 APTT 调整剂量，尽快使 APTT 达到并维持于正常值的 1.5 ~ 2.5 倍。LMWH 具有与 UFH 相同的抗凝效果。可根据体重给药，且无须监测 APTT 和调整剂量。

UFH 或 LMWH 一般连用 5 ~ 10 天，直到临床情况平稳。使用肝素 1 ~ 3 天后加用口服抗凝剂华法林，初始剂量为 3.0 ~ 5.0 mg。当连续两天测定的国际标准化比率（INR）达到 2.5（2.0 ~ 3.0），或 P 延长至正常值的 1.5 ~ 2.5 倍时，停止使用肝素，单独口服华法林治疗。根据 INR 或 PT 调节华法林的剂量。一般口服华法林的疗程至少为 3 ~ 6 个月。对复发性 VTE、并发肺心病或危险因素长期存在者，抗凝治疗的时间应延长至 12 个月或以上，甚至终身抗凝。

（四）其他治疗

如肺动脉血栓摘除术、肺动脉导管碎解和抽吸血栓，仅适用于经积极的内科治疗无效的紧急情况或存在溶栓和抗凝治疗绝对禁忌证的患者。为防止下肢深静脉大块血栓再次脱落阻塞肺动脉，可考虑放置下腔静脉滤器。若阻塞部位处于手术可及的肺动脉近端，可考虑行肺动脉血栓内膜剥脱术。

五、护理措施

（一）一般护理

安置患者于监护室，监测呼吸、心率、血压、静脉压、心电图及动脉血气的变化。患者应绝对卧床休息，避免大幅度的动作及用手按揉下肢深静脉血栓形成处，翻身时动作要轻柔，以防止血栓脱落，栓塞其他部位。做好各项基础护理，预防并发症。进食清淡、易消化的高维生素类食物。保持大便通畅，避免用力，以免促进深静脉血栓脱落。大便干燥时可酌情给予通便药或做结肠灌洗。

（二）镇静、止痛、给氧

患者胸痛剧烈时遵医嘱给予镇静、止痛药，以减轻症状，缓解患者的紧张程度。保持呼吸道通畅，根据血气分析和临床情况合理给氧，改善缺氧症状。床旁备用气管插管用物及呼吸机，便于患者出现呼吸衰竭时立即进行机械通气治疗。

（三）病情观察

密切观察患者的神志、血压、呼吸、脉搏、体温、尿量和皮肤色泽等，注意有无胸痛、晕厥、咯血及休克等现象。正确留取各项标本，观察动脉血气分析和各项实验室检查结果如血小板计数、凝血酶原时间（PT）或活化部分凝血活酶时间（APTT）、血浆纤维蛋白含量、3P 试验等。

（四）心理护理

PTE 患者多有紧张、焦虑、悲观的情绪，应减少不必要的刺激，给予相应的护理措施，如护理人员守护在患者床旁，允许家属陪伴，解释病情，满足患者所需等。鼓励患者配合治疗，树立战胜疾病的信心和勇气。

（五）溶栓及抗凝护理

1. 用药前护理

（1）溶栓前宜留置外周静脉套管针，以方便溶栓中取血监测，避免反复穿刺血管。

（2）测定基础 APTT、PT 及血常规（含血小板计数、血红蛋白）等。

（3）评估是否存在禁忌证，如活动性出血、凝血功能障碍、未予控制的严重高血压等。

必要时应配血，做好输血准备。

2. 用药期间护理

（1）注意观察出血倾向。①溶栓治疗的主要并发症为出血，包括皮肤、黏膜及脏器的出血。最严重的是颅内出血，发生率约 1%~2%。在用药过程中，观察患者有无头痛、呕吐、意识障碍等情况；观察皮肤黏膜有无紫癜及穿刺点有无渗血；观察大小便的颜色，及时留取标本进行潜血检查；②肝素在使用的第 1 周每 1~2 天、第 2 周起每 3~4 天必须复查血小板计数一次，以发现肝素诱导的血小板减少症。若出现血小板迅速或持续降低达 30% 以上，或血小板计数 $< 100 \times 10^9/L$，应停用 UFH；③华法林在治疗的前几周，有可能引起血管性紫癜，导致皮肤坏死。华法林所致出血可以用维生素 K 拮抗。

（2）评估疗效：溶栓及抗凝后，根据医嘱定时采集血标本，对临床及相关辅助检查情况进行动态观察。

六、健康教育

PTE 的预防和早期识别极为重要，应做好本病的有关预防和发病表现的宣教。老年、体弱、久病卧床的患者，应注意加强腿部的活动，经常更换体位，抬高下肢，以减轻下肢血液的淤滞，预防下肢深静脉血栓形成。长途空中旅行、久坐或久站，或孕妇妊娠期内引起的下肢和脚部浮肿、下肢静脉曲张，可采取非药物预防方法，如穿充气加压袜、使用间歇充气加压泵，以促进下肢静脉回流。已经开始抗凝药物治疗的患者应坚持长期应用抗凝药物并告诉患者注意观察出血倾向。当出现不明原因的气急、胸痛、咯血等表现时，应及时到医院诊治。

（陈　丽）

第四章

心血管内科疾病的护理

第一节　慢性心力衰竭

心力衰竭是由于各种心脏疾病导致心功能不全的临床综合征。心力衰竭通常伴有肺循环和（或）体循环充血，故又称为充血性心力衰竭。

慢性心力衰竭是多数心血管疾病的终末阶段，也是主要的死亡原因。心力衰竭是一种复杂的临床综合征，特定的症状是呼吸困难和乏力，特定的体征是水肿，这些情况可造成器官功能障碍，影响生活质量。主要表现为心脏收缩功能障碍的主要指标是左心室射血分数下降，一般<40%；而心脏舒张功能障碍的患者左心室射血分数相对正常，通常心脏无明显扩大，但有心室充盈指标受损。

我国引起慢性心力衰竭的基础心脏病的构成比与过去有所不同，过去我国以风湿性心脏病为主，近10年来其所占比例趋于下降，而冠心病、高血压所占比例明显上升。

一、病因与诱因

1. 病因

各种原因引起的心肌、心瓣膜、心包或冠状动脉、大血管的结构损害，导致心脏容量负荷或压力负荷过重均可造成慢性心力衰竭。

冠心病、高血压、瓣膜病和扩张性心肌病是主要的病因；心肌炎、肾炎、先天性心脏病是较常见的病因；而心包疾病、贫血、甲状腺功能亢进与减退症、脚气病、心房黏液瘤、动脉—静脉瘘、心脏肿瘤和结缔组织病、高原病及少见的内分泌病等，是比较少见易被忽视的病因。

2. 诱因

（1）感染：感染是最主要的诱因，最常见的是呼吸道感染，其次是风湿热，在幼儿患者中风湿热则占首位。女性患者泌尿系统感染的诱发也常见，感染性心内膜炎、全身感染均是诱发因素。

（2）心律失常：特别是快速心律失常，如房颤等。

（3）生理、心理压力过大：如劳累过度、情绪激动、精神紧张。

（4）血容量增加：液体摄入过多过快，高钠饮食。

（5）妊娠与分娩。

（6）其他：大量失血、贫血，各种原因引起的水、电解质、酸碱平衡紊乱，某些药物应用不当等。

二、发病机制

慢性心力衰竭的发病机制很复杂，心脏功能大致经过代偿期和失代偿期。

1. 心力衰竭代偿期

心脏受损初始引起机体短期的适应性和代偿性反应，启动 Frank-Starling 机制，增加心脏的前负荷，使心回血量增加，心室舒张末容积增加，心室扩大，心肌收缩力增强，而维持心排血量的基本正常或相对正常。

机体的适应性和代偿性反应，激活交感神经体液系统，交感神经兴奋性增强，增强心肌收缩力并提高心率，以增加心排血量，但同时机体周围血管收缩，增加心脏后负荷，使心肌增厚，心率加快，心肌耗氧量加大。

心脏功能下降，心排血量降低、肾素—血管紧张素—醛固酮系统也被激活，代偿性增加血管阻力和潴留水、钠，以维持灌注压；交感神经兴奋性增加，同时激活神经内分泌细胞因子如心钠素、血管升压素、缓激肽等，参与调节血管舒缩，排钠利尿，对抗由于交感神经兴奋和肾素—血管紧张素—醛固酮系统激活造成的水钠潴留效应。在多因素作用下共同维持机体血压稳定，保证了重要脏器的灌注。

2. 心力衰竭失代偿期

长期、持续的交感神经和肾素—血管紧张素—醛固酮系统高兴奋性，多种内源性的神经激素和细胞因子的激活与失衡，又造成继发心肌损害，持续性心脏扩大、心肌肥厚，使心肌耗氧量增加，加重心肌损伤。神经内分泌系统活性不断增加，加重血流动力学紊乱，损伤心肌细胞，导致心排血量不足，出现心力衰竭症状。

3. 心室重构

所谓的心室重构，就是在心脏扩大、心肌肥厚的过程中，心肌细胞、胞外基质、胶原纤维网等均有相应变化，左心室结构、形态、容积和功能发生一系列变化。研究表明，心力衰竭发生发展的基本机制就是心室重构。由于基础病不同，进展情况不同和各种代偿机制的复杂作用，有些患者心脏扩大、肥厚已很明显，但临床可无心力衰竭表现。但如基础病病因不能去除，随着时间的推移，心室重构的病理变化，可自身不断发展，心力衰竭必然会出现。

从代偿到失代偿，除了因为代偿能力限度、代偿机制中的负面作用外，心肌细胞的能量供应和利用障碍，导致心肌细胞坏死、纤维化也是重要因素。

心肌细胞的减少使心肌收缩力下降，又因纤维化的增加使心室的顺应性下降，心室重构更趋明显，最终导致不可逆的心肌损害和心力衰竭。

三、临床表现

慢性心力衰竭早期可以无症状或仅出现心动过速、面色苍白、出汗、疲乏和活动耐力减低等。

（一）左侧心力衰竭

1. 症状

（1）呼吸困难：劳力性呼吸困难是最早出现的呼吸困难症状，因为体力活动会使回心血量增加，左心房压力升高，肺瘀血加重。开始仅剧烈活动或体力劳动后出现症状，休息后缓解，随肺瘀血加重，逐渐发展到更轻活动后甚至休息时，也出现呼吸困难。

夜间阵发性呼吸困难是左侧心力衰竭早期最典型的表现，又称为"心源性哮喘"。是由于平卧血液重新分布使肺血量增加，夜间迷走神经张力增加，小支气管收缩，膈肌位高，肺活量减少所致。典型表现是患者熟睡1~2小时，突然憋气而惊醒，被迫坐起，同时伴有咳嗽、咳泡沫痰和（或）哮鸣性呼吸音。多数患者端坐休息后可自行缓解，次日白天无异常感觉。严重者可持续发作，甚至发生急性肺水肿。

端坐呼吸多在病程晚期出现，是肺瘀血达到一定程度，平卧位回心血量增多、膈肌上抬，使呼吸更困难，必须采用高枕卧位、半卧位，甚至坐位，才可减轻呼吸困难。最严重的患者即使端坐床边，下肢下垂，上身前倾，仍不能缓解呼吸困难。

（2）咳嗽、咳痰、咯血：咳嗽、咳痰早期即可出现，是肺泡和支气管黏膜瘀血所致，多发生在夜间，直立或坐位症状减轻。咳白色浆液性泡沫样痰为其特点，偶见痰中带有血丝。如发生急性肺水肿，则咳大量粉红色泡沫痰。

（3）其他症状：如倦怠、乏力、心悸、头晕、失眠、嗜睡、烦躁等，重者可有少尿，是与心排血量低下，组织、器官灌注不足的相关表现。

2. 体征

（1）慢性左侧心力衰竭可有心脏扩大，心尖冲动向左下移位。心率加快、第一心音减弱、心尖区舒张期奔马律，最有诊断价值。部分患者可出现交替脉，是左侧心力衰竭的特征性体征。

（2）肺部可闻及湿啰音，急性肺水肿时可出现哮鸣音。

（二）右侧心力衰竭

1. 症状

主要表现为体循环静脉瘀血。消化道症状如食欲缺乏、恶心、呕吐、水肿、腹胀、肝区胀痛等为右侧心力衰竭的最常见症状。

劳力性呼吸困难也是右侧心力衰竭的常见症状。

2. 体征

（1）水肿：早期在身体的下垂部位和组织疏松部位出现凹陷性水肿，为对称性。重者可出现全身水肿，并伴有胸腔积液、腹水和阴囊水肿。胸腔积液是因体静脉压力增高所致，胸腔静脉有一部分回流到肺静脉，所以胸腔积液更多见于全心衰竭时，以双侧为多见。

（2）颈静脉征：颈静脉怒张是右侧心力衰竭的主要体征，其程度与静脉压升高的程度正相关；压迫患者的腹部或肝，回心血量增加而使颈静脉怒张更明显，称为肝颈静脉回流征阳性，肝颈静脉回流征阳性则更是具有特征性。

（3）肝肿大和压痛：可出现肝肿大和压痛；持续慢性右侧心力衰竭可发展为心源性肝硬化，晚期肝脏压痛不明显，但伴有黄疸、肝功能损害和腹水。

（4）发绀：发绀是由于供血不足，组织摄取血氧相对增加，静脉血氧降低所致。表现为面部毛细血管扩张、发绀、色素沉着。

（三）全心衰竭

右侧心力衰竭继发于左侧心力衰竭而形成全心衰竭，但右侧心力衰竭后，肺瘀血的临床表现减轻。扩张型心肌病等表现左、右心同时衰竭者，肺瘀血症状都不严重，左侧心力衰竭的表现主要是心排血量减少的相关症状和体征。

四、辅助检查

1. X 线检查

（1）心影的大小、形态可为病因诊断提供重要依据，根据心脏扩大的程度和动态改变，间接反映心功能状态。

（2）肺门血管影增强是早期肺静脉压增高的主要表现；肺动脉压力增高可见右下肺动脉增宽；肺间质水肿可使肺野模糊；Kerley B 线是在肺野外侧清晰可见的水平线状影，是肺小叶间隔内积液的表现，是慢性肺瘀血的特征性表现。

2. 超声心动图

超声心动图比 X 线检查更能准确地提供各心腔大小变化及心瓣膜结构情况。左心室射血分数（LVEF 值）可反映心脏收缩功能，正常左心室射血分数值 >50%，左心室射血分数值≤40% 为收缩期心力衰竭诊断标准。

多普勒超声是临床上最实用的判断心室舒张功能的方法，E 峰是心动周期的心室舒张早期心室充盈速度的最大值，A 峰是心室舒张末期心室充盈的最大值，正常人 E/A 的比值不小于 1.2，中青年应更大。

3. 有创性血流动力学检查

此检查常用于重症心力衰竭患者，可直接反映左心功能。

4. 放射性核素检查

帮助判断心室腔大小，反映左心室射血分数值和左心室最大充盈速率。

五、治疗

1. 病因治疗

（1）基本病因治疗：对有损心肌的疾病应早期进行有效治疗，如高血压、冠心病、糖尿病、代谢综合征等；心血管畸形、心瓣膜病力争在发生心脏衰竭之前进行介入或外科手术治疗；对于一些病因不明的疾病也应早期干预如原发性扩张型心肌病，以延缓心室重构。

（2）诱因治疗：积极消除诱因，最常见的诱因是感染，特别是呼吸道感染，积极应用有针对性的抗生素控制感染。心律失常特别是房颤是引起心脏衰竭的常见诱因，对于快速房颤要积极控制心室率，及时复律。纠正贫血、控制高血压等均可防止心力衰竭发生和（或）加重。

2. 一般治疗

减轻心脏负担，限制体力活动，避免劳累和精神紧张。低钠饮食，少食多餐，限制饮水量。给予持续氧气吸入，流量 2 ~ 4 L/min。

3. 利尿药

利尿药是治疗心力衰竭的常用药物，通过排钠排水减轻水肿、减轻心脏负荷、缓解瘀血症状。原则上应长期应用，但在水肿消失后应以最小剂量维持，如氢氯噻嗪 25 mg，隔日 1次。常用利尿药有排钾利尿药如氢氯噻嗪等；袢利尿药如呋塞米、布美他尼（丁脲胺）等；保钾利尿药如螺内酯、氨苯蝶啶等。排钾利尿药主要不良反应是可引起低血钾，应补充氯化钾或与保钾利尿药同用。噻嗪类利尿药可抑制尿酸排泄，引起高尿酸血症，大剂量长期应用可影响胆固醇及糖的代谢，应严密监测。

4. 肾素—血管紧张素—醛固酮系统抑制药

（1）血管紧张素转化酶（ACE）抑制药的应用：ACE抑制药扩张血管，改善瘀血症状，更重要的是降低心力衰竭患者代偿性神经—体液的不利影响，限制心肌、血管重构，维护心肌功能，推迟心力衰竭的进展，降低远期病死率。

（2）血管紧张素受体阻滞药（ARBBs）的应用：ARBBs阻断肾素—血管紧张素系统作用与ACE抑制药相同，但缺少对缓激肽降解抑制作用。当患者应用ACE抑制药出现干咳不能耐受，可应用ARBBs类药，常用ARBBs如坎地沙坦、氯沙坦、缬沙坦等。

ARBBs类药的用药注意事项、不良反应除干咳以外，其他均与ACE抑制药相同。

（3）醛固酮拮抗药的应用：研究证明螺内酯20 mg，每天1~2次小剂量应用，可以阻断醛固酮效应，延缓心肌、血管的重构，改善慢性心力衰竭的远期效果。

注意事项：中重度心力衰竭患者应用时，需注意血钾的监测；肾功能不全、血肌酐异常、高血钾及应用胰岛素的糖尿病患者不宜使用。

5. β受体阻滞药

β受体阻滞药可对抗交感神经激活，阻断交感神经激活后各种有害影响。临床应用其疗效常在用药后2~3个月才出现，但明显提高运动耐力，改善心力衰竭预后，降低病死率。

β受体阻滞药具有负性肌力作用，临床中应慎重应用，应用药物应从小剂量开始，如美托洛尔12.5 mg，每日1次；比索洛尔1.25 mg，每日1次；卡维地洛6.25 mg，每日1次，逐渐加量，适量维持。

注意事项：用药应在心力衰竭稳定、无体液潴留情况下，小剂量开始应用。

患有支气管痉挛性疾病、心动过缓、二度以上包括二度的房室传导阻滞患者禁用。

6. 正性肌力药物

是治疗心力衰竭的主要药物，适于治疗以收缩功能异常为特征的心力衰竭，尤其对心腔扩大引起的低心排血量心力衰竭，伴快速心律失常的患者效果最佳。

（1）洋地黄类药物：是临床最常用的强心药物，具有正性肌力和减慢心率作用，在增加心肌收缩力的同时，不增加心肌耗氧量。

（2）β受体兴奋药：临床通常短期应用治疗重症心力衰竭，常用静脉滴注多巴酚丁胺、多巴胺。适用于急性心肌梗死伴心力衰竭的患者；小剂量多巴胺2~5 μg/（kg·min）能扩张肾动脉，增加肾血流量和排钠利尿，从而用于充血性心力衰竭的治疗。

六、护理

（一）环境与心理护理

保持环境安静、舒适，空气流通；限制探视，减少精神刺激；注意患者情绪变化，做好心理护理，要求患者家属积极给予患者心理支持和治疗的协助，使患者心情放松、情绪稳定，减少机体耗氧量。

（二）休息与活动

一般心功能Ⅰ级：不限制一般的体力活动，但避免剧烈运动和重体力劳动。心功能Ⅱ

级：可适当进行轻体力工作和家务劳动，强调下午多休息。心功能Ⅲ级：日常生活可以自理或在他人协助下自理，严格限制一般的体力活动。心功能Ⅳ级：绝对卧床休息，生活需要他人照顾，可在床上做肢体被动运动和翻身，逐步过渡到坐床边或下床活动。当病情好转后，鼓励患者尽早做适量的活动，防止因长期卧床导致的静脉血栓、肺栓塞、便秘和压疮的发生。在活动中要监测有无呼吸困难、胸痛、心悸、疲劳等症状，如有不适应停止活动，并以此作为限制最大活动量的指征。

（三）病情观察

（1）观察水肿情况：注意观察水肿的消长情况，每日测量并记录体重，准确记录液体出入量。

（2）保持呼吸道通畅：监测患者呼吸困难的程度、发绀情况、肺部啰音的变化以及血气分析和血氧饱和度等变化，根据缺氧的轻重程度调节氧流量和吸氧方式。

（3）注意水、电解质变化及酸碱平衡情况：低钾血症可出现乏力、腹胀、心悸、心电图出现 u 波增高及心律失常，并可诱发洋地黄中毒。少数因肾功能减退，补钾过多而致高血钾，严重者可引起心搏骤停。低钠血症表现为乏力、食欲缺乏、恶心、呕吐、嗜睡等症状。如出现上述症状，要及时通报医师及时给予检查、纠正。

（四）保持排便通畅

患者常因精神因素使规律性排便活动受抑制，排便习惯改变，加之胃肠道瘀血、进食减少、卧床过久影响肠蠕动，易致便秘。应帮助患者训练床上排便习惯，同时饮食中增加膳食纤维，如发生便秘，应用小剂量缓泻药和润肠药，病情许可时扶患者坐起使用便器，并注意观察患者的心率、反应，以防发生意外。

（五）输液护理

根据患者液体出入情况及用药要求，控制输液量和速度，以防诱发急性肺水肿。

（六）饮食护理

给予高蛋白、高维生素的易消化清淡饮食，注意补充营养。少量多餐，避免过饱。限制水、钠摄入，每日食盐摄入量少于 5 g，服利尿药者可适当放宽。

（七）用药护理

1. 使用利尿药的护理

遵医嘱正确使用利尿药，并注意有关不良反应的观察和预防。监测血钾及有无乏力、腹胀、肠鸣音减弱等低钾血症的表现，同时多补充含钾丰富的食物，必要时遵医嘱补充钾盐。口服补钾宜在饭后或将水剂与果汁同饮；静脉补钾时每 500 mL 液体中氯化钾含量不宜超过 1.5 g。

应用保钾利尿药需注意有无胃肠道反应、嗜睡、乏力、皮疹、高血钾等不良反应。

利尿药的应用时间选择早晨或日间为宜，避免夜间排尿过频而影响患者休息。

2. 使用洋地黄类药物的护理

（1）给药要求：严格遵医嘱给药，发药前要测量患者脉搏 1 分钟，当脉搏 <60 次/分或节律不规则时，应暂停服药并通知医生。静脉给药时务必稀释后缓慢静脉注射，并同时监测心率、心律及心电图变化。

（2）遵守禁忌：注意不与奎尼丁、普罗帕酮（心律平）、维拉帕米（异搏定）、钙剂、胺碘酮等药物合用，以免降低洋地黄类药物肾排泄率，增加药物毒性。

（3）用药后观察：应严密观察患者用药后毒性反应，监测血清地高辛浓度。

（4）毒性反应的处理：立即停用洋地黄类药；停用排钾利尿药；积极补充钾盐；快速纠正心律失常，血钾低者快速补钾，不低的可应用利多卡因等治疗，但一般禁用电复律，防止发生室颤；对缓慢心律失常，可使用阿托品 0.5 ~ 1 mg 皮下注射或静脉注射治疗，一般不用安置临时起搏器。

3. 使用肾素—血管紧张素—醛固酮系统抑制药的护理

应用 ACE 抑制药时需预防直立性低血压、皮炎、蛋白尿、咳嗽、间质性肺炎等不良反应的发生。应用 ACE 抑制药和（或）ARBBs 期间要注意观察血压、血钾的变化，同时注意以小剂量开始，逐渐加量。

（八）并发症的预防与护理

1. 感染

室内空气流通，每日开窗通风 2 次，寒冷天气注意保暖，长期卧床者鼓励翻身，协助拍背，以防发生呼吸道感染和坠积性肺炎；加强口腔护理，以防发生由于药物治疗引起菌群失调导致的口腔黏膜感染。

2. 血栓形成

长期卧床和使用利尿药引起的血流动力学改变，下肢静脉易形成血栓。应鼓励患者在床上活动下肢和做下肢肌肉收缩运动，协助患者做下肢肌肉按摩。每天用温水浸泡足以加速血液循环，减少静脉血栓形成。当患者肢体远端出现局部肿胀时，提示有发生静脉血栓可能，应及早与医师联系。

3. 皮肤损伤

应保持床褥柔软、清洁、干燥，患者衣服柔软、宽松。对于长期卧床患者应加强皮肤护理，保持皮肤清洁、干燥，定时协助患者更换体位，按摩骨突出处，防止推、拉、扯强硬动作，以免皮肤完整性受损。如需使用热水袋取暖，水温不宜过高，40 ~ 50 ℃ 为宜，以免烫伤。

对于有阴囊水肿的男性患者可用托带支托阴囊，保持会阴部皮肤清洁、干燥；水肿局部有液体外渗情况，要防止继发感染；注意观察皮肤有无发红、破溃等压疮发生，一旦发生压疮要积极给予减少受压、预防感染、促进愈合的护理措施。

七、健康教育

1. 治疗病因，预防诱因

指导患者积极治疗原发心血管疾病，注意避免各种诱发心力衰竭的因素，如呼吸道感染、过度劳累和情绪激动、钠盐摄入过多、输液过多过快等。育龄妇女注意避孕，要在医师的指导下妊娠和分娩。

2. 饮食要求

饮食要清淡、易消化、富营养，避免饮食过饱，少食多餐。戒烟、酒，多食蔬菜、水果，防止便秘。

3. 合理安排活动与休息

根据心功能的情况，安排适当体力活动，以利于提高心脏储备力，提高活动耐力，同时也帮助改善心理状态和生活质量。但避免重体力劳动，建议患者进行散步、练气功、打太极拳等运动，掌握活动量，以不出现心悸、气促为度，保证充分睡眠。

4. 服药要求

指导患者遵照医嘱按时服药，不要随意增减药物，帮助患者认识所服药物的注意事项，如出现不良反应及时就医。

5. 坚持诊治

慢性心力衰竭治疗过程是终身治疗，应叮嘱患者定期门诊复诊，防止病情发展。

6. 患者家属教育

帮助患者家属认识疾病和目前治疗方法、帮助患者的护理措施和心理支持的技巧，教育其要给予患者积极心理支持和生活帮助，使患者树立战胜疾病信心，保持情绪稳定。

（郭庆平）

第二节　急性心力衰竭

急性心力衰竭是指心肌遭受急性损害或心脏负荷突然增加，使心排血量急剧下降，导致组织灌注不足和急性瘀血的综合征。以急性左侧心力衰竭最常见，多表现为急性肺水肿或心源性休克。

一、病因与发病机制

急性广泛心肌梗死、高血压急症、严重心律失常、输液过多过快等原因，使心脏收缩力突然严重减弱，心排血量急剧减少或左心室瓣膜性急性反流，左心室舒张末压迅速升高，肺静脉回流不畅，导致肺静脉压快速升高，肺毛细血管压随之升高，使血管内液体渗入到肺间质和肺泡内，形成急性肺水肿。

二、临床表现

突发严重呼吸困难为特征性表现，呼吸频率达 30~40 次/分，患者被迫采取坐位，两腿下垂，双臂支撑以助呼吸，极度烦躁不安，大汗淋漓，口唇发绀，面色苍白。同时频繁咳嗽，咳大量粉红色泡沫痰。病情极重者可以出现意识模糊。

早期血压可以升高，随病情不缓解血压可降低直至休克；听诊可见心音较弱，心率增快，心尖部可闻及舒张期奔马律；两肺满布湿啰音和哮鸣音。

三、治疗

1. 体位

置患者于两腿下垂坐位或半卧位。

2. 吸氧

吸入高流量（6~8 L/min）氧气，加入 30%~50% 乙醇湿化。病情严重患者可采用呼吸机持续加压面罩吸氧或双水平气道加压吸氧，以增加肺泡内的压力，促进气体交换，对抗组织液向肺泡内渗透。

3. 镇静

吗啡 3～10 mg 皮下注射或静脉注射，必要时每 15 分钟重复 1 次，可重复 2～3 次。老年患者须酌情减量或肌内注射。伴颅内出血、神志障碍、慢性肺部疾病时禁用。

4. 快速利尿

呋塞米 20～40 mg 静脉注射，在 2 分钟内推注完，每 4 小时可重复 1 次。呋塞米不仅有利尿作用，还有静脉扩张作用，利于肺水肿的缓解。

5. 使用血管扩张药

血管扩张药应用过程中，要严密监测血压，用量要根据血压进行调整，收缩压一般维持在100 mmHg左右，对原有高血压的患者血压降低幅度不超过 80 mmHg 为度。

6. 使用洋地黄类药物

可应用毛花苷 C 0.4～0.8 mg 缓慢静脉注射，2 小时后可酌情再给 0.2～0.4 mg。近期使用过洋地黄类药物的患者，应注意洋地黄中毒。对于急性心肌梗死在 24 小时内不宜使用，重度二尖瓣狭窄患者禁用。

7. 平喘

氨茶碱可以解除支气管痉挛，并有一定的正性肌力及扩血管利尿作用。氨茶碱 0.25 mg 加入100 mL液体内静脉滴注，但应警惕氨茶碱过量，肝肾功能减退患者、老年人应减量。

四、护理

（一）保证休息

立即协助患者取半卧位或坐位休息，双腿下垂，以减少回心血量，减轻心脏前负荷。注意加强皮肤护理，防止因被迫体位而发生皮肤损伤。

（二）吸氧

一般吸氧流量为 6～8 L/min，加入 30%～50% 乙醇湿化，使肺泡内的泡沫表面张力降低破裂，增加气体交换的面积，改善通气。要观察呼吸情况，随时评估呼吸困难改善的程度。

（三）饮食

给予高营养、高热量、少盐、易消化清淡饮食，少量多餐，避免食用产气食物。

（四）病情观察

1. 病情早期观察

注意早期心力衰竭表现，一旦出现劳力性呼吸困难或夜间阵发性呼吸困难，心率增快、失眠、烦躁、尿量减少等症状，应及时与医师联系，并加强观察。如迅速发生极度烦躁不安、大汗淋漓、口唇发绀等表现，同时胸闷、咳嗽、呼吸困难、发绀、咳大量白色或粉红色泡沫痰，应警惕急性肺水肿发生，立即配合抢救。

2. 保持呼吸道通畅

严密观察患者呼吸频率、深度，观察患者的咳嗽情况，痰液的性质和量，协助患者咳嗽、排痰，保持呼吸道通畅。

3. 防止心源性休克

观察患者意识、精神状态，观察患者血压、心率的变化及皮肤颜色、温度变化。

4. 防止病情发展

观察肺部啰音的变化，监测血气分析结果。控制静脉输液速度，一般为每分钟 20～30 滴。准确记录液体出入量。

5. 心理护理

患者常伴有濒死感，焦虑和恐惧，应加强床旁监护，给予安慰及心理支持，以增加战胜疾病信心。医护人员抢救时要保持镇静，表现出忙而不乱，操作熟练，以增加患者的信任和安全感。避免在患者面前议论病情，以免引起误会，加剧患者的恐惧。必要时可留亲属陪伴患者。

6. 用药护理

应用吗啡时注意有无呼吸抑制、心动过缓；用利尿药要准确记录尿量，注意水、电解质和酸碱平衡情况；用血管扩张药要注意输液速度、监测血压变化；用硝普钠应现用现配，避光滴注，有条件者可用输液泵控制滴速；洋地黄制剂静脉使用时要稀释，推注速度宜缓慢，同时观察心电图变化。

（郭庆平）

第三节　原发性高血压

原发性高血压是以血压升高为主要临床表现，伴或不伴有多种血管危险因素的综合征，通常简称为高血压病。原发性高血压是临床最常见的心血管疾病之一，也是多种心、脑血管疾病的重要危险因素，长期高血压状态可影响重要脏器如心、脑、肾的结构与功能，最终导致这些器官的功能衰竭。原发性高血压应与继发性高血压相区别，后者约占5%，其血压升高只是某些疾病的临床表现之一，如能及时治疗原发病，血压可恢复正常。

一、流行病学

高血压患病率有地域、年龄、种族的差别，总体上发达国家高于发展中国家。我国流行病学调查显示，高血压患病率呈明显上升趋势，估计我国每年新增高血压患者1 000万。城市高于农村，北方高于南方。男、女患病率差别不大，女性更年期以前略低于男性，更年期以后高于男性，两性原发性高血压患病率均与年龄呈正比。近年来，我国高血压人群的知晓率、治疗率、控制率虽略有提高，但仍处于较低水平，尤其是城市与农村存在较大差别。

二、病因

原发性高血压为多因素疾病，是在一定的遗传易感性基础上，多种后天环境因素综合作用的结果。一般认为遗传因素占40%，环境因素约占60%。

1. 遗传因素

本病有较明显的家族聚集性，约60%高血压患者可询问到有高血压家族史。双亲均有高血压的正常血压子女，成年后发生高血压的比例增高。这些均提示本病是一种多基因遗传病，有遗传学基础或伴有遗传生化异常。

2. 环境因素

（1）饮食：人群中钠盐（氯化钠）摄入量与血压水平和高血压患病率呈正相关，而钾盐摄入量与血压水平呈负相关。高钠、低钾膳食是我国大多数高血压患者发病的主要危险因素。但改变钠盐摄入并不能影响所有患者的血压水平，摄盐过多导致血压升高主要见于对盐敏感的人群中。低钙、高蛋白质摄入、饮食中饱和脂肪酸或饱和脂肪酸与不饱和脂肪酸比值较高也属于升压饮食。吸烟、过量饮酒或长期少量饮酒也与血压水平线性相关。

（2）超重与肥胖：超重与肥胖是血压升高的另一重要危险因素。身体脂肪含量、体重指数（BMI）与血压水平呈正相关。BMI≥24 kg/m^2 者发生高血压的风险是正常体重指数者的 3~4 倍。身体脂肪的分布与高血压发生也相关，腹部脂肪聚集越多，血压水平就越高。腰围男性≥90 cm，女性≥85 cm，发生高血压的危险比正常腰围者大 4 倍以上。

（3）精神应激：人在长期精神紧张、压力、焦虑或长期环境噪声、视觉刺激下也可引起高血压，因此，城市脑力劳动者高血压患病率超过体力劳动者，从事精神紧张度高的职业和长期在噪声环境中工作者患高血压较多。

3. 其他因素

服用避孕药、阻塞性睡眠呼吸暂停综合征（SAHS）也与高血压的发生有关。口服避孕药引起的高血压一般为轻度，并且停药后可逆转。SAHS 患者 50% 有高血压。

三、发病机制

高血压的发病机制，即遗传与环境通过什么途径和环节升高血压，至今还没有一个完整统一的认识。高血压的血流动力学特征主要是总外周阻力相对或绝对增高。从总外周血管阻力增高出发，目前高血压的发病机制集中在以下 5 个环节。

1. 交感神经系统亢进

长期反复的精神应激使大脑皮质兴奋、抑制平衡的功能失调，导致交感神经系统活性亢进，血浆儿茶酚胺浓度升高，从而使小动脉收缩，周围血管阻力增强，血压上升。

2. 肾性水钠潴留

各种原因引起肾性水钠潴留，机体为避免心排血量增高使器官组织过度灌注，则通过血流自身调节机制使全身阻力小动脉收缩增强，而致总外周血管阻力和血压升高。也可能通过排钠激素分泌释放增加，例如内源性类洋地黄类物质，在排泄水钠同时使外周血管阻力增高。

3. 肾素—血管紧张素—醛固酮系统（RAAS）激活

肾脏球旁细胞分泌的肾素可激活肝脏合成的血管紧张素原（AGT）转变为血管紧张素 I（AT I），后者经过肺、肾等组织时在血管紧张素转换酶（ACE，又称激肽酶 II）的活化作用下转化成血管紧张素 II（AT II）。后者还可在酶的作用下转化成AT III。此外，脑、心脏、肾、肾上腺、动脉等多种器官组织可局部合成 AT II、醛固酮，成为组织 RAAS 系统。AT II 是 RAAS 的主要效应物质，它作用于血管紧张素 II 受体（AT1），使小动脉平滑肌收缩；可刺激肾上腺皮质球状带分泌醛固酮，引起水钠潴留；通过交感神经末梢突触前膜的正反馈使去甲肾上腺素分泌增加而升高血压。总之，RAAS 过度激活将导致高血压的发生。

4. 细胞膜离子转运异常

血管平滑肌细胞有许多特异性的离子通道、载体和酶，组成细胞膜离子转运系统，维持细胞内外钠、钾、钙离子浓度的动态平衡。遗传性或获得性细胞离子转运异常，可导致细胞内钠、钙离子浓度升高，膜电位降低，激活平滑肌细胞兴奋—收缩偶联，使血管收缩反应性增强和平滑肌细胞增生与肥大，血管阻力增高。

5. 胰岛素抵抗

大多数高血压患者空腹胰岛素水平增高，而糖耐量有不同程度降低，提示有胰岛素抵抗现象。胰岛素抵抗致血压升高的机制可能是胰岛素水平增高使：①肾小管对钠的重吸收增加；②增强交感神经活动；③使细胞内钠、钙浓度增加；④刺激血管壁增生肥厚。

四、临床表现

根据起病和病情进展的缓急及病程的长短，原发性高血压可分为两型：缓进型和急进型。前者又称良性高血压，绝大部分患者属于此型；后者又称恶性高血压，仅占原发性高血压的 1% ~5%。

（一）缓进型（或良性）高血压

1. 临床特点

缓进型高血压多在中年以后起病，有家族史者发病可较早。起病多数隐匿，病情发展慢，病程长。早期患者血压波动，血压时高时正常，在劳累、精神紧张、情绪波动时易有血压升高。休息、去除上述因素后，血压常可降至正常。随着病情的发展，血压可趋向持续性升高或波动幅度变小。患者的主观症状和血压升高的程度可不一致，约半数患者无明显症状，只是在体检或因其他疾病就医时才发现有高血压，少数患者则在发生心、脑、肾等器官并发症时才明确高血压的诊断。

2. 症状

早期患者由于血压波动幅度大，可有较多症状。而在长期高血压后即使在血压水平较高时也可无明显症状。因此，无论有无症状，都应定期检测患者的血压。

（1）神经、精神系统表现：头痛、头晕和头胀是高血压常见的神经系统症状，也可有头枕部或颈项扳紧感，高血压直接引起的头痛多发生在早晨，位于前额、枕部或颞部。经降压药物治疗后头痛可减轻。高血压引起的头晕可为暂时性或持续性，伴有眩晕者较少，与内耳迷路血管障碍有关，经降压药物治疗后症状可减轻。但要注意有时血压下降得过快过多也可引起头晕。部分患者有乏力、失眠、工作能力下降等。

（2）靶器官受损的并发症。

1）脑血管病：包括缺血性脑梗死、脑出血。

2）心脏病变：出现高血压性心脏病（左心室肥厚、扩张）、冠心病、心力衰竭。

3）肾脏病变：长期高血压致肾小动脉硬化，肾功能减退，称为高血压肾病，晚期出现肾功能衰竭。

4）其他：主动脉夹层、眼底损害。

3. 体征

听诊可闻及主动脉瓣区第二心音亢进、主动脉瓣区收缩期杂音（主动脉扩张致相对主动脉瓣狭窄）。长期高血压可有左心室肥厚，体检心界向左下扩大。左心室扩大致相对二尖瓣关闭不全时心尖区可闻及杂音及第四心音。

（二）急进型（或恶性）高血压

此型多见于年轻人，起病急骤，进展迅速，典型表现为血压显著升高，舒张压持续≥130 mmHg。头痛且较剧烈、头晕、视物模糊、心悸、气促等。肾损害最为突出，有持续蛋白尿、血尿与管型尿。眼底检查有出血、渗出和视神经乳头水肿。如不及时有效降压治疗，预后很差，常死于肾衰竭，少数因脑卒中或心力衰竭死亡。

（三）高血压危象

因紧张、疲劳、寒冷、嗜铬细胞瘤发作、突然停服降压药等诱因，全身小动脉发生暂时性强烈痉挛，周围血管阻力明显增加，血压急剧上升，累及靶器官缺血而产生一系列急诊临床症状，称为高血压危象。在高血压早期与晚期均可发生。临床表现血压显著升高，以收缩压突然升高为主，舒张压也可升高。心率增快，可大于 110 次/分。患者出现头痛、烦躁、多汗、尿频、眩晕、耳鸣、恶心、呕吐、心悸、气急及视物模糊等症状。每次发作历时短暂，持续几分钟至数小时，偶可达数日，祛除诱因或及时降压，症状可逆转，但易复发。

（四）高血压脑病

产生的机制可能是由于过高的血压突破了脑血流自动调节范围，导致脑部小动脉由收缩转为被动性扩张，脑组织血流灌注过多引起脑水肿。临床表现除血压升高外，有脑水肿和颅内压升高表现，表现为弥漫性剧烈头痛、呕吐、继而烦躁不安、视物模糊、黑蒙、心动过缓、嗜睡甚至昏迷。如发生局限性脑实质损害，可出现定位体征，如失语，偏瘫和病理反射等。眼底检查视神经盘水肿、渗出和出血。颅部 CT 检查无出血灶或梗死灶。经积极降压治疗后临床症状和体征消失，一般不会遗留脑损害的后遗症。

五、辅助检查

1. 实验室检查

检查血常规、尿常规、肾功能、血糖、血脂分析、血尿酸等，可发现高血压对靶器官损害情况。

2. 心电图检查

可见左心室肥大、劳损。

3. X 线检查

可见主动脉弓迂曲延长，左室增大，出现心力衰竭时肺野可有相应的变化。

4. 超声心动图检查

了解心室壁厚度、心腔大小、心脏收缩和舒张功能、瓣膜情况等。

5. 眼底检查

有助于对高血压严重程度的了解，目前采用 Keith-Wagener 分级法，其分级标准如下。Ⅰ级：视网膜动脉变细，反光增强；Ⅱ级：视网膜动脉狭窄，动静脉交叉压迫；Ⅲ级：眼底出血或棉絮状渗出；Ⅳ级：视神经盘水肿。

6. 24 小时动态血压监测

有助于判断高血压的严重程度，了解血压变异性和血压昼夜节律；指导降压治疗和评价降压药物疗效。

六、诊断

主要依据诊室血压，采用经核准的水银柱或电子血压计，测量安静休息坐位时上臂肱动脉部位血压。在未使用降压药的情况下，非同日（一般间隔 2 周）3 次测量血压，收缩压≥140 mmHg 和（或）舒张压≥90 mmHg 即诊断为高血压。收缩压≥140 mmHg 和舒张压 <90 mmHg 为单纯收缩期高血压。患者既往有高血压病史，目前正在使用降压药，血压虽然低于 140/90 mmHg，也诊断为高血压。

七、治疗

1. 治疗目的

高血压治疗的最终目的是降低高血压水平，减少高血压患者心、脑血管病的发病率和死亡率。

2. 血压控制目标

采取综合治疗措施（干预患者存在的危险因素或并存的临床情况），将血压降到患者能耐受的水平，目前主张一般高血压患者血压控制目标值至 140/90 mmHg 以下，血压达标时间 4～12 周。65 岁或以上的老年人单纯收缩期高血压的降压目标水平是收缩压（SBP）140～150 mmHg，舒张压（DBP）<90 mmHg 但不低于 65～70 mmHg。老年人对药物耐受性差，血压达标时间可适当延长。伴有糖尿病、慢性肾脏病、病情稳定的冠心病或脑血管疾病的高血压患者，治疗更应个体化，一般血压控制目标值 <130/80 mmHg。

3. 治疗内容

包括非药物治疗和药物治疗两大类。

（1）非药物治疗：即改变不良的生活方式，是治疗高血压的首要和基本措施，对全部高血压病患者均适用。

（2）药物治疗：凡高血压 2 级或以上患者；高血压合并糖尿病，或者已有心、脑、肾靶器官损害和并发症的患者；血压持续升高 6 个月以上，非药物治疗手段仍不能有效控制血压者，必须使用降压药物治疗。

（3）高血压急症的治疗：高血压急症是指短时期内（数小时或数天）血压急骤升高，收缩压 >200 mmHg 和（或）舒张压 >130 mmHg，同时伴有心、脑、肾、视网膜等重要的靶器官功能损害的一种严重危及生命的临床综合征，其发生率占高血压患者的 5% 左右。

1）一般处理：见高血压急症的护理措施相关内容。

2）迅速降压：静脉给予适宜有效的降压药物，并加强血压监测。

3）控制性降压：短时间血压骤降，可能造成重要器官的血流灌注明显减少，应采取逐步控制性降压的方式，即开始的 24 小时内血压降低 20%～25%，再将血压逐步降到适宜水平，48 小时内血压不低于 160/100 mmHg。

4）降压药物选择。①硝普钠：首选药物，适用于大多数高血压急症。为动脉和静脉扩张剂，可即刻起效，静滴停止后作用持续时间 1～2 分钟。剂量 0.25～10 μg/（kg·min）。②其他：硝酸甘油、尼卡地平、地尔硫䓬、拉贝洛尔、乌拉地尔、肼屈嗪、酚妥拉明可根据病情选择使用。

5）降低颅内压：有高血压脑病时宜给予脱水剂，如甘露醇；或选择快速利尿剂如呋塞米静注。

6）镇静止痉：伴烦躁、抽搐者应用地西泮、巴比妥类药物肌内注射或水合氯醛灌肠。

八、护理措施

（一）休息与活动

高血压初期可不限制一般的体力活动，但应避免重体力劳动，保证充足的睡眠。血压较高、症状频繁或有并发症的患者应多卧床休息，避免体力或脑力过度兴奋。

（二）病情观察

观察患者头痛情况，如疼痛程度、持续时间，是否伴有头晕、耳鸣、恶心、呕吐等症状。一旦发现血压急剧升高、剧烈头痛、呕吐、大汗、视物模糊、面色及神志改变、肢体运动障碍等症状，立即通知医生。

（三）对症护理

1. 头痛

及时进行头痛原因解释，指导使用放松方法，如听柔和音乐法、缓慢呼吸法等。协助患者卧床休息，抬高床头，改变体位的动作应缓慢。保持病室安静，减少声光刺激，限制探视人员。遵医嘱使用降压药，并半小时后监测血压。症状缓解后告知患者平时避免劳累、情绪激动、精神紧张、环境嘈杂等不良因素；教会患者及其家属采取肩颈部按摩及放松等技巧，以改善头痛。

2. 视物模糊

保证患者安全，应清除活动范围内的障碍物，保持地面干燥、室内光线良好。外出时有人陪伴。

3. 直立性低血压

又称直立性低血压，是由于体位的改变，如从平卧位突然转为直立位，或长时间站立发生的脑供血不足引起的低血压。通常认为，在改变体位为直立位的 3 分钟内，收缩压下降 >20 mmHg 或舒张压下降 >10 mmHg，同时伴有肢软乏力、头晕目眩、站立不稳、视物模糊、心悸、出汗、恶心、呕吐等，即为直立性低血压。护理措施如下。①告知患者直立性低血压的表现。应特别注意联合用药、服首剂药物或加量时容易发生的直立性低血压，服药后不要突然站起，最好静卧 1 ~ 2 小时再缓慢起床活动。②指导患者预防直立性低血压的方法。避免长时间站立，尤其在服药后最初几个小时；改变姿势，特别是从卧、坐位起立时，动作宜缓慢；服药时间可选在平静休息时，服药后继续休息片刻再活动；如有睡前服药，夜间起床排尿时应注意直立性低血压的发生；大量出汗、热水浴或蒸汽浴、饮酒等都是发生直立性低血压的诱因，应该注意避免。③发生直立性低血压时可平卧并抬高下肢，以促进下肢血液回流。

4. 高血压急症

（1）患者绝对卧床休息，抬高床头，避免一切不良刺激和不必要的活动，协助生活护理。

（2）保持呼吸道通畅。有抽搐者用牙垫置于上下磨牙间防止舌咬伤；呕吐时头偏向一侧，以防止误吸；呼吸道分泌物较多但患者无法自行排出时，应及时用吸引器吸出。

（3）吸氧 4 ~ 5 L/min，连接床边心电监护仪，实时监测心电、血压、呼吸。

（4）安定患者情绪，必要时用镇静剂。

（5）迅速建立静脉通路，遵医嘱应用降压药物，尽早将血压降至安全范围。

（6）严密观察病情。定时观察并记录生命体征、神志、瞳孔、尿量，特别注意避免出现血压骤降；观察患者头痛、烦躁等症状有无减轻，有无肢体麻木、活动不灵、语言不清、嗜睡等情况。

（7）硝普钠使用注意事项：本药对光敏感，溶液稳定性较差，滴注溶液应现配现用并注意避光。新配溶液为淡棕色，如变为黯棕色、橙色或蓝色应弃去重新配制。溶液内不宜加入其他药品，应单独使用一条静脉通路，以微量泵控制注入滴速，若静脉滴注已达 10 μg/（kg·min），经 10 分钟降压仍不满意，应通知医生考虑停用本药，更换降压药。持续静脉滴注一般不超过 72 小时，以免发生氰化物中毒。

（四）用药护理

遵医嘱应用降压药物，测量血压的变化以判断疗效，观察药物不良反应。

九、健康教育

高血压病程很长，发展也不平衡，为了使患者血压控制在适当水平，应教育患者严格遵循自我护理计划，从而延缓或逆转高血压所造成的靶器官损害。具体如下。

（一）改变生活方式

合理膳食、限盐少脂、戒烟限酒；适量运动、控制体重；心理平衡。

1. 食物的选择建议以控制总热量为原则

（1）主食：提倡三餐中有两餐吃未精制的全谷类，如糙米饭、全麦面包、全麦馒头等。豆类和根茎淀粉类食物可搭配食用，如红豆粥、绿豆粥、地瓜、马铃薯等。少吃葡萄糖、果糖及蔗糖，这类糖属于单糖，易引起血脂升高。

（2）钠盐：尽量减少烹调用盐，建议使用可定量的盐勺，每日食盐量以不超过 6 g 为宜。减少味精、酱油等含钠盐的调味品。少食或不食含钠盐较高的加工食品，如各种腌制品或各类炒货。肾功能良好者可使用含钾的烹饪盐。

（3）蔬菜水果、奶类：可保证充足的钾、钙摄入。每天吃新鲜蔬菜、水果可预防便秘，以免用力排便使血压上升，诱发脑血管破裂。奶类以低脂或脱脂奶及乳制品为好，可单独饮用或搭配其他食物，如蔬菜、果汁食用。油菜、芹菜、蘑菇、木耳、虾皮、紫菜等食物含钙量较高，可适度选食。

（4）脂肪：烹调时选用植物油，如橄榄油、麻油、花生油、茶油等，动物油、奶油尽量不用。尽量不吃油炸食物，有条件者可吃深海鱼油，其含有较多的亚油酸，对增加微血管的弹性，防止血管破裂，防止高血压并发症有一定的作用。

（5）蛋白质：以豆制品、鱼、不带皮的家禽为主，少吃红肉（即家畜类）。鱼以外的海产品、动物内脏、蛋类胆固醇含量高，尽量避免食用或少食。

2. 控制体重

肥胖患者应降低体重，减少体内脂肪含量，可显著降低血压。最有效的减重措施是控制能量摄入和增加体力活动。减重的速度因人而异，体重以每周减重 0.5 ~ 1.0 kg 为宜。重度肥胖者还可在医生指导下选用减肥药降低体重。

3. 合理运动

根据年龄和血压水平选择适宜的运动方式，对中老年人应包括有氧、伸展及增强肌力 3 类运动，具体项目可选择步行、慢跑、太极拳、气功等。运动强度因人而异，常用的运动强度指标为运动时最大心率＝170－年龄，如 50 岁的人运动心率为 120 次／分钟，运动频率一般每周 3～5 次，每次持续 30～60 分钟。注意劳逸结合，运动强度、时间和频度以不出现不适反应为度，避免竞技性和力量型运动。

4. 心理平衡

情绪激动、精神紧张、精神创伤等可使交感神经兴奋，血压上升，故应指导患者减轻精神压力，保持心态平和。工作时保持轻松愉快的情绪，避免过度紧张，在工作 1 小时后最好休息 5～10 分钟，可做操、散步等调节自己的神经。心情郁闷时，要学会转移注意力，通过轻松愉快的方式来松弛自己的情绪。忌情绪激动、暴怒，防止发生脑出血。生活环境应安静，避免噪声刺激和引起精神过度兴奋的活动。

（二）自我病情监测

1. 定时测量血压

家庭测量血压多用上臂式全自动或半自动电子血压计，应教会患者及其家属正确的测量血压方法及测压时注意事项。家庭血压值一般低于诊室血压值，高血压的诊断标准为≥135/85 mmHg，与诊室血压的 140/90 mmHg 相对应。建议每天早晨和晚上测量血压，每次 2～3 遍，取平均值。血压控制平稳者，可每周测量 1 次。详细记录每次测量的日期、时间及血压读数，每次就诊携带记录，作为医生调整药量或选择用药的依据。对于精神高度焦虑的患者，不建议自测血压。

2. 测量血压时的注意事项

（1）血压计要定期检查，以保持其准确性，并应放置平稳，切勿倒置或震荡。

（2）应尽量做到四定，定时间、定部位、定体位、定血压计。

（3）对偏瘫患者，应在健侧手臂上测量。

（4）选择合适的测压环境，应在安静、温度适当的环境里休息 5～10 分钟后进行血压测量，避免在应激状态如膀胱充盈或吸烟、受寒、喝咖啡后测压。

（三）用药指导

1. 合理降压

尽量将血压降至目标血压水平，但应注意温和降压，而非越快越好。

2. 坚持服药

强调长期药物治疗的重要性，用降压药物使血压降至理想水平后，应继续服用维持量，以保持血压相对稳定，对无症状者更应强调。告知有关降压药物的名称、剂量、用法、作用及不良反应，并提供书面材料。

3. 遵医嘱服药

指导患者必须遵医嘱按时按量服药，不要随意增减药物、漏服或频繁更换降压药，更不能擅自突然停药，以免引起血压波动，诱发高血压危象。高血压伴有冠心病的患者若突然停用 β 受体阻滞药还可诱发心绞痛、心肌梗死。长期用药要注意药物不良反应的观察。

（四）定期复诊

根据患者的总危险分层及血压水平决定复诊时间。危险分层属低危或中危者，可安排患者每 1~3 个月随诊 1 次；若为高危者，则应至少每 1 个月随诊 1 次。

（郭庆平）

第四节　心绞痛

心绞痛临床分为稳定型心绞痛和不稳定型心绞痛。稳定型心绞痛是指在冠状动脉粥样硬化的基础上，由于心肌负荷增加，发生冠状动脉供血不足，导致心肌急剧暂时的缺血、缺氧所引起的临床综合征。

一、病因与发病机制

当冠状动脉的供血量与心肌需血量之间发生矛盾时，冠状动脉血流量不能满足心肌细胞代谢需要，造成心肌暂时的缺血、缺氧，心肌在缺血、缺氧情况下产生的代谢产物，刺激心脏内的传入神经末梢，颈$_{1~5}$胸交感神经节和相应的脊髓段，传入大脑，再与自主神经进入水平相同脊髓段的脊神经所分布的区域，即胸骨后、胸骨下段、上腹部、左肩、左臂前内侧与小指，产生疼痛感觉。由于心绞痛不是躯体神经传入，因此不能准确定位，常不是锐痛。

正常心肌耗氧的多少主要取决心肌张力、心肌收缩强度、心率，因此常用"心率×收缩压"，作为评估心肌耗氧的指标。心肌能量的产生需要心肌细胞将血液中大量的氧摄入，因此，当氧供需不增加的时候，就难以从血液中摄入更多的氧，只能增加冠状动脉的血流量提供。在正常情况下，冠状动脉血流量是随机体生理需要而变化，在剧烈体力活动、缺氧等情况时，冠状动脉就要扩张，使血流量增加，满足机体需要。

当冠状动脉粥样硬化所致的冠脉管腔狭窄和（或）部分分支闭塞时，冠状动脉扩张能力减弱，血流量减少，对心肌供血处于相对固定状态，一般休息状态可以无症状。当心脏负荷突然增加时，如劳累、情绪激动等，使心肌张力增加、心肌收缩力增加、心率增快，都可以引起心肌耗氧量增加，冠状动脉不能相应扩张以满足心肌需血量，引起心绞痛发作。另外如主动脉瓣膜病变、严重贫血、肥厚型心肌病等，由于血液携带氧的能力降低或是肥厚的心肌使心肌耗氧增加，或是心排血量过低/舒张压过低，均可造成心肌氧的供需失衡，心肌缺血、缺氧，引发心绞痛。各种原因引起冠状动脉痉挛，不能满足心肌需血量，也可引发心绞痛。

稳定型心绞痛常发生于劳累、激动的当时，典型心绞痛在相似的情况下可重复出现，但是同样的诱因情况，可以只是在早晨而不在下午出现心绞痛，提示与早晨交感神经兴奋性增高等昼夜节律变化有关。当发作的规律有变化或诱因强度降低仍诱发心绞痛发作，常提示患者发生不稳定型心绞痛。

二、临床表现

1. 症状

阵发性胸痛或心前区不适是典型的心绞痛特点。

（1）疼痛部位：疼痛见于胸骨体中上段、胸骨后，可波及心前区，甚至整个前胸，边界表达不清。可放射至左肩、左臂内侧，甚至可达左手环指和小指，也可向上放射至颈、咽部和下颌部，也可放射至上腹部甚至下腹部。

（2）疼痛性质：常为压迫感、发闷、紧缩感，也可为烧灼感，偶可伴有濒死、恐惧感。患者可因疼痛而被迫停止原来的活动，直至症状缓解。

（3）持续时间：1~5 分钟，一般不超过 15 分钟。

（4）缓解方式：休息或含服硝酸甘油后几分钟内缓解。

（5）发作频率：发作频率不固定，可数天或数周发作 1 次，也可 1 天内多次发作。

（6）诱发因素：有体力劳动、情绪激动、饱餐、寒冷、吸烟、休克等情况。

2. 体征

发作时可有心率增快，血压暂时升高。有时出现第四或第三心音奔马律。也可有心尖部暂时性收缩期杂音，出现交替脉。

三、辅助检查

1. 心电图检查

心电图检查是发现心肌缺血、诊断心绞痛最常用的检查方法。

（1）静息心电图检查：缓解期可无任何表现。心绞痛发作期特征性的心电图可见 ST 段压低 >0.1 mV，T 波低平或倒置，ST 段改变比 T 波改变更具有特异性。少部分患者发作时低平、倒置的 T 波变为直立，也可以诊断心肌缺血。T 波改变对于心肌缺血诊断的特异性不如 ST 段改变，但发作时的心电图与发作前的心电图进行比较有明显差别，而且发作之后心电图有所恢复，有时具有诊断意义。

部分患者发作时可出现各种心律失常，最常见的是左束支传导阻滞和左前分支传导阻滞。

（2）心电图负荷试验：心电图负荷试验是最常用的运动负荷试验。心绞痛患者在运动中出现典型心绞痛，心电图有 ST 段水平型或下斜型压低 ≥0.1 mV，持续 2 分钟即为运动负荷试验阳性。

2. 超声心动图检查

缓解期可无异常表现，心绞痛发作时可发现节段性室壁运动异常，可有一过性心室收缩、舒张功能障碍的表现。

超声心动图负荷试验是诊断冠心病的方法之一，敏感性和特异性高于心电图负荷试验，可以识别心肌缺血的范围和程度。

3. 放射性核素检查

^{201}TI（铊）静息和负荷心肌灌注显像，在静息状态可以见到心肌梗死后瘢痕部位的铊灌注缺损的显像。负荷心肌灌注显像是在运动诱发心肌缺血时，显示出冠状动脉供血不足而导致的灌注缺损。

4. 冠状动脉造影检查

冠状动脉造影目前是诊断冠心病的金标准。可发现冠状动脉系统病变的范围和程度，当管腔直径缩小 75% 以上时，将严重影响心肌供血。

四、治疗

心绞痛治疗的主要目的，一是预防心肌梗死及猝死，改善预后；二是减轻症状，提高生活质量。

1. 发作期治疗

（1）休息：发作时立刻休息，一般在停止活动后 3~5 分钟症状即可消失。

（2）应用硝酸酯类药物：硝酸酯类药物是最有效、作用最快终止心绞痛发作的药物，如舌下含化硝酸甘油 0.3~0.6 mg，1~2 分钟开始起效，作用持续 30 分钟左右，或舌下含化硝酸异山梨酯 5~10 mg，2~5 分钟起效，作用持续 2~3 小时。

2. 缓解期治疗

（1）去除诱因：尽量避免已确知的诱发因素，保持体力活动，调整活动量，避免过度劳累；保持平和心态，避免心情紧张、情绪激动；调整饮食结构，严禁烟酒，避免饱餐。

控制血压，将血压控制在 130/80 mmHg 以下；改善生活方式，控制体重；积极治疗糖尿病，控制糖化血红蛋白≤7%。

（2）应用硝酸酯制剂：硝酸酯制剂可以扩张容量血管，减少静脉回流，同时对动脉也有轻度扩张作用，降低心脏后负荷，进而降低心肌耗氧量。硝酸酯制剂可以扩张冠状动脉，增加心肌供血，改善需血氧与供血氧的矛盾，缓解心绞痛症状。

（3）应用β受体阻滞药：β受体阻滞药是冠心病二级预防的首选药，应终身服用。如普萘洛尔、阿替洛尔、美托洛尔等。使用剂量应个体化，在治疗过程中以清醒时静息心率不低于 50 次/分为宜。从小剂量开始，逐渐增加剂量，以达到缓解症状、改善预后目的。如果必须停药应逐渐减量，避免突然停药引起症状反跳，甚至诱发急性心肌梗死。对于心动过缓、房室传导阻滞患者不宜使用。慢性阻塞性肺疾病、支气管哮喘、心力衰竭、外周血管病患者均应慎用。

（4）应用钙离子拮抗药：钙离子拮抗药抑制心肌收缩，扩张周围血管，降低动脉压，降低心脏后负荷，减少心肌耗氧量。还可以扩张冠状动脉，缓解冠状动脉痉挛，改善心内膜下心肌供血。临床常用制剂有硝苯地平、地尔硫䓬等。

常见不良反应有胫前水肿、面色潮红、头痛、便秘、嗜睡、心动过缓、房室传导阻滞等。

（5）应用抑制血小板聚集药：冠状动脉内血栓形成是急性冠心病事件发生的主要特点，抑制血小板功能对于预防事件、降低心血管死亡具有重要意义。临床常用肠溶阿司匹林 75~150 mg/d，主要不良反应是胃肠道症状，严重程度与药物剂量有关，引发消化道出血的年发生率为 1‰~2‰。如有消化道症状及不能耐受、过敏、出血等情况，可应用氯吡格雷和质子泵抑制药如奥美拉唑，替代阿司匹林。

五、护理

（一）一般护理

发作时应立即休息，同时舌下含服硝酸甘油。缓解期可适当活动，避免剧烈运动，保持情绪稳定。秋、冬季外出应注意保暖。对吸烟患者应鼓励戒烟，以免加重心肌缺氧。

（二）病情观察

了解患者发生心绞痛的诱因，发作时疼痛的部位、性质、持续时间、缓解方式、伴随症状等。发作时应尽可能描记心电图，以明确心肌供血情况。如症状变化应警惕急性心肌梗死的发生。

（三）用药护理

应用硝酸甘油时，嘱咐患者舌下含服，或嚼碎后含服，应在舌下保留一些唾液，以利于药物迅速溶解而吸收。含药后应平卧，以防低血压的发生。服用硝酸酯类药物后常有头胀、面红、头晕、心悸等血管扩张的表现，一般持续用药数天后可自行好转。对于心绞痛发作频繁或含服硝酸甘油效果不好的患者，可静脉滴注硝酸甘油，但注意滴速，需监测血压、心率变化，以免造成血压降低。青光眼、低血压患者禁忌。

（四）饮食护理

给予低热量、低脂肪、低胆固醇、少糖、少盐、适量蛋白质、丰富的维生素饮食，宜少食多餐，不饮浓茶、咖啡，避免辛辣刺激性食物。

六、健康教育

1. 饮食指导

告诉患者宜摄入低热量、低动物脂肪、低胆固醇、少糖、少盐、适量蛋白质食物，饮食中应有适量的纤维素和丰富的维生素，宜少食多餐，不宜过饱，不饮浓茶、咖啡，避免辛辣刺激性食物。肥胖者控制体重。

2. 预防疼痛

寒冷可使冠状动脉收缩，加重心肌缺血，故冬季外出应注意保暖。告诉患者洗澡不要在饱餐或饥饿时进行，洗澡水温不要过冷或过热，时间不宜过长，不要锁门，以防意外。有吸烟习惯的患者应戒烟，因为吸烟产生的一氧化碳影响氧合，加重心肌缺氧，引发心绞痛。

3. 活动与休息

合理安排活动和休息缓解期可适当活动，但应避免剧烈运动（如快速登楼、追赶汽车），保持情绪稳定，避免过劳。

4. 定期复查

定期检查心电图、血脂、血糖情况，积极治疗高血压、控制血糖和血脂。如出现疼痛加重，用药效果不好，应到医院就诊。

5. 按医嘱服药

平时要随身携带保健药盒（内有保存在深色瓶中的硝酸甘油等药物）以备急用，并注意定期更换。学会自我监测药物的不良反应，自测脉率、血压，密切观察心率血压变化，如发现心动过缓应到医院调整药物。

（贾雪鹏）

第五节　急性心肌梗死

急性心肌梗死是在冠状动脉硬化的基础上，冠状动脉血供急剧减少或中断，使相应的心肌发生严重持久的缺血导致心肌坏死。临床表现为持久的胸前区疼痛、发热、血白细胞计数增多、血清心肌坏死标志物增多和心电图变化，还可发生心律失常、休克或心力衰竭三大并发症，也属于急性冠状动脉综合征的严重类型。

一、病因与发病机制

基本病因是冠状动脉粥样硬化，造成一支或多支血管狭窄，在侧支循环未建立时，使心肌供血不足。也有极少数患者以冠状动脉栓塞、炎症、畸形、痉挛和冠状动脉口阻塞为基本病因。

在冠状动脉严重狭窄的基础上，一旦心肌需血量猛增或冠状动脉血供锐减，使心肌缺血达20~30分钟或以上，即可发生急性心肌梗死。

研究证明，多数心肌梗死是由于粥样斑块破溃、出血、管腔内血栓形成，使管腔闭塞。还有部分患者是由于冠状动脉粥样斑块内或其下出血或血管持续痉挛，使冠状动脉完全闭塞。

促使粥样斑块破裂、出血、血栓形成的诱因有：①机体交感神经活动增高，应激反应性增强，心肌收缩力加强，心率加快，血压增高；②饱餐，特别在食用大量脂肪后，使血脂升高，血黏稠度增高；③剧烈活动、情绪过分紧张或过分激动、用力排便或血压突然升高，均可使左心室负荷加重；④脱水、出血、手术、休克或严重心律失常，可使心排血量减少，冠状动脉灌注减少。

急性心肌梗死发生并发症，均可使冠状动脉灌注量进一步降低，心肌坏死范围扩大。

二、临床表现

1. 先兆表现

50%以上的患者发病数日或数周前有胸闷、心悸、乏力、恶心、大汗、烦躁、血压波动、心律失常、心绞痛等前驱症状。以新发生的心绞痛，或原有心绞痛发作频繁且程度加重、持续时间长、服用硝酸甘油效果不好为常见。

2. 主要症状

（1）疼痛：为最早、最突出的症状，其性质和部位与心绞痛相似，但程度更剧烈，伴有烦躁、大汗、濒死感。一般无明显的诱因，疼痛可持续数小时或数天，经休息和含服硝酸甘油无效。少数患者症状不典型，疼痛可位于上腹部或颈背部，甚至无疼痛表现。

（2）全身症状：一般在发生疼痛24~48小时或以后，出现发热、心动过速。一般发热体温在38℃左右，多在1周内恢复正常。可有胃肠道症状如恶心、呕吐、上腹胀痛，重者可有呃逆。

（3）心律失常：75%~95%的患者发生心律失常，多发生于病后1~2天，前24小时内发生率最高，以室性心律失常最多见，如频发室性期前收缩，成对出现或呈短阵室性心动过速，常是室颤先兆。室颤是急性心肌梗死早期患者死亡的主要原因。

（4）心源性休克：疼痛时常见血压下降，如疼痛缓解时，收缩压 < 80 mmHg（10.7 kPa），同时伴有烦躁不安、面色苍白或发绀、皮肤湿冷、脉搏细速、尿量减少、反应迟钝，则为休克表现，约20%的患者常于心肌梗死后数小时至1周内发生。

（5）心力衰竭：约50%的患者在起病最初几天，疼痛或休克好转后，出现呼吸困难、咳嗽、发绀、烦躁等左侧心力衰竭的表现，重者可发生急性肺水肿，随后可出现颈静脉怒张、肝肿大、水肿等右侧心力衰竭的表现。右心室心肌梗死患者可发病开始即可出现右侧心力衰竭表现，同时伴有血压下降。

3. 体征

多数患者心率增快，但也有少数患者心率变慢，心尖部第一心音减低，出现第三、第四心音奔马律。有 10% ~20% 的患者在发病的 2~3 天，由于反应性纤维性心包炎，可出现心包摩擦音。可有各种心律失常。

除极早期血压可增高外，几乎所有患者血压下降，发病前高血压患者血压可降至正常，而且多数患者不再恢复至起病前血压水平。

可有与心律失常、休克、心力衰竭相关体征。

4. 其他并发症

乳头肌功能不全或断裂、心室壁瘤、栓塞、心脏破裂、心肌梗死后综合征等。

三、辅助检查

1. 心电图改变

（1）特征性改变：①面向坏死区的导联，出现宽而深的异常 Q 波；②在面向坏死区周围损伤区的导联，出现 ST 段抬高呈弓背向上；③在面向损伤区周围心肌缺氧区的导联，出现 T 波倒置；④在背向心肌梗死的导联则出现 R 波增高、ST 段压低、T 波直立并增高。

（2）动态性改变：起病数小时后 ST 段弓背向上抬高，与直立的 T 波连接成单向曲线；2 天内出现病理性 Q 波，R 波减低；数日后 ST 段恢复至基线水平，T 波低平、倒置或双向；数周后 T 波可倒置，病理性 Q 波永久遗留。

2. 实验室检查

（1）肌红蛋白：肌红蛋白敏感性高但特异性不高，起病后 2 小时内升高，12 小时内达到高峰，24~48小时恢复正常。

（2）肌钙蛋白：肌钙蛋白 I 或肌钙蛋白 T 起病后 3~4 小时升高。肌钙蛋白 I 11~24 小时达到高峰，7~10 天恢复正常。肌钙蛋白 T 24~48 小时达到高峰，10~14 天恢复正常。

这些心肌结构蛋白含量增加是诊断心肌梗死的敏感指标。

（3）血清心肌酶：出现肌酸激酶同工酶 CK-MB、磷酸肌酸激酶、门冬氨酸氨基转移酶、乳酸脱氢酶升高，其中磷酸肌酸激酶是出现最早、恢复最早的酶，肌酸激酶同工酶 CK-MB 诊断敏感性和特异性均极高，起病 4 小时内增高，16~24 小时达到高峰，3~4 天恢复正常。增高程度与梗死的范围呈正相关，其高峰出现时间是否提前有助于判断溶栓治疗是否成功。

（4）血细胞：发病 24~48 小时后白细胞升高（10~20）×10^9/L，中性粒细胞增多，嗜酸性粒细胞减少；红细胞沉降率增快；C 反应蛋白增高。

四、治疗

急性心肌梗死治疗原则是尽快恢复心肌血流灌注，挽救心肌，缩小心肌缺血范围，防止梗死面积扩大，保护和维持心功能，及时处理各种并发症。

1. 一般治疗

（1）休息：急性期卧床休息 12 小时，若无并发症，24 小时内应鼓励患者在床上活动肢体，第3天可床边活动，第4天起逐步增加活动量，1周内可达到每日3次步行100~150 m。

（2）监护：急性期进行心电图、血压、呼吸监护，密切观察生命体征变化和心功能变化。

（3）吸氧：急性期持续吸氧4~6 L/min，如发生急性肺水肿，按其处理原则处理。

（4）抗凝治疗：无禁忌证患者嚼服肠溶阿司匹林150~300 mg，连服3天，以后改为75~150 mg/d，长期服用。

2. 解除疼痛

哌替啶50~100 mg肌内注射或吗啡5~10 mg皮下注射，必要时1~2小时可重复使用1次，以后每4~6小时重复使用，用药期间要注意防止呼吸抑制。疼痛轻的患者可应用可待因或罂粟碱30~60 mg肌内注射或口服。也可用硝酸甘油静脉滴注，但需注意心率、血压变化，防止心率增快、血压下降。

3. 心肌再灌注

心肌再灌注是一种积极治疗措施，应在发病12小时内，最好3~6小时进行，使冠状动脉再通，心肌再灌注，使濒临坏死的心肌得以存活，坏死范围缩小，减轻梗死后心肌重塑，改善预后。

（1）经皮冠状动脉介入治疗（PCI）：实施PCI首先要有具备实施介入治疗的条件，并建立急性心肌梗死急救的绿色通道，患者到院明确诊断之后，既要对患者给予常规治疗，又要在做好术前准备的同时将患者送入心导管室。

（2）溶栓治疗：对于由于各种原因没有进行介入治疗的患者，在无禁忌证情况下，可尽早行溶栓治疗。

4. 心律失常处理

室性心律失常常可引起猝死，应立即处理，首选给予利多卡因静脉注射，反复出现可使用胺碘酮治疗，发生室颤时立即实施电复律；对房室传导阻滞，可用阿托品、异丙肾上腺素等药物，严重者需安装人工心脏起搏器。

5. 控制休克

补充血容量，应用升压药物及血管扩张药，纠正酸碱平衡紊乱。如处理无效，应选用在主动脉内球囊反搏术的支持下，积极行经皮冠状动脉成形术或支架置入术。

6. 治疗心力衰竭

主要是治疗急性左侧心力衰竭。急性心肌梗死24小时内禁止使用洋地黄类制剂。

7. 二级预防

预防动脉粥样硬化、冠心病的措施属于一级预防，对于已经患有冠心病、心肌梗死患者预防再次梗死，防止发生心血管事件的措施属于二级预防。

二级预防措施有：①应用阿司匹林或氯吡格雷等药物，抗血小板集聚。应用硝酸酯类药物，抗心绞痛治疗；②预防心律失常，减轻心脏负荷；控制血压在140/90 mmHg以下，合并糖尿病或慢性肾功能不全应控制在130/80 mmHg以下；③戒烟、控制血脂；④控制饮食，治疗糖尿病，糖化血红蛋白应低于7%，体重指数应控制在标准体重之内；⑤对患者及其家属要普及冠心病相关知识教育，鼓励患者有计划、适当地运动。

五、护理

（一）休息

急性期绝对卧床，减少心肌耗氧，避免诱因。保持安静，减少探视，避免不良刺激，保证睡眠。陪伴和安慰患者，操作熟练，有条不紊，理解并鼓励患者表达恐惧。

（二）改善活动耐力

改善活动耐力，帮助患者制订逐渐活动计划。对于有固定时间和情境出现疼痛的患者，可预防性给药。若患者在活动后出现呼吸加快或困难、脉搏过快或停止后 3 分钟未恢复，血压异常、胸痛、眩晕应停止活动，并以此作为限制最大活动量的指标。

（三）病情观察

监护 5 ~ 7 天，监测心电图、心率、心律、血压、血流动力学，有并发症应延长监护时间。如心率、心律和血压变化，出现心律失常，特别是室性心律失常和严重的房室传导阻滞、休克，及时报告医师处理。观察尿量、意识改变，以帮助判断休克的情况。

（四）吸氧

前 3 天给予高流量吸氧 4 ~ 6 L/min，而后可间断吸氧。如发生急性肺水肿，按其处理原则护理。

（五）镇痛护理

遵医嘱给予哌替啶、吗啡、杜冷丁等镇痛药物，对于烦躁不安的患者可给予地西泮肌内注射。观察疼痛性质及其伴随症状的变化，注意有无呼吸抑制、心率加快等不良反应。

（六）防止便秘护理

向患者强调预防便秘的重要性，食用富含纤维素的食物。注意饮水，每日 1 500 mL。遵医嘱长期服用缓泻药，保证排便通畅。必要时应用润肠药，低压灌肠等。

（七）饮食护理

给予低热量、低脂、低胆固醇和高维生素饮食，少量多餐，避免刺激性食品。

（八）溶栓治疗护理

溶栓前要建立并保持静脉通道畅通。仔细询问病史，除外溶栓禁忌证；溶栓前需检查血常规、凝血时间、血型，配血备用。

溶栓治疗中观察患者有无寒战、皮疹、发热等过敏反应。应用抗凝药物如阿司匹林、肝素，使用过程中应严密观察有无出血倾向。应用溶栓治疗时应严密监测出凝血时间和纤溶酶原，防止出血，注意观察有无牙龈、皮肤、穿刺点出血，观察尿、大便的颜色。出现大出血时需立即停止溶栓，输鱼精蛋白、输血。

溶栓治疗后应定时记录心电图、检查心肌酶谱，观察胸痛有无缓解。

（九）经皮冠状动脉介入治疗后护理

防止出血与血栓形成，停用肝素 4 小时后，复查全血凝固时间，凝血时间在正常范围之内，拔除动脉鞘管，压迫止血，加压包扎，患者继续卧床 24 小时，术肢制动。同时，严密观察生命体征，注意有无胸痛。观察足背动脉搏动情况，鞘管留置部位有无出血、血肿。

（十）并发症预防及护理

1. 心律失常

急性期要持续心电监护，发现频发室性期前收缩，成对、多源性、呈 RonT 现象的室性期前收缩或发现房室传导阻滞时，应及时通知医师处理，遵医嘱应用利多卡因等抗心律失常药物，同时要警惕发生室颤、猝死。

电解质紊乱、酸碱失衡也是引起心律失常的重要因素，要监测电解质和酸碱平衡状态，准备好急救药物和急救设备如除颤器、起搏器等。

2. 休克

遵医嘱给予扩容、纠酸、血管活性药物，避免脑缺血，保护肾功能，让患者取平卧位或头低足高位。

3. 心力衰竭

在起病最初几天甚至在心肌梗死演变期内，急性心肌梗死患者可以发生心力衰竭，多表现左侧心力衰竭。因此要严密观察患者有无咳嗽、咳痰、呼吸困难、尿少等症状，观察肺部有无湿啰音。避免情绪烦躁、饱餐、用力排便等加重心脏负荷的因素。如发生心力衰竭，即按心力衰竭护理进行护理。

六、健康教育

1. 养成良好的生活习惯

调整生活方式，缓解压力，克服不良情绪，避免饱餐、寒冷刺激。洗澡时应注意：不在饱餐和饥饿时洗，水温和体温相当，时间不要过长，卫生间不上锁，必要时有人陪同。

2. 积极处理危险因素

积极治疗高血压、高脂血症、糖尿病，控制体重于正常范围，戒除烟酒。自觉落实二级预防措施。

3. 按时服药

了解所服药物作用、不良反应，随身带药物和保健卡。按时服药，定期复查，终身随诊。

4. 合理饮食

食用低热量、低脂、低胆固醇，总热量不宜过高的饮食，以维持正常体重为度。清淡饮食，少量多餐。避免大量刺激性食品。多食含纤维素和果胶的食物。

（贾雪鹏）

第五章

消化内科疾病的护理

第一节　胃食管反流病

胃食管反流病（GERD）是一种因胃和（或）十二指肠内容物反流入食管引起胃灼热、反流、胸痛等症状和（或）组织损害的综合征，包括食管综合征和食管外综合征。食管综合征有典型反流综合征、反流胸痛综合征及伴食管黏膜损伤的综合征，如反流性食管炎（RE）、反流性狭窄、Barrett 食管（BE）及食管腺癌。食管外综合征有反流性咳嗽综合征、反流性喉炎综合征、反流性哮喘综合征及反流性蛀牙综合征，还可能有咽炎、鼻窦炎、特发性肺纤维化及复发性中耳炎。

根据内镜下表现的不同，GERD 可分为非糜烂性反流病（NERD）、RE 及 BE，我国 60% ~ 70% 的 GERD 表现为 NERD。

一、病因与发病机制

与 GERD 发生有关的机制包括抗反流防御机制的削弱、食管黏膜屏障的完整性破坏及胃十二指肠内容物反流对食管黏膜的刺激等。

（一）抗反流机制的削弱

抗反流机制的削弱是 GERD 的发病基础，包括下食管括约肌（LES）功能失调、食管廓清功能下降、食管组织抵抗力损伤、胃排空延迟等。

1. LES 功能失调

LES 功能失调在 GERD 发病中起重要作用，其中 LES 压力降低、一过性下食管括约肌松弛（TLESR）及裂孔疝是引起 GERD 的 3 个重要因素。

LES 正常长 3 ~ 4 cm，维持 10 ~ 30 mmHg 的静息压，是重要的抗反流屏障。当 LES 压力 < 6 mmHg 时，即易出现胃食管反流。即使 LES 压力正常，也不一定就没有胃食管反流。近来的研究表明 TLESR 在 GERD 的发病中有重要作用。TLESR 是指非吞咽情况下 LES 发生自发性松弛，可持续 8 ~ 10 秒，长于吞咽时 LES 松弛，并常伴胃食管反流。TLESR 是正常人生理性胃食管反流的主要原因，目前认为 TLESR 是小儿胃食管反流的最主要因素，胃扩张（餐后、胃排空异常、空气吞入）是引发 TLESR 的主要刺激因素。裂孔疝破坏了正常抗反流机制的解剖和生理，使 LES 压力降低并缩短了 LES 长度，削弱了膈肌的作用，并使食

管蠕动减弱，故食管裂孔疝是胃食管反流重要的病理生理因素。

2. 食管、胃功能下降

（1）食管：健康人食管借助正常蠕动可有效清除反流入食管的胃内容物。GERD 患者由于食管原发和继发蠕动减弱，无效食管运动发生率高，有如硬皮病样食管，致食管廓清功能障碍，不能有效廓清反流入食管的胃内容物。

（2）胃：胃轻瘫或胃排空功能减弱，胃内容物大量潴留，胃内压增加，导致胃食管反流。

（二）食管黏膜屏障功能受损

食管黏膜屏障是食管黏膜上皮抵抗反流物对其损伤的重要结构，包括食管上皮前（黏液层、静水层和黏膜表面 HCO_3^- 所构成的物理化学屏障）、上皮（紧密排列的多层鳞状上皮及上皮内所含负离子蛋白和 HCO_3^- 可阻挡和中和 H^+）及上皮后（黏膜下毛细血管提供 HCO_3^- 中和 H^+）屏障。当屏障功能受损时，即使是正常反流也可致食管炎。

（三）胃十二指肠内容物反流

胃食管反流时，含胃酸、胃蛋白酶的胃内容物，甚至十二指肠内容物反流入食管，引起胃灼热、反流、胸痛等症状，甚至导致食管黏膜损伤。难治性 GERD 常伴有严重的胃食管反流。Vaezi 等发现，混合反流可导致较单纯反流更为严重的黏膜损伤，两者可能存在协同作用。

二、临床表现

（一）食管表现

1. 胃灼热

是指胸骨后的烧灼样感觉，胃灼热是 GERD 最常见的症状。胃灼热的严重程度不一定与病变的轻重程度一致。

2. 反流

反流指胃内容物反流入口中或下咽部的感觉，此症状多在胃灼热、胸痛之前发生。

3. 胸痛

胸痛作为 GERD 的常见症状，日渐受到临床的重视。可酷似心绞痛，对此有时单从临床很难作出鉴别。胸痛的程度与食管炎的轻重程度无平行关系。

4. 吞咽困难

指患者能感觉到食物从口腔到胃的过程发生障碍，吞咽困难可能与咽喉部的发胀感同时存在。引起吞咽困难的原因很多，包括与反流有关的食管痉挛、食管运动功能障碍、食管瘢痕狭窄及食管癌等。

5. 上腹痛

也可以是 GERD 的主要症状。

（二）食管外表现

1. 咽喉部表现

如慢性喉炎、慢性声嘶、发音困难、声带肉芽肿、咽喉痛、流涎过多、癔球症、颈部疼痛、牙周炎等。

2. 肺部表现

如支气管炎、慢性咳嗽、慢性哮喘、吸入性肺炎、支气管扩张、肺脓肿、肺不张、咯血及肺纤维化等。

三、辅助检查

（一）上消化道内镜检查

对 GERD 患者，内镜检查可确定是否有 RE 及病变的形态、范围与程度；同时可取活体组织进行病理学检查，明确有无 BE、食管腺癌；还可进行有关的治疗。但内镜检查不能观察反流本身，内镜下的食管炎也不一定都由反流引起。

（二）其他检查

1. 24 小时食管酸碱度 pH 监测

是最好的定量监测胃食管反流的方法，已作为 GERD 诊断的金标准。最常使用的指标是 pH < 4 总时间（%）。该方法有助于判断反流的有无及其和症状的关系，以及疗效不佳的原因。其敏感性与特异性分别为 79% ~ 90% 和 86% ~ 100%。该检查前 3 ~ 5 天停用改变食管压力的药物（如胃肠动力剂、抗胆碱能药物、钙通道阻断剂、硝酸盐类药物、肌肉松弛剂等）、抑制胃酸的药物。

近年无绳食管 pH 胶囊的应用使食管 pH 监测更为方便，易于接受，且可行食管多部位（远端、近端及下咽部等）及更长时间（48 ~ 72 小时）的监测。

2. 食管测压

可记录 LES 压力，显示频繁的 TLESR 和评价食管体部的功能。单纯用食管压力来诊断胃食管反流并不十分准确，其敏感性约 58%，特异性约 84%。并非所有的 GERD 患者均需做食管压力测定，仅用于不典型的胸痛患者或内科治疗失败考虑用外科手术抗反流者。

3. 食管阻抗监测

通过监测食管腔内阻抗值的变化来确定是液体还是气体反流。目前食管腔内阻抗导管均带有 pH 监测通道，可根据 pH 和阻抗变化进一步区分酸反流（pH < 4）、弱酸反流（pH 在 4 ~ 7）以及弱碱反流（pH > 7），用于 GERD 的诊断，尤其有助于对非酸反流为主的 NERD 患者的诊断、抗反流手术前和术后的评估、难治性 GERD 病因的寻找、不典型反流症状的 GERD 患者的诊断以及确诊功能性胃灼热患者。

4. 食管胆汁反流测定

用胆汁监测仪测定食管内胆红素含量，从而了解有无十二指肠胃食管反流。现有的 24 小时胆汁监测仪可得到胆汁反流次数、长时间反流次数、最长反流时间和吸收值 ≥ 0.14 的总时间及其百分比，从而对胃食管反流作出正确的评价。因采用比色法检测，所以必须限制饮食中的有色物质。

5. 上胃肠道 X 线钡餐

对观察有无反流及食管炎均有一定的帮助，还有助于排除其他疾病和发现有无解剖异常，如膈疝，有时上胃肠道钡餐检查还可发现内镜检查没有发现的、轻的食管狭窄，但钡餐检查的阳性率不高。

6. 胃—食管放射性核素闪烁显像

此为服用含放射性核素流食后以 γ 照相机检测放射活性反流的技术，该技术有 90% 的高敏感性，但特异性低，仅为 36%。

7. GERD 诊断问卷

让疑似 GERD 患者回顾过去 4 周的症状以及症状发作的频率，并将症状由轻到重分为 0～5 级，评估症状程度，总分超过 12 分即可诊断为 GERD。

8. 质子泵抑制剂（PPI）试验

对疑似 GERD 的患者，可服用标准剂量 PPI，每天 2 次，用药时间为 1～2 周。患者服药后 3～7 天，若症状消失或显著好转，本病诊断可成立。其敏感性和特异性均可达 60% 以上。但本试验不能鉴别恶性疾病，且可因用 PPI 而掩盖内镜所见。

9. 超声诊断

超声诊断直观性好，诊断敏感性高，并且对患者的损伤小。B 超诊断 GERD 标准为至少在 2 次不同时间内观察到反流物充满食管下段和胃与食管间液体来回移动。

四、诊断

由于 GERD 临床表现多种多样，症状轻重不一，有的患者可能有典型的反流症状，但内镜及胃食管反流检测无异常；而有的患者以其他器官系统的症状为主要表现，给 GERD 的诊断造成一定的困难。因此，GERD 的诊断应结合患者的症状及实验室检查综合判断。

1. RE 的诊断

有胃食管反流的症状，内镜可见累及食管远端的食管炎，排除其他原因所致的食管炎。

2. NERD 的诊断

有胃食管反流的症状，内镜无食管炎改变，但实验室检查有胃食管反流的证据，如：①24 小时食管 pH 监测阳性；②食管阻抗监测、食管胆汁反流测定、静息放射性核素检查或钡餐检查显示胃食管反流；③食管测压示 LES 压力降低或 TLESR，或食管体部蠕动波幅降低。

五、治疗

胃食管反流病的治疗目标为充分缓解症状，治愈食管炎，维持症状缓解和胃镜检查的缓解，治疗或预防并发症。

1. GERD 的非药物治疗

非药物治疗指生活方式的指导，避免一切引起胃食管反流的因素等。如要求患者饮食不宜过饱；忌烟、酒、咖啡、巧克力、酸食和过多脂肪；避免餐后立即平卧。对仰卧位反流，抬高床头 10 cm 就可减轻症状。对于立位反流，有时只要患者穿宽松衣服，避免牵拉、上举或弯腰就可减轻。超重者在减肥后症状会有所改善。某些药物能降低 LES 的压力，导致反流或使其加重，如抗胆碱能药物、钙通道阻断剂、硝酸盐类药物、肌肉松弛剂等，对 GERD 患者尽量避免使用这些药物。

2. GERD 的药物治疗

（1）抑酸药：抑酸药是治疗 GERD 的主要药物，主要包括 PPI 和 H_2 受体拮抗剂，PPI 症状缓解最快，对食管炎的治愈率最高。虽然 H_2RA 疗效低于 PPI，但在一些病情不是很严重的 GERD 患者，采用 H₂RA 仍是有效的。

（2）促动力药：促动力药可用于经过选择的患者，特别是作为酸抑制治疗的一种辅助药物。对大多数 GERD 患者，目前应用的促动力药不是理想的单一治疗药物。

（3）黏膜保护剂：对控制症状和治疗反流性食管炎有一定疗效。常用的药物有硫糖铝 1 g，每天 3～4 次，饭前 1 小时及睡前服用；铝碳酸镁 1 g，每天 3～4 次，饭前 1 小时及睡前服用，具有独特的网状结构，既可中和胃酸，又可在酸性环境下结合胆汁酸，对于十二指肠胃食管反流有较好的治疗效果。枸橼酸铋钾盐，480 mg/d，分 2～4 次于饭前及睡前服用。

（4）γ-氨基丁酸（GABA）受体抑制剂：由于 TLESR 是发生胃食管反流的主要机制，因此 TLESR 成为治疗的有效靶点。对动物及人类研究显示，GABA 受体抑制剂巴氯芬可抑制 TLESR，可能是通过抑制脑干反射而起作用的。巴氯芬对 GERD 患者既有短期作用，又有长期作用，可显著减少反流次数和缩短食管酸暴露时间，还可明显改善十二指肠胃食管反流及其相关的反流症状，是目前控制 TLESR 发生率最有前景的药物。

（5）维持治疗：因为 GERD 是一种慢性疾病，持续治疗对控制症状及防止并发症是适当的。

3. GERD 的内镜抗反流治疗

为了避免 GERD 患者长期需要药物治疗及手术治疗风险大的缺点，内镜医师在过去的几年中在内镜治疗 GERD 方面做出了不懈的努力，通过这种方法改善 LES 的屏障功能，发挥其治疗作用。

（1）胃镜下腔内折叠术：该方法是将一种缝合器安装在胃镜前端，于直视下在齿状线下缝合胃壁组织，形成褶皱，增加贲门口附近紧张度，"延长腹内食管长度"及形成皱褶，以阻挡胃肠内容物的反流。包括黏膜折叠方法或全层折叠方法。

（2）食管下端注射法：指内镜直视下环贲门口或食管下括约肌肌层注射无活性低黏度膨胀物质，增加 LES 的功能。

（3）内镜下射频治疗：该方法是将射频治疗针经活检孔道送达齿状线附近，刺入食管下端的肌层进行热烧灼，使肌层"纤维化"，增加食管下端张力。

内镜治疗 GERD 的安全性及可能性已经多中心研究所证明，且显示大部分患者可终止药物治疗，但目前仍缺乏严格的大样本多中心对照研究。

4. GERD 的外科手术治疗

对 GERD 患者进行外科手术治疗时，必须掌握严格的适应证，主要包括：①需长期用药维持，且用药后症状仍然严重者；②出现严重并发症，如出血、穿孔、狭窄等，经药物或内镜治疗无效者；③伴有严重的食管外并发症，如反复并发肺炎，反复发作的难以控制的哮喘、咽喉炎，经药物或内镜治疗无效者；④疑有恶变倾向的 BE；⑤严重的胃食管反流而不愿终身服药者；⑥仅对大剂量质子泵抑制剂起效的年轻患者，如有严重并发症（出血、狭窄、BE）。

临床应用过的抗反流手术方法较多。目前治疗 GERD 的手术常用 Nissen 胃底折叠术、Belsey 胃底部分折叠术。各种抗反流手术治疗的效果均应通过食管 24 小时的 pH 测定、内镜及临床表现进行综合评价。

六、护理措施

（一）指导患者改变不良生活方式和饮食习惯

（1）卧位时将床头抬高 10～20 cm，避免餐后平卧和睡前 2 小时进食。

（2）少量多餐，避免过饱；食物以高蛋白、高纤维、低脂肪、易消化为主，应细嚼慢咽；避免进食可使下食管括约肌压降低的食物，如高脂肪、巧克力、咖啡、浓茶等；戒烟酒。

（3）避免剧烈运动以及使腹压升高的因素，如肥胖、紧身衣、束腰带等。

（4）避免使用使下食管括约肌压降低的药物，如 β 肾上腺素能激动剂、α 肾上腺素能受体阻断剂、抗胆碱能制剂、钙离子通道阻滞剂、茶碱等。

（二）用药指导

抑制胃酸是胃食管反流病治疗的主要手段，根据医嘱给患者进行药物治疗，注意观察疗效及不良反应。常用药物如下。

1. 抑制胃酸药物

质子泵抑制剂可有效抑制胃酸分泌，最快速地缓解症状。每天 1 次应用 PPI 的患者应该在早餐前服用，而睡前服用 PPI 可更好控制夜间胃酸分泌，通常疗程在 8 周以上，部分患者需要长期服药。也可选用 H_2 受体阻断剂，如西咪替丁、雷尼替丁、法莫替丁等，疗程 8～12 周。适用于轻中症患者。

2. 促动力药物

可增加下食管括约肌压力，改善食管蠕动功能，促进胃排空，减少胃食管反流，改善患者症状，可作为抑酸剂的辅助用药。常用药物有甲氧氯普胺或多潘立酮，餐前半小时服用，服药期间注意观察有无腹泻、便秘、腹痛、恶心等不良反应。

3. 黏膜保护剂

可以在食管黏膜表面形成保护性屏障，吸附胆盐和胆汁酸，阻止胃酸、胃蛋白酶的侵蚀，防止其对食管黏膜的进一步损伤。常用药物包括硫糖铝、铋剂、铝碳酸镁等。硫糖铝片需嚼碎后成糊状，餐前半小时用少量温开水冲服，但长期使用可抑制磷的吸收而致骨质疏松。

（三）心理护理

关心体贴患者，告知疾病与治疗有关知识，消除患者紧张情绪，避免一些加重本病的刺激因素，使患者主动配合治疗，保持情绪稳定。

（周绪雷）

第二节　非酒精性脂肪性肝病

非酒精性脂肪性肝病（NAFLD）是指排除过量饮酒和其他明确的损肝因素，以弥漫性肝细胞大泡性脂肪变为病理特征的临床综合征。包括非酒精性单纯性脂肪肝（NAFL）、非酒精性脂肪性肝炎（NASH）及其相关肝硬化和肝细胞癌，其发病和胰岛素抵抗及遗传易感性关系密切。以 40～50 岁最多见，男女患病率基本相同。

NAFLD 的危险因素包括高脂肪高热量膳食结构、多坐少动的生活方式、代谢综合征及其他（肥胖、高血压、血脂紊乱和 2 型糖尿病）。全球脂肪肝的流行主要与肥胖症患病率迅速增长密切相关。NAFLD 在我国近年发病率呈上升趋势，明显超过病毒性肝炎及酒精性肝病，成为最常见的慢性肝病之一。

一、临床表现

本病起病隐匿，发展缓慢。

1. 症状

NAFLD 常无症状。少数患者可有乏力、右上腹轻度不适、肝区隐痛或上腹胀痛等非特异症状。严重脂肪性肝炎可有食欲减退、恶心、呕吐等。发展至肝硬化失代偿期的临床表现与其他原因所致的肝硬化相似。

2. 体征

严重脂肪性肝炎可出现黄疸，部分患者可有肝肿大。

二、辅助检查

1. 血清学检查

血清转氨酶和 γ- 谷氨酰转肽酶水平正常或轻中度升高，通常以丙氨酸氨基转移酶（ALT）升高为主。

2. 影像学检查

B 超、CT 和 MRI 检查对脂肪性肝病的诊断有重要的实用价值，其中 B 超敏感性高，CT 特异性强，MRI 在局灶性脂肪肝与肝内占位性病变鉴别时价值较大。

3. 病理学检查

肝穿刺活组织检查是确诊 NAFLD 的主要方法。

三、诊断

（1）无饮酒史或每周饮酒折合乙醇量 <40 g。

（2）除外病毒性肝炎、全胃肠外营养等可导致脂肪肝的特定疾病。

（3）血清转氨酶可升高，以 ALT 升高为主，常伴有谷酰转肽酶（GGT）和三酰甘油升高。

（4）除原发病临床表现外，可有乏力、腹胀、肝区隐痛等症状，体检可发现肝、脾肿大。

（5）影像学检查或肝活体组织学检查有特征性改变。

四、治疗

NAFLD 治疗主要针对不同的病因和危险因素，包括病因治疗、饮食控制、运动疗法和药物治疗。

（1）合理饮食，改善不良习惯，合理运动，提倡中等量的有氧运动。

（2）控制危险因素：控制饮食，控制体重在正常范围，改善胰岛素抵抗，调整血脂紊乱，合并高脂血症的患者可采用降血脂治疗，选择对肝细胞损害较小的降血脂药，如贝特类、他汀类或普罗布考类药。维生素 E 具抗氧化作用，可减轻氧化应激反应，建议常规用于脂肪性肝炎治疗。

（3）促进非酒精性脂肪性肝病的恢复。

五、护理措施

（一）饮食护理

调整饮食结构，以低糖、低脂为饮食原则。在满足基础营养需求的基础上，减少热量的摄入，维持营养平衡，维持正常血脂、血糖水平，降低体重至标准水平。指导患者避免高脂肪食物，如动物内脏、甜食（包括含糖饮料），尽量食用含有不饱和脂肪酸的油脂（如橄榄油、菜籽油、茶油等）。多食青菜、水果和富含纤维素的食物，以及瘦肉、鱼肉、豆制品等；多食有助于降低血脂的食物，如燕麦、绿豆、海带、茄子、芦笋、核桃、枸杞、黑木耳、山楂、苹果、葡萄、猕猴桃等。不吃零食，睡前不加餐。避免辛辣刺激性食物。可制作各种减肥食谱小卡片给患者，以增加患者的健康饮食知识，提高其依从性。

（二）适当运动

适当增加运动可以有效地促进体内脂肪消耗。合理安排工作，做到劳逸结合，选择合适的锻炼方式，避免过度劳累。每天安排体力活动的量和时间，按减体重目标计算，对于需要亏空的能量，一般多采用增加体力活动量和控制饮食相结合的方法，其中 50% 应该由增加体力活动的能量消耗来解决，其他 50% 可由减少饮食总能量和减少脂肪的摄入量以达到需要亏空的总能量。不宜在饭后立即进行运动，也应避开凌晨和深夜运动，以免扰乱人体生物节奏；并发糖尿病患者应于饭后 1 小时进行锻炼。

（三）控制体重

合理设置减肥目标，逐步接近理想体重，防止体重增加或下降过快。用体重指数（BMI）和腹围等作为监测指标，以肥胖度控制在 0 ~ 10%［肥胖度 =（实际体重 − 标准体重）/标准体重 ×100%］为度。

（四）改变不良生活习惯

吸烟、饮酒均可致血清胆固醇升高，应督促患者戒烟、戒酒；改变长时间看电视、使用计算机、上网等久坐的不良生活方式，增加有氧运动时间。

（五）病情监测

每半年监测体重指数、腹围、血压、肝功能、血脂和血糖，每年做肝、胆、脾 B 超检查。

六、健康指导

1. 疾病预防指导

让健康人群了解 NAFLD 的病因，建立健康的生活方式，改变各种不良的生活、行为习惯。

2. 疾病知识指导

教育患者保持良好的心理状态，注意情绪的调节和稳定，鼓励患者随时就相关问题咨询医护人员。让患者了解本病治疗的长期性和艰巨性，增强治疗信心，持之以恒，提高治疗的依从性。

3. 饮食指导

指导患者建立合理的饮食结构及习惯，戒除烟酒。实行有规律的一日三餐。无规律的饮食方式，如不吃早餐，或三餐饥饱不均，会扰乱机体的营养代谢。避免过量摄食、吃零食、夜食，以免引发体内脂肪过度蓄积。此外，进食过快不易发生饱腹感，常使能量摄入过度。适宜的饮食可改善胰岛素抵抗，促进脂质代谢和转运，对脂肪肝的防治尤为重要。

4. 运动指导

运动应以自身耐力为基础，循序渐进，保持安全心率（中等强度体力活动时心率为100～120次/分，低强度活动为80～100次/分）及持之以恒的个体化运动方案，采用中低强度的有氧运动，如慢跑、游泳、快速步行等。睡前进行床上伸展、抬腿运动，可改善睡眠质量。每天运动1～2小时优于每周2～3次剧烈运动。

（周绪雷）

第三节　酒精性肝病

酒精性肝病（ALD）是长期大量饮酒所致的肝脏损害。初期通常表现为脂肪肝，进而可发展成酒精性肝炎、酒精性肝纤维化和酒精性肝硬化，严重酗酒时可诱发广泛肝细胞坏死甚至急性肝功能衰竭。本病在欧美等国多见，近年我国的发病率也有上升。多见于男性，我国发病率仅次于病毒性肝炎。

许多因素可影响嗜酒者肝病的发生和发展：①性别；②遗传易感性；③营养状态；④嗜肝病毒感染；⑤与肝毒物质并存；⑥吸烟和饮用咖啡。

一、临床表现

患者的临床表现因饮酒的方式、个体对酒精的敏感性以及肝组织损伤的严重程度不同而有明显的差异。症状一般与饮酒的量和酗酒的时间长短有关，患者可在长时间内没有任何肝脏的症状和体征。

1. 酒精性脂肪肝

一般情况良好，常无症状或症状轻微，可有乏力、食欲缺乏、右上腹隐痛或不适。肝脏有不同程度的增大。患者有长期饮酒史。

2. 酒精性肝炎

临床表现差异较大，与组织学损害程度相关。常发生在近期（数周至数月）大量饮酒后，出现全身不适、食欲缺乏、恶心、呕吐、乏力、肝区疼痛等症状。可有发热（一般为低热），常有黄疸，肝肿大并有触痛。严重者可并发急性肝衰竭。

3. 酒精性肝硬化

发生于长期大量饮酒者，其临床表现与其他原因引起的肝硬化相似，可以门静脉高压症为主要表现。可伴有慢性酒精中毒的其他表现，如精神神经症状、慢性胰腺炎等。

二、辅助检查

1. 血常规及生化检查

酒精性脂肪肝可有血清天门冬氨酸氨基转移酶（AST）、丙氨酸氨基转移酶（ALT）轻度升高。酒精性肝炎具有特征性的酶学改变，即 AST 升高比 ALT 升高明显，AST/ALT 常 >2，但 AST 和 ALT 值很少 >500 U/L，否则应考虑是否并发其他原因引起的肝损害。γ- 谷氨酰转肽酶（GGT）、总胆红素（TBil）、凝血因子时间（PT）和平均红细胞容积（MCV）等指标也可有不同程度的改变，联合检测有助于诊断酒精性肝病。

2. 影像学检查

B 超检查可见肝实质脂肪浸润的改变，多伴有肝脏体积增大。CT 平扫检查可准确显示肝脏形态改变及分辨密度变化。重度脂肪肝密度明显降低，肝脏与脾脏的 CT 值之比 <1，诊断准确率高。影像学检查有助于酒精性肝病的早期诊断。发展至酒精性肝硬化时各项检查发现与其他原因引起的肝硬化相似。

3. 病理学检查

肝活组织检查是确定酒精性肝病及分期、分级的可靠方法，是判断其严重程度和预后的重要依据，但很难与其他病因引起的肝脏损害相鉴别。

三、诊断

（1）长期饮酒史：男性日平均饮酒折合乙醇量≥40 g，女性≥20 g，连续 5 年；或 2 周内有 >80 g/d 的大量饮酒史。

（2）禁酒后血清 ALT、AST 明显下降，4 周内基本恢复正常，即 2 倍正常上限值。如禁酒前 ALT、AST <2.5 倍正常上限值者禁酒后应降至 1.25 倍正常上限值以下。

（3）下列 2 项中至少 1 项阳性：①禁酒后增大的肝 1 周内缩小，4 周内基本恢复正常；②禁酒后 GGT 活性明显下降，4 周后降至 1.5 倍正常上限值以下，或小于禁酒前 40%。

（4）除外病毒感染、药物、自身免疫、代谢等引起的肝损害。

四、治疗

1. 戒酒

戒酒是治疗酒精性肝病的关键。如果仅为酒精性脂肪肝，戒酒 4 ~ 6 周后脂肪肝可停止进展，最终可恢复正常。彻底戒酒可使轻中度酒精性肝炎的临床症状、血清氨基转移酶升高乃至病理学改变逐渐减轻，而且酒精性肝炎、纤维化及肝硬化患者的存活率明显提高。但对临床上出现肝功能衰竭表现（凝血因子时间明显延长、腹腔积液、肝性脑病等）或病理学有明显的炎症浸润或纤维化者，戒酒未必可阻断病程发展。

2. 营养支持

长期嗜酒者酒精取代了食物所提供的热量，故蛋白质和维生素摄入不足引起营养不良。所以酒精性肝病患者需要良好的营养支持，在戒酒的基础上应给予高热量、高蛋白、低脂饮食，并补充多种维生素（如 B 族维生素、维生素 C、维生素 K 及叶酸）。

3. 药物治疗

多烯磷脂酰胆碱可稳定肝窦内皮细胞膜和肝细胞膜，降低脂质过氧化，减轻肝细胞脂肪变性及其伴随的炎症和纤维化。美他多辛有助于改善酒精中毒。糖皮质激素用于治疗酒精性肝病尚有争论，但对重症酒精性肝炎可缓解症状，改善生化指标。其他药物（如 S-腺苷甲硫氨酸）有一定的疗效。

4. 肝移植

严重酒精性肝硬化患者可考虑肝移植，但要求患者肝移植前戒酒 3~6 个月，并且无严重的其他脏器的酒精性损害。

五、护理措施

（一）戒酒

戒酒是关键，戒酒能明显提高肝硬化患者 5 年生存率。酒精依赖者戒酒后可能会出现戒断综合征，应做好防治。

（二）心理疏导

调整心态，积极面对。

（三）饮食护理

以低脂肪、高蛋白、高维生素和易消化饮食为宜。做到定时、定量、有节制。早期可多食豆制品、水果、新鲜蔬菜，适当进食糖类、鸡蛋、鱼类、瘦肉；当肝功能显著减退并有肝昏迷征兆时，应避免高蛋白摄入；忌辛辣刺激和坚硬生冷食物，不宜进食过热食物，以防并发出血。

（四）动静结合

肝硬化代偿功能减退，并发腹腔积液或感染时应绝对卧床休息。代偿期时病情稳定可做轻松工作或适当活动，进行有益的体育锻炼，如散步、做保健操、打太极拳等。活动量以不感觉疲劳为宜。

（五）重视对原发病的防治

积极预防和治疗慢性肝炎、血吸虫病、胃肠道感染，避免接触和应用对肝有损伤的物质，减少致病因素。

六、健康指导

（1）提供宣传饮酒危害的教育片或书刊，供患者观看或阅读。

（2）宣传科学饮酒的知识，帮助患者认识大量饮酒对身体健康的危害。

（3）协助患者建立戒酒的信心，培养健康的生活习惯，积极戒酒和配合治疗。

（崔　莹）

第四节　胃癌

胃癌是指发生在胃黏膜上皮的恶性肿瘤，是最常见的恶性肿瘤之一，在各种恶性肿瘤中胃癌居首位，好发年龄 >50 岁，男女发病率之比为 2：1。

胃癌的发生是多因素长期作用的结果。环境因素在胃癌的发生中居支配地位，而宿主因素居从属地位。幽门螺杆菌感染、饮食不当、吸烟及宿主的遗传易感性是影响胃癌发生的重要因素。

一、临床表现

（一）症状

1. 早期胃癌

70％以上毫无症状，有症状者一般不典型，上腹轻度不适是最常见的初发症状，与消化不良或胃炎相似。

2. 进展期胃癌

既往无胃病史，但近期出现原因不明的上腹不适或疼痛；或既往有胃溃疡病史，近期上腹痛频率加快、程度加重。

（1）上腹部饱胀：常为老年人进展期胃癌的最早症状，有时伴有嗳气、反酸、呕吐。若癌灶位于贲门，可感到进食不通畅；若癌灶位于幽门，出现梗阻时，患者可呕吐出腐败的隔夜食物。

（2）食欲减退、消瘦乏力：据统计约50％的老年患者有明显的食欲减退、日益消瘦、乏力，40％~60％的患者因消瘦而就医。

（3）消化道出血：呕血（10％）、黑便（35％）及持续大便潜血（60％~80％）（量少，肉眼看无血但化验可发现）阳性。

3. 终末期胃癌死亡前的症状

（1）常有明显消瘦、贫血、乏力、食欲缺乏、精神萎靡等恶病质症状。

（2）多有明显的上腹持续疼痛，癌灶溃疡、侵犯神经或骨膜引起疼痛。

（3）可能大量呕血、黑便等，常因胃穿孔、幽门梗阻致恶心、呕吐、吞咽困难或上腹饱胀加剧。

（4）腹部包块或左锁骨上可触及较多、较大的质硬不活动的融合成团的转移淋巴结。

（5）有癌细胞转移的淋巴结增大融合压迫大血管致肢体水肿、心包积液；胸腹腔转移致胸腔、腹腔积液，难以消除的过多腹腔积液致腹部膨隆胀满。

（6）肝内转移或肝入口处转移淋巴结增大融合成团或该处脉管内有癌栓堵塞引起黄疸、肝肿大。

（7）常因免疫力差及肠道通透性增高引起肠道微生物移位入血致频繁发热，或胸腔积液压迫肺部引起排出不畅导致肺部感染，或严重时致感染性休克。

（8）因广泛转移累及多脏器，正常组织受压丧失功能，大量癌细胞生长抢夺营养资源使正常组织器官面临难以逆转的恶性营养不良，最终致多脏器功能障碍而死亡。

（二）体征

（1）早期胃癌无明显体征，进展期在上腹部可扪及肿块，有压痛。肿块多位于上腹部偏右，呈坚实可移动结节状。

（2）肝脏转移可出现肝肿大，并扪及坚硬结节，常伴黄疸。

（3）腹膜转移时可发生腹腔积液，移动性浊音阳性。

（4）远处淋巴结转移时可扪及 Virchow 淋巴结，质硬不活动。

（5）直肠指诊时在直肠膀胱间凹陷可触及一板样肿块。

（6）某些胃癌患者出现伴癌综合征，包括反复发作的浅表性血栓静脉炎、黑棘皮病（皮肤皱褶处有色素沉着，尤其见于两腋处）和皮肌炎等，可有相应的体征，有时可在胃癌诊断前出现。

二、辅助检查

1. 体格检查

可能有左锁骨上淋巴结增大（是癌细胞进入血液全身播散的最后守卫淋巴结）、上腹包块，直肠指检发现盆腔底部有肿块（癌细胞脱落至盆腔生长）。

2. 实验室检查

早期血常规检查多正常，中晚期可有不同程度的贫血，大便潜血试验阳性。目前尚无对于胃癌诊断特异性较强的肿瘤标志物，但 CEA、CA50、CA72-4、CA19-9、CA242 等多个标志物的连续监测对于胃癌的诊疗和预后判断有一定价值。

3. 上消化道 X 线钡餐造影检查

有助于判断病灶范围，但早期病变仍需结合胃镜证实。进展期胃癌主要 X 线征象有龛影、充盈缺损、黏膜皱襞改变、蠕动异常及梗阻性改变。

4. 增强型 CT（计算机体层扫描）检查

可以清晰显示胃癌累及胃壁的范围，与周围组织的关系，有无较大的腹腔盆腔转移。

5. MRI（磁共振显像）检查

为判断癌灶范围提供信息，适用于 CT 造影剂过敏者或其他影像学检查怀疑转移者，有助于判断腹膜转移状态。

6. PET-CT 扫描检查

PET-CT 扫描是正电子发射体层扫描与计算机体层扫描合二为一的检查，对判断胃癌的准确性 >80%（印戒细胞癌和黏液腺癌准确性约为 50%），并可了解全身有无转移灶。其没有痛苦，但费用昂贵。可用于胃癌术后进行追踪有无胃癌复发。

7. 胃镜或腹腔镜超声检查

（1）可测量癌灶范围及初步评估淋巴结转移情况，有助于术前临床分期，帮助选择治疗方法及判断疗效。

（2）胃镜病理活检（取活组织进行病理检验）明确为胃癌者，可做胃镜超声检查确定其为早期还是进展期，单纯胃镜检查有时难以区分胃癌的分期。

（3）胃镜发现可疑胃癌但病理活检又不能确诊，可用超声内镜判断，使患者免于进行反复胃镜检查活检。

（4）术前各种影像学检查怀疑淋巴结广泛增大者或怀疑侵犯重要脏器不能切除者，条件许可时可行腹腔镜超声检查以了解是否癌灶与脏器间有界限能够切除、淋巴结是否转移融合到无法切除的程度、哪些淋巴结有可能转移。

8. 胃镜检查

可发现早期胃癌，鉴别良恶性溃疡，确定胃癌的类型和病灶范围。发现胃溃疡或萎缩性胃炎，要病理活检评估其细胞异型增生程度，重度异型增生（不典型增生）者需要按早期癌对待。

9. 腹腔镜检查

有条件的医院可通过此检查达到类似于剖腹探查的效果，可细致了解癌灶与周围情况，尤其是可发现腹膜有无广泛粟粒状种植转移的癌灶，是其他检查难以发现的。若存在此种情况，则手术疗效很差，若患者高龄且身体很差，应考虑放弃手术而试用其他疗法。

三、治疗

1. 手术治疗

手术是目前唯一可能根除胃癌的手段。手术效果取决于胃癌的浸润深度和扩散范围。对早期胃癌，胃部分切除属首选。对进展期胃癌，若未发现远处转移，应尽可能手术切除，有些需做扩大根除手术。对远处已有转移者，一般不做胃切除，仅做姑息性手术，如胃造瘘术、胃空肠吻合术，以保证消化道畅通和改善营养。

2. 化学治疗

化学治疗（以下简称化疗）是指运用药物治疗疾病的方法，旨在杀伤扩散到全身的癌细胞。化疗目的：①治愈癌症，使癌灶消失；②若不能治愈，则控制癌灶进展；③若不能治愈或控制进展，则缓解症状。

多药联合化疗常比单药疗效好，且可降低人体对某种特定药物产生耐药性的可能。化疗药可口服、静脉/动脉注射、胸腔/腹腔注射等。

化疗药不能识别癌细胞，只非特异地杀伤增殖迅速的细胞。因此，骨髓、消化道黏膜、毛发等增殖较快的正常细胞也可被杀伤，引起骨髓抑制、呕吐、腹泻、脱发等不良反应（化疗停止后多消失）。

3. 靶向治疗

利用癌细胞特有的分子结构作为药物作用靶点进行治疗，称靶向治疗。可减轻正常细胞损害，针对性损伤癌细胞。目前胃癌靶向治疗的药物种类及作用均有限，具有这些药物作用靶点的患者仅20%～30%。与化疗药联合应用可提高5年生存率5%～10%。

4. 内镜下治疗

早期胃癌可做内镜下黏膜切除、激光、微波治疗，特别适用于不能耐受手术的患者。中晚期胃癌患者不能手术可经内镜做激光、微波或者局部注射抗癌药物，可暂时缓解病情。贲门癌所致的贲门狭窄可行扩张，放置内支架解除梗阻，改善患者生活质量。

5. 中药治疗

无法切除或复发的胃癌，若放化疗无效，可行中药治疗。虽不能缩小癌灶，但有些患者可有生活质量改善，少量报道显示，生存期不比化疗差。但目前国际上并不认可中药的疗效，有人认为晚期患者化疗或中药的疗效都很差，基本是自然生存期。故中药治疗的生存期是否比无治疗的患者自然生存期长，或不差于化疗所延长的生存期，或可加强化疗药疗效，尚需更多高级别的临床研究。

6. 支持治疗

旨在预防、减轻患者痛苦，改善生活质量，延长生存期。包括镇痛、纠正贫血、改善食欲、改善营养状态、缓解梗阻、控制腹腔积液、心理治疗等。对晚期无法切除的胃癌梗阻患者行内镜下放置自扩性金属支架，风险和痛苦均小。专科医师通过经皮经肝胆管引流（PTCD）或在胆总管被增大淋巴结压迫而狭窄梗阻处放置支架，可缓解黄疸，避免缩短生存期。大出血时，可请专科医师进行血管栓塞止血。

四、护理措施

（一）心理护理

关心患者，了解患者的紧张、恐惧情绪，告知有关疾病和手术的知识，消除患者的顾虑和消极心理，增强其对治疗的信心，使患者能积极配合治疗和护理。

（二）疼痛护理

除了给予关心、疏导外，要给患者提供一个舒适、安静，利于休息的环境。遵医嘱给予镇痛药，并观察用药后的疗效。同时鼓励患者采用转移注意力，放松、分散疗法等非药物方法镇痛。

（三）饮食和营养护理

给予高热量、高蛋白、富含维生素、易消化、无刺激的饮食，并少量多餐。对于不能进食或禁食的患者，应从静脉补充足够能量，必要时可实施全胃肠外营养。

（四）并发症护理

并发出血的患者应观察呕血、便血情况，定时监测生命体征、有无口渴及尿少等循环血量不足的表现，及时补充血用量；急性穿孔患者要严密观察腹膜刺激征、肠鸣音变化等，禁食及胃肠减压、补液以维持水电解质平衡等，必要时做好急诊手术的准备。

五、健康指导

1. 疾病预防指导

对健康人群开展卫生宣教，提倡多食富含维生素 C 的新鲜水果、蔬菜，多食肉类、鱼类、豆制品和乳制品；避免高盐饮食，少进咸菜、烟熏和腌制食品；食品贮存要科学，不食霉变食物。对胃癌高危人群，如中度或重度胃黏膜萎缩、中度或重度肠化、不典型增生或有胃癌家族史者应遵医嘱给予根除幽门螺杆菌治疗。对癌前状态者，应定期检查，以便早期诊断及治疗。

2. 疾病知识指导

指导患者生活规律，保证充足的睡眠，根据病情和体力，适量活动，增强机体抵抗力。注意个人卫生，特别是体质衰弱者，应做好口腔、皮肤黏膜的清洁，防止继发性感染。指导患者运用适当的心理防卫机制，保持乐观态度和良好的心理状态，以积极的心态面对疾病。

3. 用药指导与病情监测

指导患者合理使用镇痛药，发挥自身积极的应对能力，以提高控制疼痛的效果。嘱患者定期复诊，以监测病情变化和及时调整治疗方案。教会患者及其家属如何早期识别并发症，及时就诊。

（崔　莹）

第六章

神经内科疾病的护理

第一节　短暂性脑缺血发作

一、临床表现

短暂性胞缺血发作（TIA）起病突然，历时短暂，症状和体征出现后迅速达高峰，持续时间为数秒至数分钟、数小时，24 小时内完全恢复正常而无后遗症。各个患者的局灶性神经功能缺失症状常按一定的血管支配区而反复刻板地出现，多则一日数次，少则数周、数月甚至数年才发作 1 次，椎—基底动脉系统 TIA 发作较频繁。根据受累的血管不同，临床上将 TIA 分为两大类：颈内动脉系统和椎—基底动脉系统 TIA。

1. 颈内动脉系统 TIA 症状

症状多样，以大脑中动脉支配区 TIA 最常见。常见的症状可有患侧上肢和（或）下肢无力、麻木、感觉减退或消失，也可有失语、失读、失算、书写障碍，偏盲较少见，瘫痪通常以上肢和面部较重。短暂的单眼失明是颈内动脉分支眼动脉缺血的特征性症状，为颈内动脉系统 TIA 所特有。如果发作性偏瘫伴有瘫痪对侧的短暂单眼失明或视觉障碍，则临床上可诊断为失明侧颈内动脉短暂性脑缺血发作。上述症状可单独或合并出现。

2. 椎—基底动脉系统 TIA 症状

有时仅表现为头昏、视物模糊、走路不稳等含糊症状而难以诊断，局灶性症状以眩晕为最常见，一般不伴有明显的耳鸣。若有脑干、小脑受累的症状如复视、构音障碍、吞咽困难、交叉性或双侧肢体瘫痪等感觉障碍、共济失调，则诊断较为明确，大脑后动脉供血不足可表现为皮质性盲和视野缺损。倾倒发作为椎—基底动脉系统 TIA 所特有，患者突然双下肢失去张力而跌倒在地，而无可觉察的意识障碍，患者可即刻站起，此乃双侧脑干网状结构缺血所致。枕后部头痛，猝倒，特别是在急剧转动头部或上肢运动后发作，上述症状均提示椎—基底动脉系供血不足并有颈椎病、锁骨下动脉盗血征等存在的可能。

3. 共同症状

症状既可见于颈内动脉系统，也可见于椎—基底动脉系统，这些症状包括构音困难、同向偏盲等。发作时单独表现为眩晕（伴或不伴恶心、呕吐）、构音困难、吞咽困难、复视者，最好不要轻易诊断为 TIA，应结合其他临床检查寻找确切的病因。上述 2 种以上症状合并出现，或交叉性麻痹伴运动、感觉、视觉障碍及共济失调，即可诊断为椎—基底动脉系统

TIA 发作。

4. 发作时间

TIA 的时限短暂，持续 15 分钟以下，一般不超过 30 分钟，少数也可达 12～24 小时。

二、辅助检查

1. CT 和 MRI 检查

多数无阳性发现。恢复几天后，MRI 可有缺血改变。

2. TCD 检查

了解有无血管狭窄及动脉硬化程度。椎—基底动脉供血不足（VBI）患者早期发现脑血流量异常。

3. 单光子发射计算机断层显像（SPECT）检查

脑血流灌注显像可显示血流灌注减低区。发作期和缓解期均可发现异常。

4. 其他检查

血生化检查血液成分或行血流变学检查等。

三、诊断

ITA 的诊断主要是依据患者及其家属提供的病史，而无客观检查的直接证据。临床诊断要点如下。

（1）突然、短暂的局灶性神经功能缺失发作，在 24 小时内完全恢复正常。

（2）临床表现完全可用单一脑动脉病变解释。

（3）发作间歇期无神经系统体征。

（4）常有反复发作史，临床症状常刻板地出现。

（5）起病年龄大多在 50 岁以上，有动脉粥样硬化症。

（6）脑部 CT 或 MRI 检查排除其他脑部疾病。

四、治疗

1. 病因治疗

对病因明显的患者，应针对病因进行积极治疗，如控制高血压、糖尿病、高脂血症，治疗颈椎病、心律失常、血液系统疾病等。

2. 抗血小板聚集治疗

抗血小板聚集剂可减少微栓子的发生，预防复发，常用药物有阿司匹林和噻氯匹定（抵克立得）。

3. 抗凝治疗

抗凝治疗适用于发作次数多，症状较重，持续时间长，且每次发作症状逐渐加重，又无明显禁忌证的患者，常用药物有肝素、低分子量肝素和华法林。

4. 危险因素的干预

控制高血压、糖尿病；治疗冠状动脉性疾病和心律不齐、充血性心力衰竭、瓣膜性心脏病；控制高脂血症；停用口服避孕药；停止吸烟；减少饮酒；适量运动。

5. 手术治疗

如颈动脉狭窄超过70%或药物治疗效果较差，反复发作者可进行颈动脉内膜剥脱术或者血管内支架及血管成形术。

6. 其他治疗

给予钙通道阻滞剂（如尼莫地平、西比灵），进行脑保护治疗和中医中药（如丹参、川芎、红花、血栓通等）治疗。

五、护理措施

（一）一般护理

发作时卧床休息，注意枕头不宜太高，以枕高15～25 cm为宜，以免影响头部的血液供应；转动头部时动作宜轻柔、缓慢，防止颈部活动过度诱发TIA；平时应适当运动或体育锻炼，注意劳逸结合，保证充足睡眠。

（二）饮食护理

指导患者进食低盐、低脂、清淡、易消化、富含蛋白质和维生素的饮食，多吃蔬菜、水果，戒烟酒，忌辛辣油炸食物和暴饮暴食，避免过分饥饿。并发糖尿病的患者还应限制糖的摄入，严格执行糖尿病饮食。

（三）症状护理

（1）对肢体乏力或轻偏瘫等步态不稳的患者，应注意保持周围环境的安全，移开障碍物，以防跌倒；教会患者使用扶手等辅助设施；对有一过性失明或跌倒发作的患者，如厕、沐浴或外出活动时应有防护措施。

（2）对有吞咽功能障碍的患者，进食时宜取坐位或半坐位，喂食速度宜缓慢，药物宜压碎，以利吞咽，并积极做好吞咽功能的康复训练。

（3）对有构音不清或失语症的患者，护士在实施治疗和护理活动过程中，注意言行不要有损患者自尊，鼓励患者用有效的表达方式进行沟通，表达自己的需要，并指导患者积极进行语言康复训练。

（四）用药护理

详细告知药物的作用机制、不良反应及用药注意事项，并注意观察药物疗效。

（1）血液病：有出血倾向，严重的高血压和肝、肾疾病，消化性溃疡等均为抗凝治疗禁忌证。

（2）抗凝治疗前需检查患者的凝血机制是否正常，抗凝治疗过程中应注意观察有无出血倾向，发现皮疹、皮下瘀斑、牙龈出血等立即报告医师处理。

（3）肝素50 mg加入生理盐水500 mL静脉滴注时，速度宜缓慢，10～20滴/分，维持24～48小时。

（4）注意观察患者肢体无力或偏瘫程度是否减轻，肌力是否增加，吞咽障碍、构音不清、失语等症状是否恢复正常，如果上述症状呈加重趋势，应警惕缺血性脑卒中的发生；若为频繁发作的TIA患者，应注意观察每次发作的持续时间、间隔时间以及伴随症状，并做好记录，配合医师积极处理。

（五）心理护理

帮助患者了解本病治疗与预后的关系，消除患者的紧张、恐惧心理，保持乐观心态，积极配合治疗，并自觉改变不良生活方式，建立良好的生活习惯。

（六）安全护理

（1）使用警示牌提示患者，贴于床头呼吸带处，如小心跌倒、防止坠床等。

（2）患者在楼道内行走、如厕、沐浴需有人陪伴，穿防滑鞋，卫生员清洁地面后及时提示患者。

（3）呼叫器置于床头，告知患者出现头晕、肢体无力等表现及时通知医护人员。

六、健康教育

（1）保持心情愉快、情绪稳定，避免精神紧张和过度疲劳。

（2）指导患者了解肥胖、吸烟酗酒及饮食因素与脑血管病的关系，改变不合理饮食习惯，选择低盐、低脂、含充足蛋白质和丰富维生素的饮食。少食甜食，限制钠盐，戒烟酒。

（3）生活起居有规律，养成良好的生活习惯，坚持适度运动和锻炼，注意劳逸结合，对经常发作的患者应避免重体力劳动，尽量不要单独外出。

（4）按医嘱正确服药，积极治疗高血压、动脉硬化、心脏病、糖尿病、高脂血症和肥胖症，定期监测凝血功能。

（5）定期门诊复查，尤其出现肢体麻木乏力、眩晕、复视或突然跌倒时应随时就医。

（毛美华）

第二节　动脉粥样硬化性血栓性脑梗死

一、病因

血栓性脑梗死最常见病因为动脉粥样硬化，其次为高血压、糖尿病和血脂异常，另外，各种性质的动脉炎、高半胱氨酸血症、血液异常或血流动力学异常也可视为脑血栓形成的病因。

二、临床表现

中老年患者多见，常于静息状态或睡眠中起病，约 1/3 患者的前驱症状表现为反复出现 TIA。根据动脉血栓形成部位不同，出现不同的临床表现。

1. 颈内动脉形成血栓

病灶侧单眼一过性黑矇，偶可为永久性视物障碍（因眼动脉缺血）或病灶侧 Horner 征（因颈上交感神经节后纤维受损）；颈动脉搏动减弱，眼部或颈部血管杂音；对侧偏瘫、偏身感觉障碍和偏盲等（大脑中动脉或大脑中、前动脉缺血）；主侧半球受累可有失语症，非主侧半球受累可出现体象障碍；也可出现晕厥发作或痴呆。

2. 大脑中动脉形成血栓

（1）主干闭塞：①三偏症状，病灶对侧中枢性面舌瘫及偏瘫、偏身感觉障碍和偏盲或象限盲，上下肢瘫痪程度基本相等；②可有不同程度的意识障碍；③主侧半球受累可出现失语症，非主侧半球受累可见体象障碍。

（2）皮质支闭塞：①上分支包括至眶额部、额部、中央回、前中央回及顶前部的分支，闭塞时可出现病灶对侧偏瘫和感觉缺失，面部及上肢重于下肢，Broca 失语（主侧半球）和体象障碍（非主侧半球）；②下分支包括至颞极及颞枕部，颞叶前、中、后部的分支，闭塞时常出现 Wernicke 失语、命名性失语和行为障碍等，而无偏瘫。

（3）深穿支闭塞：①对侧中枢性上下肢均等性偏瘫，可伴有面舌瘫；②对侧偏身感觉障碍，有时可伴有对侧同向性偏盲；③主侧半球病变可出现皮质下失语。

3. 大脑前动脉形成血栓

（1）主干闭塞：发生于前交通动脉之前，因对侧代偿可无任何症状。发生于前交通动脉之后可有：①对侧中枢性面舌瘫及偏瘫，以面舌瘫及下肢瘫为重，可伴轻度感觉障碍；②尿潴留或尿急（旁中央小叶受损）；③精神障碍如淡漠、反应迟钝、欣快、始动障碍和缄默等（额极与胼胝体受累），常有强握与吸吮反射（额叶病变）；④主侧半球病变可见上肢失用，也可出现 Broca 失语。

（2）皮质支闭塞：①对侧下肢远端为主的中枢性瘫，可伴感觉障碍（胼周和胼缘动脉闭塞）；②对侧肢体短暂性共济失调、强握反射及精神症状（眶动脉及额极动脉闭塞）。

4. 大脑后动脉形成血栓

（1）主干闭塞：对侧偏盲、偏瘫及偏身感觉障碍（较轻），丘脑综合征，主侧半球病变可有失读症。

（2）皮质支闭塞：①因侧支循环丰富而很少出现症状，仔细检查可见对侧同向性偏盲或象限盲，而黄斑视力保存（黄斑回避现象）；双侧病变可有皮质盲；②主侧颞下动脉闭塞可见视觉失认及颜色失认；③顶枕动脉闭塞可见对侧偏盲，可有不定型的光幻觉痫性发作，主侧病损可有命名性失语；距状动脉闭塞出现对侧偏盲或象限盲。

（3）深穿支闭塞：①丘脑穿通动脉闭塞产生红核丘脑综合征（病侧小脑性共济失调、意向性震颤、舞蹈样不自主运动，对侧感觉障碍）；②丘脑膝状体动脉闭塞可见丘脑综合征（对侧感觉障碍，深感觉为主，以及自发性疼痛、感觉过度、轻偏瘫，共济失调和不自主运动，可有舞蹈症、手足徐动症和震颤等锥体外系症状）；③中脑支闭塞出现韦伯综合征（同侧动眼神经麻痹，对侧中枢性偏瘫），或贝内迪克特综合征（同侧动眼神经麻痹，对侧不自主运动）。

（4）后脉络膜动脉闭塞：罕见，主要表现对侧象限盲。

5. 基底动脉形成血栓

（1）主干闭塞：常引起脑干广泛梗死，出现脑神经、锥体束及小脑症状，如眩晕、呕吐、共济失调、瞳孔缩小、四肢瘫痪、肺水肿、消化道出血、昏迷、高热等，常因病情危重死亡。

（2）基底动脉尖综合征（TOB）：基底动脉尖端分出两对动脉即小脑上动脉和大脑后动脉，其分支供应中脑、丘脑、小脑上部、额叶内侧及枕叶，故可出现以中脑病损为主要表现的一组临床综合征。临床表现：①眼动障碍及瞳孔异常，一侧或双侧动眼神经部分或完全麻痹、眼球上视不能（上丘受累）及一个半综合征，瞳孔对光反射迟钝而调节反射存在（顶盖前区病损）；②意识障碍，一过性或持续数天，或反复发作（中脑或丘脑网状激活系统受累）；③对侧偏盲或皮质盲；④严重记忆障碍（颞叶内侧受累）。

（3）其他：中脑支闭塞出现 Weber 综合征（动眼神经交叉瘫）、Benedikt 综合征（同侧动眼神经麻痹、对侧不自主运动）；脑桥支闭塞出现米亚尔—谷布勒综合征（Millard-Gubler syndrome）（展神经、面神经麻痹，对侧肢体瘫痪）、福维尔综合征（Foville syndrome）（同侧凝视麻痹、周围性面瘫，对侧偏瘫）。

6. 椎动脉形成血栓

若双侧椎动脉粗细差别不大，当一侧闭塞时，因对侧供血代偿多不出现明显症状。当双侧椎动脉粗细差别较大时，优势侧闭塞多表现为小脑后下动脉闭塞综合征［瓦伦贝格综合征（Wallenberg syndrome）］，主要表现：①眩晕、呕吐、眼球震颤（前庭神经核受损）；②交叉性感觉障碍（三叉神经脊束核及对侧交叉的脊髓丘脑束受损）；③同侧 Horner 综合征（交感神经下行纤维受损）；④吞咽困难和声音嘶哑（舌咽、迷走神经受损）；⑤同侧小脑性共济失调（绳状体或小脑受损）。由于小脑后下动脉的解剖变异较大，常有不典型的临床表现。

三、辅助检查

1. 血液检查

包括血常规、血流变、血糖、血脂、肾功能、凝血功能等。这些检查有助于发现脑梗死的危险因素并对病因进行鉴别。

2. 头颅 CT 检查

是最常用的检查。脑梗死发病 24 小时内一般无影像学改变，24 小时后梗死区呈低密度影像。发病后尽快进行 CT 检查，有助于早期脑梗死与脑出血的鉴别。脑干和小脑梗死及较小梗死灶，CT 难以检出。

3. MRI 检查

与 CT 相比，此检查可以发现脑干、小脑梗死及小灶梗死。功能性 MRI，如弥散加权成像（DWI）可以早期（发病 2 小时以内）显示缺血组织的部位、范围，甚至可显示皮质下、脑干和小脑的小梗死灶，诊断早期梗死的敏感性为 88%～100%，特异性为 95%～100%。

4. 血管造影检查

DSA 和 MRA 可以发现血管狭窄、闭塞和其他血管病变，如动脉炎、动脉瘤和动静脉畸形等。其中 DSA 是脑血管病变检查的金标准，但因对人体有创且检查费用、技术条件要求高，临床不作为常规检查项目。

5. TCD 检查

对评估颅内外血管狭窄、闭塞，血管痉挛或侧支循环建立的程度有帮助。用于溶栓治疗监测，对判断预后有参考意义。

四、诊断

根据以下临床特点可明确诊断。

（1）中老年患者，存在动脉粥样硬化、高血压、高血糖等脑卒中的危险因素。

（2）静息状态下或睡眠中起病，病前有反复的 TIA 发作史。

（3）偏瘫、失语、感觉障碍等局灶性神经功能缺损的症状和体征在数小时或数日内达高峰，多无意识障碍。

（4）结合 CT 或 MRI 可明确诊断。应注意与脑栓塞和脑出血等疾病鉴别。

五、治疗

治疗流程实行分期、分型的个体化治疗。

1. 超早期溶栓治疗

包括静脉溶栓和动脉溶栓治疗。静脉溶栓操作简便，准备快捷，费用低廉。动脉溶栓因要求专门（介入）设备，准备时间长，费用高而使推广受到限制，其优点是溶栓药物用药剂量小，出血风险比静脉溶栓时低。

2. 脑保护治疗

如尼莫地平、吡拉西坦、维生素 E 及其他自由基清除剂。

3. 其他治疗

超早期治疗时间窗过后或不适合溶栓患者，可采用降纤、抗凝、抗血小板凝聚、扩血管、扩容、中医药、各种脑保护剂治疗，并及早开始康复训练。

六、护理措施

（一）一般护理

急性期不宜抬高患者床头，宜取头低位或放平床头，以改善头部的血液供应；恢复期枕头也不宜太高，患者可自由采取舒适的主动体位；应注意患者肢体位置的正确摆放，指导和协助患者家属被动运动和按摩患侧肢体，鼓励和指导患者主动进行有计划的肢体功能锻炼，如指导和督促患者进行 Bobath 握手和桥式运动，做到运动适度，方法得当，防止运动过度而造成肌腱牵拉伤。

（二）生活护理

卧床患者应保持床单位整洁和皮肤清洁，预防压疮的发生。尿便失禁的患者，应用温水擦洗臀部、肛周和会阴部皮肤，更换干净衣服和被褥，必要时撒肤疾散类粉剂或涂油膏以保护局部皮肤黏膜，防止出现湿疹和破损；对尿失禁的男患者可考虑使用体外导尿，如用接尿套连接引流袋等；留置导尿的患者，应每日更换引流袋，接头处要避免反复打开，以免造成逆行性感染，每 4 小时松开开关定时排尿，促进膀胱功能恢复，并注意观察尿量、颜色、性质是否有改变，发现异常及时报告医师处理。

（三）饮食护理

饮食以低脂、低胆固醇、低盐（高血压患者）、适量糖类、丰富维生素为原则。少食肥肉、猪油、奶油、蛋黄、带鱼、动物内脏及糖果甜食等，多吃瘦肉、鱼虾、豆制品、新鲜蔬菜、水果和含碘食物，提倡食用植物油，戒烟酒。

有吞咽困难的患者，药物和食物宜压碎，以利吞咽；教会患者用吸水管饮水，以减轻或避免饮水呛咳；进食时宜取坐位或半坐位，予以糊状食物从健侧缓慢喂入；必要时鼻饲流食，并按鼻饲要求做好相关护理。

（四）安全护理

对有意识障碍和躁动不安的患者，床铺应加护栏，以防坠床，必要时使用约束带加以约束。对步行困难、步态不稳等运动障碍的患者，应注意其活动时的安全保护，地面保持干燥平整，防湿防滑，并注意清除周围环境中的障碍物，以防跌倒；通道和卫生间等患者活动的场所均应设置扶手；患者如厕、沐浴、外出时需有人陪护。

（五）用药护理

告知药物的作用与用法，注意观察药物的疗效与不良反应，发现异常情况，及时报告医师处理。

（1）使用溶栓药物进行早期溶栓治疗需经 CT 扫描证实无出血灶，患者无出血。溶栓治疗的时间窗为症状发生后 3 小时或 3~6 小时。使用低分子量肝素、巴曲酶、降纤酶、尿激酶等药物治疗时可发生变态反应及出血倾向，用药前应按药物要求做好皮肤过敏试验，检查患者凝血机制，使用过程中应定期查血常规和注意观察有无出血倾向，发现皮疹、皮下瘀斑、牙龈出血或女患者经期延长等立即报告医师处理。

（2）尼莫地平扩血管作用强，需缓慢静脉滴注，6~8 滴/分，100 mL 液体通常需 4~6 小时滴完。如输液速度过快，极易引起面部潮红、头晕、头痛及血压下降等不良反应。前列腺素 E 滴速为 10~20 滴/分，必要时加利多卡因 0.1 g 同时静脉滴注，可以减轻前列腺素 E 对血管的刺激，如滴速过快，则可导致患者头痛、穿刺局部疼痛、皮肤发红，甚至发生条索状静脉炎。葛根素连续使用时间不宜过长，以 7~10 天为宜。因有报道此药连续使用时间过长时，易出现发热、寒战、皮疹等超敏反应，故使用过程中应注意观察患者有无上述不适。

（3）使用甘露醇脱水降颅内压时，需快速静脉滴注，常在 15~20 分钟内滴完，必要时还需加压快速滴注。滴注前需确定针头在血管内，因为该药漏在皮下，可引起局部组织坏死。甘露醇的连续使用时间不宜过长，因为长期使用可致肾功能损害和低血钾，故应定期检查肾功能和电解质。

（4）右旋糖酐 40 可出现超敏反应，使用过程中应注意观察患者有无恶心、苍白、血压下降和意识障碍等不良反应，发现异常及时通知医师并积极配合抢救。必要时，于使用前取本药 0.1 mL 做过敏试验。

（六）心理护理

疾病早期，患者常因突然出现瘫痪、失语等产生焦虑、情感脆弱、易激惹等情感障碍；疾病后期，则因遗留症状或生活自理能力降低而形成悲观抑郁、痛苦绝望等不良心理。应针对患者不同时期的心理反应予以心理疏导和心理支持，关心患者的生活，尊重他们的人格，耐心告知病情、治疗方法及预后，鼓励患者克服焦虑或抑郁心理，保持乐观心态，积极配合治疗，争取达到最佳康复水平。

七、健康教育

（1）保持正常心态和有规律的生活，克服不良嗜好，合理饮食。

（2）康复训练要循序渐进，持之以恒，要尽可能做些力所能及的家务劳动，日常生活活动不要依赖他人。

（3）积极防治原发性高血压、糖尿病、高脂血症、心脏病。原发性高血压患者服用降压药时，要定时服药，不可擅自服用多种降压药或自行停药、换药，防止血压骤降骤升；使用降糖、降脂药物时，也需按医嘱定时服药。

（4）定期门诊复查，检查血压、血糖、血脂、心脏功能以及智力、瘫痪肢体、语言的恢复情况，并在医师指导下继续用药和进行康复训练。

（5）如果出现头晕、头痛、视物模糊、言语不利、肢体麻木、乏力、步态不稳等症状时，请随时就医。

（王玲飞）

第三节　脑出血

脑出血（ICH）是指原发性非外伤性脑实质内的出血，也称自发性脑出血。我国发病率占急性脑血管病的30%，急性期病死率占30%～40%。绝大多数是高血压伴发的脑小动脉病变在血压骤升时破裂所致，称为高血压性脑出血。老年人是脑出血发生的主要人群，以40～70岁为最主要的发病年龄。

脑出血最常见的病因是高血压并发小动脉硬化。血管的病变与高脂血症、糖尿病、高血压、吸烟等密切相关。通常所说的脑出血是指自发性脑出血。患者往往于情绪激动、用力时突然发病。脑出血发病的主要原因是长期高血压、动脉硬化。绝大多数患者发病当时血压明显升高，导致血管破裂，引起脑出血。其次是脑血管畸形、脑淀粉样血管病、溶栓抗凝治疗所致脑出血等。

一、临床表现

1. 基底节区出血

约占全部脑出血的70%，其中以壳核出血最为常见，其次为丘脑出血。由于此区出血常累及内囊，并以内囊损害体征为突出表现，故又称内囊区出血；壳核出血又称内囊外侧型出血，丘脑出血又称内囊内侧型出血。

（1）壳核出血：系豆纹动脉尤其是其外侧支破裂所致。表现为对侧肢体轻偏瘫、偏身感觉障碍和同向性偏盲（"三偏"），优势半球出血常出现失语。凝视麻痹，呈双眼持续性向出血侧凝视。也可出现失用、体象障碍、记忆力和计算力障碍、意识障碍等。大量出血患者可迅速昏迷，反复呕吐，尿便失禁，在数小时内恶化，出现上部脑干受压征象，双侧病理征，呼吸深快不规则，瞳孔扩大固定，可出现去大脑强直发作以至死亡。

（2）丘脑出血：系丘脑膝状动脉和丘脑穿通动脉破裂所致。临床表现与壳核出血相似，也有突发对侧偏瘫、偏身感觉障碍、偏盲等。但与壳核出血不同处为偏瘫多为均等或基本均等，对侧半身深浅感觉减退，感觉过敏或自发性疼痛；特征性眼征表现为眼球向上注视麻痹，常向内下方凝视、眼球会聚障碍和无反应性小瞳孔等；可有言语缓慢而不清、重复言语、发音困难、复述差，朗读正常等丘脑性失语及记忆力减退、计算力下降、情感障碍、人格改变等丘脑性痴呆；意识障碍多见且较重，出血波及丘脑下部或破入第三脑室可出现昏迷加深、瞳孔缩小、去皮质强直等中线症状。本型死亡率较高。

（3）尾状核头出血：较少见，临床表现与蛛网膜下隙出血相似，常表现为头痛、呕吐、有脑膜刺激征，无明显瘫痪，可有对侧中枢性面、舌瘫。有时可因头痛在CT检查时偶然发现。

2. 脑干出血

脑桥是脑干出血的好发部位，偶见中脑出血，延髓出血极少见。

（1）脑桥出血：表现为突然头痛、呕吐、眩晕、复视、注视麻痹、交叉性瘫痪或偏瘫、四肢瘫等。出血量较大时，患者很快出现意识障碍，表现针尖样瞳孔、去大脑强直、呼吸障碍，并可伴有高热、大汗、应激性溃疡等；出血量较少时可表现为一些典型的综合征，如Foville综合征、Millard-Gubler综合征和闭锁综合征等。

（2）中脑出血：表现如下。①突然出现复视、上睑下垂。②一侧或两侧瞳孔扩大、眼球不同轴、水平或垂直眼震、同侧肢体共济失调，也可表现为Weber或Benedikt综合征。③严重者很快出现意识障碍、去大脑强直。

（3）延髓出血：表现如下。①重症可突然出现意识障碍，血压下降，呼吸节律不规则，心律失常，继而死亡。②轻者可表现为不典型的Wallenberg综合征。

3. 小脑出血

小脑出血好发于小脑上动脉供血区，即半球深部齿状核附近。发病初期患者大多意识清楚或有轻度意识障碍，表现为眩晕、频繁呕吐、枕部剧烈头痛和平衡障碍等，但无肢体瘫痪是其常见的临床特点；轻症者表现出一侧肢体笨拙、行动不稳、共济失调和眼球震颤，无瘫痪；两眼向病灶对侧凝视，吞咽及发音困难，四肢锥体束征，病侧或对侧瞳孔缩小、对光反射减弱；晚期瞳孔散大，中枢性呼吸障碍，最后出现枕大孔疝而死亡；暴发型则常突然昏迷，在数小时内迅速死亡。如出血量较大，病情迅速进展，发病时或发病后12~24小时出现昏迷及脑干受压征象，可有面神经麻痹、两眼凝视病灶对侧、肢体瘫痪及出现病理反射等。

4. 脑叶出血

脑叶出血也称为皮质下白质出血，可发生于任何脑叶。一般症状均略轻，预后相对较好。脑叶出血除表现为头痛、呕吐外，不同脑叶的出血，临床表现也有不同。

（1）额叶出血：前额疼痛、呕吐、痫性发作较多见；对侧偏瘫、共同偏视、精神异常、智力减退等；优势半球出血时可出现Broca失语。

（2）顶叶出血：偏瘫较轻，而对侧偏身感觉障碍显著；对侧下象限盲；优势半球出血时可出现混合性失语，左右辨别障碍，失算、失认、失写［格斯特曼综合征（Gerstmann syndrome）］。

（3）颞叶出血：表现为对侧中枢性面舌瘫及上肢为主的瘫痪；对侧上象限盲；有时有同侧耳前部疼痛；优势半球出血时可出现Wernicke失语；可有颞叶癫痫、幻嗅、幻视。

（4）枕叶出血：主要症状为对侧同向性偏盲，并有黄斑回避现象，可有一过性黑矇和视物变形；有时有同侧偏瘫及病理征。

5. 脑室出血

脑室出血一般分为原发性和继发性两种。原发性脑室出血为脑室内脉络丛动脉或室管膜下动脉破裂出血，较为少见，占脑出血的3%~5%。继发性者是由于脑内出血量大，穿破脑实质流入脑室，常伴有脑实质出血的定位症状和体征。根据脑室内血肿大小可将脑室出血分为全脑室出血（Ⅰ型）、部分性脑室出血（Ⅱ型）以及新鲜血液流入脑室内，但不形成血凝块者（Ⅲ型）3种类型。Ⅰ型因影响脑脊液循环而急剧出现颅内压增高、昏迷、高热、四肢弛缓性瘫痪或呈去皮质状态，呼吸不规则。Ⅱ型及Ⅲ型仅有头痛、恶心、呕吐、脑膜刺激征阳性，无局灶性神经体征。出血量大、病情严重者迅速出现昏迷或昏迷加深，早期出现去皮质强直，脑膜刺激征阳性。常出现丘脑下部受损的症状及体征，如上消化道出血、中枢性高热、大汗、应激性溃疡、急性肺水肿、血糖增高、尿崩症等，病情多严重，预后不良。

二、辅助检查

1. 血常规及血液生化检查

白细胞可增多，超过 $10 \times 10^9/L$ 者占 $60\% \sim 80\%$，甚至可达（$15 \sim 20$）$\times 10^9/L$，并可出现蛋白尿、尿糖、血尿素氮和血糖浓度升高。

2. 脑脊液检查

脑脊液（CSF）压力常增高，多为血性脑脊液。应注意重症脑出血患者，如诊断明确，不宜行腰椎穿刺检查，以免诱发脑疝导致死亡。

3. CT 检查

CT 检查可显示血肿部位、大小、形态，是否破入脑室，血肿周围有无低密度水肿带及占位效应、脑组织移位等。24 小时内出血灶表现为高密度，边界清楚。48 小时以后，出血灶高密度影周围出现低密度水肿带。

4. 数字减影血管造影（DSA）检查

对血压正常疑有脑血管畸形等的年轻患者，可考虑行 DSA 检查，以便进一步明确病因，积极针对病因治疗，预防复发。脑血管 DSA 对颅内动脉瘤、脑血管畸形等的诊断，均有重要价值。颈内动脉造影正位像可见大脑前、中动脉间距在正常范围，豆纹动脉外移。

5. MRI 检查

MRI 具有比 CT 更高的组织分辨率，且可直接多方位成像，无颅骨伪影干扰，又具有血管流空效应等特点，使对脑血管疾病的显示率及诊断准确性，比 CT 更胜一筹。CT 能诊断的脑血管疾病，MRI 均能做到；而对发生于脑干、颞叶和小脑等的血管性疾病，MRI 比 CT 显示更佳；对脑出血、脑梗死的演变过程，MRI 比 CT 显示更完整；对 CT 较难判断的脑血管畸形、烟雾病等，MRI 比 CT 更敏感。

6. TCD 检查

多普勒超声检查最基本的参数为血流速度与频谱形态。血流速度增加可表示高血流量、动脉痉挛或动脉狭窄；血流速度减慢则可能是动脉近端狭窄或循环远端阻力增高的结果。

三、诊断

脑出血的诊断要点为：①多为中老年患者；②多数患者有高血压病史，因某种因素血压急骤升高而发病；③起病急骤，多在兴奋状态下发病；④有头痛、呕吐、偏瘫，多数患者有意识障碍，严重者昏迷和脑疝形成；⑤脑膜刺激征阳性；⑥多数患者为血性脑脊液；⑦头颅 CT 和 MRI 可见出血病灶。

四、治疗

1. 保持呼吸道通畅

注意气道管理，清理呼吸道分泌物，保证正常换气功能，有肺部感染时应用抗生素，必要时行气管切开。

2. 降低颅内压

可选用 20% 甘露醇 125 ~ 250 mL 静脉滴注，每 6 ~ 8 小时 1 次和（或）甘油果糖注射液 250 mL 静脉滴注，12 小时 1 次或每日 1 次。呋塞米 20 ~ 40 mg 静脉注射，每 6 小时、8 小时或 12 小时 1 次。也可根据病情应用白蛋白 5 ~ 10 g 静脉滴注，每天 1 次。

3. 血压的管理

应平稳、缓慢降压，不能降压过急、过快，否则易致脑血流灌注不足，出现缺血性损害而加重病情。

4. 高血压性脑出血的治疗

可不用止血药。有凝血功能障碍的可酌情应用止血药，如巴曲酶、6-氨基己酸、氨甲苯酸等。

5. 亚低温疗法

应用冰帽等设备降低头部温度，降低脑耗氧量，保护脑组织。

6. 中枢性高热的治疗

可物理降温。

7. 预防性治疗

下肢静脉血栓形成及肺栓塞建议穿弹力袜进行预防。

8. 防治并发症

脑出血的并发症有应激性溃疡、电解质紊乱等。可根据病情选用质子泵阻滞剂（如奥美拉唑等）或 H_2 受体阻滞剂（如西咪替丁、法莫替丁等），根据患者出入量调整补液量，并补充氯化钾等，维持水电解质平衡，痫性发作可给予地西泮 10 ~ 20 mg 缓慢静脉注射或苯巴比妥钠 100 ~ 200 mg 肌内注射控制发作，一般不需长期治疗。

9. 外科手术治疗

必要时进行外科手术治疗。对于内科非手术治疗效果不佳，或出血量大，有发生脑疝征象，或怀疑为脑血管畸形引起出血的，可外科手术治疗（去骨瓣减压术、小骨窗开颅血肿清除术、钻孔血肿抽吸术、脑室外引流术、微创穿刺颅内血肿吸引术等）。手术指征：①基底节中等量以上出血（壳核出血 ≥30 mL，丘脑出血 ≥15 mL）；②小脑出血 ≥10 mL 或直径 ≥3 cm 或出现明显脑积水；③重症脑室出血。

五、护理措施

（一）一般护理

患者绝对卧床休息 4 周，抬高床头 15°~ 30°，以促进脑部静脉回流，减轻脑水肿；取侧卧位或平卧头侧位，防止呕吐物反流引起误吸。脑出血急性期患者应尽量就地治疗，避免不必要的搬动，并注意保持病房安静，严格限制探视。翻身时，注意保护头部，动作宜轻柔缓慢，以免加重出血，避免咳嗽和用力排便。神经系统症状稳定 48 ~ 72 小时后，患者即可开始早期康复锻炼，但应注意不可过度用力或憋气。恢复期的康复训练不可急于求成，应循序渐进、持之以恒。

（二）饮食护理

急性期患者给予高蛋白、高维生素、高热量饮食，并限制钠盐摄入（<3 g/d）。有意识

障碍、消化道出血的患者宜禁食 24～48 小时，然后酌情给予鼻饲流食，如牛奶、豆浆、藕粉、蒸蛋或混合匀浆等，4～5 次/日，每次约 200 mL。恢复期患者应给予清淡、低盐、低脂、适量蛋白质、高维生素食物，戒烟酒，忌暴饮暴食。

（三）症状护理

（1）对神志不清、躁动或有精神症状的患者，床应加护栏，并适当约束，防止跌伤。

（2）注意保持呼吸道通畅。及时清除口鼻分泌物，协助患者轻拍背部，以促进痰痂的脱落排出，但急性期应避免刺激咳嗽，必要时可给予负压吸痰、吸氧及定时雾化吸入。

（3）协助患者完成生活护理。按时翻身，保持床单位干燥整洁，保持皮肤清洁卫生，预防压疮的发生；如有闭眼障碍的患者，应涂四环素眼膏，并用湿纱布盖眼，保护角膜；昏迷和鼻饲患者应做好口腔护理，2 次/日。有尿便失禁的患者，注意及时用温水擦洗外阴及臀部，保持皮肤清洁、干燥。

（4）有吞咽障碍的患者，喂饭喂水时不宜过急，遇呕吐或反呛时应暂停喂食喂水，防止食物呛入气管引起窒息或吸入性肺炎，对昏迷等不能进食的患者可酌情予以鼻饲流食。

（5）注意保持瘫痪肢体处于功能位，防止足下垂，被动运动关节和按摩患肢，防止手足挛缩、变形及神经麻痹，病情稳定后应尽早开始肢体功能锻炼和语言康复训练，以促进神经功能的早日康复。

（6）中枢性高热的患者先行物理降温，如温水擦浴、酒精浴、冰敷等，效果不佳时可给予退热药，并注意监测和记录体温的情况。

（7）密切观察病情，尤其是生命体征、神志、瞳孔的变化，及早发现脑疝的先兆表现，一旦出现，应立即报告医师及时抢救。

（四）用药护理

告知药物的作用与用法，注意观察药物的疗效与不良反应，发现异常情况，及时报告医师处理。

（1）颅内压升高使用 20% 甘露醇静脉滴注脱水时，要保证绝对快速输入，20% 的甘露醇 50～100 mL 要在 15～30 分钟内滴完，注意防止药液外漏，并注意尿量与血电解质的变化，尤其应注意有无低血钾发生。①患者每日补液量可按尿量加 500 mL 计算，在 1 500～2 000 mL，如有高热、多汗、呕吐或腹泻者，可适当增加入液量；②每日补钠 50～70 mmol/L，补钾 40～50 mmol/L。防止低钠血症，以免加重脑水肿。

（2）严格遵医嘱服用降压药，不可骤停和自行更换，也不宜同时服用多种降压药，避免血压骤降或过低致脑供血不足。应根据患者的年龄、基础血压、病后血压等情况判定最适血压水平，缓慢降压，不宜使用强降压药（如利舍平）。

（3）用地塞米松消除脑水肿时，因其易诱发上消化道应激性溃疡，应观察有无呃逆、上腹部饱胀不适、胃痛、呕血、便血等，注意胃内容物或呕吐物的性状，以及有无黑便；鼻饲流食的患者，注意观察胃液的颜色是否为咖啡色或血性，必要时可做隐血试验检查，如发现异常及时通知医师处理。

（4）躁动不安的患者可根据病情给予小量镇静、镇痛药；患者有抽搐发作时，可用地西泮静脉缓慢注射，或苯妥英钠口服。

（五）心理护理

主动关心患者及其家属，耐心介绍病情及预后，消除其紧张焦虑、悲观抑郁等不良情绪，保持患者及其家属情绪稳定，积极配合抢救与治疗。

六、健康教育

（1）避免情绪激动，去除不安、恐惧、愤怒、抑郁等不良情绪，保持正常心态。

（2）给予低盐、低脂、适量蛋白质、富含维生素与纤维素的清淡饮食，多吃蔬菜、水果，少食辛辣刺激性强的食物，戒烟酒。

（3）生活有规律，保持排便通畅，避免排便时用力过度和憋气。

（4）坚持适度锻炼，避免重体力劳动，如坚持做保健体操、慢散步、打太极拳等。

（5）尽量做到日常生活自理，康复训练时注意克服急于求成的心理，做到循序渐进、持之以恒。

（6）定期复查血压、血糖、血脂、血常规等项目，积极治疗原发性高血压、糖尿病、心脏病等原发疾病。如出现头痛、呕吐、肢体麻木无力、进食困难、饮水呛咳等症状时需及时就医。

（秦晓燕）

第七章

普外科疾病的护理

第一节　胃及十二指肠溃疡

胃及十二指肠局限性圆形或椭圆形的全层黏膜缺损，称为胃及十二指肠溃疡。因溃疡的形成与胃酸—蛋白酶的消化作用有关，也称为消化性溃疡。纤维内镜技术的不断完善、新型制酸剂和抗幽门螺杆菌（Hp）药物的应用使得溃疡病诊断和治疗发生了很大改变。外科治疗主要用于急性穿孔、出血、幽门梗阻或药物治疗无效的溃疡患者以及胃溃疡恶性变等情况。

一、临床表现及治疗

（一）胃及十二指肠溃疡急性穿孔

急性穿孔是胃及十二指肠溃疡严重并发症，为常见的外科急腹症。起病急、病情重、变化快，需要紧急处理，若诊治不当可危及生命。近来溃疡穿孔的发生率呈上升趋势，发病年龄渐趋高龄化。十二指肠溃疡穿孔男性患者较多，胃溃疡穿孔则多见于老年妇女。

1. 病因和病理

90%的十二指肠溃疡穿孔发生在球部前壁，而胃溃疡穿孔60%发生在胃小弯，40%分布于胃窦及其他各部。急性穿孔后，有强烈刺激性的胃酸、胆汁、胰液等消化液和食物溢入腹腔，引起化学性腹膜炎。导致剧烈的腹痛和大量腹腔渗出液，6~8小时后细菌开始繁殖并逐渐转变为化脓性腹膜炎。病原菌以大肠埃希菌、链球菌为多见。由于强烈的化学刺激、细胞外液丢失以及细菌毒素吸收等因素，患者可出现休克。胃及十二指肠后壁溃疡，可穿透全层并与周围组织包裹，形成慢性穿透性溃疡。

2. 临床表现

多数患者既往有溃疡病史，穿孔前数日溃疡病症状加剧。情绪波动、过度疲劳、刺激性饮食或服用皮质激素药物等常为诱发因素。

（1）症状：穿孔多在夜间空腹或饱食后突然发生，表现为骤起上腹部刀割样剧痛，迅速波及全腹，患者疼痛难忍，可有面色苍白、出冷汗、脉搏细速、血压下降等表现。常伴恶心、呕吐。当胃内容物沿右结肠旁沟向下流注时，可出现右下腹痛，疼痛也可放射至肩部。当腹腔有大量渗出液稀释漏出的消化液时，腹痛可略有减轻。由于继发细菌感染，出现化脓性腹膜炎，腹痛可再次加重。偶尔可见溃疡穿孔和溃疡出血同时发生。溃疡穿孔后病情的严重程度与患者的年龄、全身情况、穿孔部位、穿孔大小和时间以及是否空腹穿孔密切相关。

（2）体征：体检时患者表情痛苦，仰卧微屈膝，不愿移动，腹式呼吸减弱或消失；全腹压痛、反跳痛，腹肌紧张呈"板样"强直，尤以右上腹最明显。叩诊肝浊音界缩小或消失，可有移动性浊音；听诊肠鸣音消失或明显减弱。患者有发热，实验室检查示白细胞计数增加，血清淀粉酶轻度升高。在站立位 X 线检查时，80% 的患者可见膈下新月状游离气体影。

3. 治疗

（1）非手术治疗：适用于一般情况好，症状、体征较轻的空腹穿孔；穿孔超过 24 小时，腹膜炎已局限者；或是经水溶性造影剂行胃及十二指肠造影检查证实穿孔已封闭的患者。非手术治疗不适用于伴有出血、幽门梗阻、疑有癌变等情况的穿孔患者。治疗措施主要包括：①持续胃肠减压，减少胃肠内容物继续外漏；②输液以维持水、电解质平衡并给予营养支持；③全身应用抗生素控制感染；④经静脉给予 H_2 受体阻断剂或质子泵拮抗剂等制酸药物。非手术治疗 6~8 小时后病情仍继续加重，应立即转手术治疗。非手术治疗少数患者可出现膈下或腹腔脓肿。痊愈的患者应进行胃镜检查排除胃癌，根治幽门螺杆菌感染并采用制酸剂治疗。

（2）手术治疗。

1）单纯穿孔缝合术：单纯穿孔修补缝合术的优点是操作简便，手术时间短，安全性高。一般认为：穿孔时间超出 8 小时，腹腔内感染及炎症水肿严重，有大量脓性渗出液；以往无溃疡病史或有溃疡病史未经正规内科治疗，无出血、梗阻并发症，特别是十二指肠溃疡患者；有其他系统器质性疾病不能耐受急诊彻底性溃疡手术，为单纯穿孔缝合术的适应证。穿孔修补通常采用经腹手术，穿孔以丝线间断横向缝合，再用大网膜覆盖，或以网膜补片修补；也可经腹腔镜行穿孔缝合大网膜覆盖修补。对于所有的胃溃疡穿孔患者，需做活检或术中快速病理检查除外胃癌，若为恶性病变，应行根治性手术。单纯穿孔缝合术术后溃疡仍需内科治疗，Hp 感染阳性者需要抗 Hp 治疗，部分患者因溃疡未愈仍需行彻底性溃疡手术。

2）彻底性溃疡手术：优点是一次手术同时解决穿孔和溃疡两个问题，如果患者一般情况良好，穿孔在 8 小时内或超过 8 小时，腹腔污染不严重；慢性溃疡特别是胃溃疡患者，曾行内科治疗，或治疗期间穿孔；十二指肠溃疡穿孔修补术后再穿孔，有幽门梗阻或出血史者可行彻底性溃疡手术。手术方法包括胃大部切除术，对十二指肠溃疡穿孔可选用穿孔缝合术加高选择性迷走神经切断术或选择性迷走神经切断术加胃窦切除术。

（二）胃及十二指肠溃疡大出血

胃及十二指肠溃疡患者有大量呕血、柏油样便，引起红细胞、血红蛋白和血细胞比容明显下降，脉率加快，血压下降，出现休克前期症状或休克状态，称为溃疡大出血。胃及十二指肠溃疡出血，是上消化道大出血中最常见的原因，约占 50% 以上。

1. 病因和病理

溃疡基底部的血管壁被侵蚀并导致破裂出血。胃溃疡大出血好发于胃小弯，出血源自胃左、右动脉及其分支。十二指肠溃疡大出血好发于球部后壁，出血源自胰十二指肠上动脉或胃十二指肠动脉及其分支。大出血后血容量减少、血压降低、血流缓慢，可在血管破裂处形成凝血块而暂时止血。由于胃肠道蠕动和胃及十二指肠内容物与溃疡病灶的接触，暂时停止的出血可能再次出血。

2. 临床表现

胃及十二指肠溃疡大出血的临床表现取决于出血量和出血速度。患者的主要症状是呕血和柏油样便，多数患者只有黑便而无呕血，迅猛的出血则为大量呕血与紫黑血便。呕血前常有恶心，便血前后可有心悸、眼前发黑、乏力、全身疲软，甚至出现晕厥。患者过去多有典型溃疡病史，近期可有服用阿司匹林等情况。如出血速度缓慢则血压、脉搏改变不明显。短期内失血量超过 800 mL，可出现休克症状。患者焦虑不安、四肢湿冷、脉搏细速、呼吸急促、血压下降。如血细胞比容在 30% 以下，出血量已超过 1 000 mL。大出血通常指的是每分钟出血量超过 1 mL 且速度较快的出血。患者可呈贫血貌、面色苍白、脉搏增快；腹部体征不明显，腹部稍胀，上腹部可有轻度压痛，肠鸣音亢进。腹痛严重的患者应注意有无伴发溃疡穿孔。大量出血早期，由于血液浓缩，血常规变化不大，以后红细胞计数、血红蛋白、血细胞比容均呈进行性下降。

3. 治疗

治疗原则是补充血容量，防治失血性休克，尽快明确出血部位并采取有效止血措施。

（1）补充血容量：建立可靠畅通的静脉通道，快速滴注平衡盐液，作输血配型试验。同时严密观察血压、脉搏、尿量和周围循环状况，并判断失血量指导补液。失血量达全身总血量的 20% 时，应输注羟乙基淀粉、右旋糖酐或其他血浆代用品，用量在 1 000 mL 左右。出血量较大时可输注浓缩红细胞，也可输全血，并维持血细胞比容不低于 30%。输入液体中晶体液与胶体液之比以 3 : 1 为宜。监测生命体征，测定中心静脉压、尿量，维持循环功能稳定和良好呼吸、肾功能十分重要。

（2）留置鼻胃管：用生理盐水冲洗胃腔，清除血凝块，直至胃液变清，持续低负压吸引，动态观察出血情况。可经胃管注入 200 mL 含 8 mg 去甲肾上腺素的生理盐水溶液，每 4~6 小时一次。

（3）急诊纤维胃镜检查：可明确出血病灶，还可同时施行内镜下电凝、激光灼凝、注射或喷洒药物等局部止血措施。检查前必须纠正患者的低血容量状态。

（4）止血、制酸、生长抑素等药物的应用：经静脉或肌内注射巴曲酶；静脉给予 H_2 受体拮抗剂（西咪替丁等）或质子泵抑制剂（奥美拉唑等）；静脉应用生长抑素（善宁、施他宁等）。

（5）急症手术止血：多数胃及十二指肠溃疡大出血，可经非手术治疗止血，约 10% 的患者需急症手术止血。手术指征为：①出血速度快，短期内发生休克，或较短时间内（6~8 小时）需要输入较大量血液（>800 mL）方能维持血压和血细胞比容者；②年龄在 60 岁以上伴动脉硬化症者自行止血机会较小，对再出血耐受性差，应及早手术；③近期发生过类似的大出血或并发穿孔或幽门梗阻；④正在进行药物治疗的胃及十二指肠溃疡患者发生大出血，表明溃疡侵蚀性大，非手术治疗难以止血；⑤纤维胃镜检查发现动脉搏动性出血，或溃疡底部血管显露再出血危险性很大。急诊手术应争取在出血 48 小时内进行，反复止血无效，拖延时间越长危险越大。胃溃疡较十二指肠溃疡再出血机会高 3 倍，应争取及早手术。

二、护理措施

（一）术前护理

1. 一般护理

急症患者立即禁食、禁饮；择期手术患者给予高蛋白、高热量、富含维生素、易消化、无刺激的食物；穿孔患者取半卧位；休克患者取休克体位。

2. 病情观察

密切监测生命体征、腹痛、腹膜刺激征及肠鸣音等变化。若患者有休克症状，根据医嘱及时补充液体和应用抗生素，维持水、电解质平衡和抗感染治疗；做好急症手术前的准备工作。

3. 用药护理

严格遵医嘱使用解痉及抗酸的药物，减少胃酸分泌，并观察药物疗效，防止并发症的发生。

4. 溃疡大出血患者的护理

严密观察呕血、便血情况，并判断记录出血量；监测生命体征变化，观察有无口渴、四肢发冷、尿少等循环血量不足的表现；患者应取平卧位；禁食、禁饮；若患者过度紧张，应给予镇静剂；遵医嘱，及时输血、补液，应用止血药物，以纠正贫血和休克；同时，做好急症手术前的准备工作。

5. 幽门梗阻患者的护理

完全性梗阻患者禁食、禁饮，不完全性梗阻患者，给予无渣半流食，以减少胃内容物潴留。遵医嘱输血补液，改善营养状况，纠正低氯、低钾性碱中毒。做好术前准备，术前3天，每晚用 300～500 mL 温生理盐水洗胃，以减轻胃壁水肿和炎症，以利于术后吻合口愈合。

6. 对拟行迷走神经切除术患者的护理

术前测定患者的胃酸分泌量，包括夜间 12 小时分泌量、最大分泌量及胰岛素试验分泌量，以供选择手术方法参考。

7. 术前准备

包括皮肤准备，药物敏感试验，术前插胃管、尿管等。

8. 心理护理

及时安慰患者，缓解紧张、恐惧情绪，解释相关的疾病和手术知识。

（二）术后护理

1. 一般护理

患者术后取平卧位，严密监测生命体征，血压平稳后取低半卧位。卧床期间，协助患者翻身。若患者病情允许，鼓励患者早期活动，活动量因人而异。对年老体弱或病情较重者，活动量适当减少。

2. 术后禁食

待肠功能恢复、拔除胃管当日进食。注意维持水、电解质平衡；及时应用抗生素；准确记录 24 小时出入量，以便保证合理补液；若患者营养状况差或贫血，应补充血浆或全血，以利于吻合口和切口的愈合。

3. 饮食、饮水护理

患者拔除胃管当日可饮少量水或米汤，第 2 天进半量流质饮食，若患者无腹痛、腹胀等不适，第 3 天进全量流食，第 4 天可进半流质饮食，以稀饭为好，第 10 ~ 14 天可进软食。少进食牛奶、豆类等产气食物，忌生、冷、硬及刺激性食物。进食应少量多餐，循序渐进，每日 5 ~ 6 餐，逐渐减少进餐次数并增加每次进餐量，逐渐过渡为正常饮食。拔除胃管当日可少量饮水，每次 4 ~ 5 汤勺，每 1 ~ 2 小时一次。

4. 引流管护理

妥善固定胃肠减压管和引流管，保持通畅，尤其是胃管应保持负压状态。观察并记录胃管和引流管引流液体的颜色、性质和量。

5. 安全管理

加强风险评估，根据需要给予保护措施及警示标识。

6. 并发症的观察和护理

（1）吻合口出血常在术后 24 小时内发生，可从胃管不断吸出新鲜血液，患者有脉搏增快、血压下降等低血容量的表现。应立即报告医生，加快输液。遵医嘱应用止血药物和输新鲜血。通过非手术治疗止血效果不佳或出血量大于 500 mL/h，应行手术止血。

（2）十二指肠残端破裂多发生于术后 3 ~ 6 天，是毕罗Ⅱ式胃切除术后早期最严重的并发症。原因一是患者术前营养不良未有效纠正；二是术中处理不当；三是术后胃管引流不畅。患者表现为突发上腹部剧痛、发热，腹膜刺激征及白细胞计数增加，腹腔穿刺可有胆汁样液体。一旦诊断，应立即手术治疗。并加强营养支持，局部引流。

（3）吻合口破裂或吻合口瘘多发生于术后 5 ~ 7 天。贫血、水肿、低蛋白血症的患者更易发生。如患者出现高热、脉速、腹痛及弥漫性腹膜炎的表现，应及时通知医生。

（4）胃排空障碍。胃切除术后，患者出现上腹持续性饱胀、钝痛、伴呕吐含有食物和胆汁的胃液。X 线上消化道造影检查显示：残胃扩张，无张力，蠕动波少而弱，胃肠吻合口通过欠佳。

多数患者经保守治疗而好转，包括禁食、胃肠减压，肠外营养，纠正低蛋白，维持水、电解质和酸碱平衡，应用促胃动力药等。若患者经保守治疗，症状不改善，应考虑可能并发机械性梗阻。

（5）术后梗阻。主要原因有吻合口缝合组织内翻过多、肠系膜间隙处理不当、局部粘连和水肿。根据梗阻部位分吻合口梗阻、输入袢梗阻和输出袢梗阻，后两者见于毕罗Ⅱ式胃切除术后。

1）输入袢梗阻：完全梗阻，表现上腹部剧烈疼痛、频繁呕吐伴上腹部压痛，呕吐物量少，多不含胆汁，上腹部有时可扪及包块。急性完全性输入袢梗阻属于闭袢性肠梗阻，易发生肠绞窄，病情不缓解者应行手术解除梗阻。慢性不完全性输入袢梗阻，也称"输入袢综合征"，表现为餐后半小时左右上腹胀痛或绞痛，伴大量呕吐，呕吐物为胆汁，几乎不含食物，呕吐后症状缓解消失。不完全性输入袢梗阻应采取保守治疗，包括禁食、胃肠减压、营养支持等方法。若无缓解，可行手术治疗。

2）输出袢梗阻：进食后患者上腹部饱胀、呕吐含胆汁的胃内容物。若保守治疗无效，应行手术治疗。

3）吻合口梗阻：吻合口过小或吻合口的胃壁或肠壁内翻太多，或因术后吻合口炎症水肿出现暂时性梗阻。若非手术治疗无效，应行手术解除梗阻。

（6）倾倒综合征：根据症状出现的早晚可分两种类型。

1）早期倾倒综合征：多于进食后30分钟内，患者出现心悸、心动过速、出汗、无力、面色苍白等表现，伴有恶心、呕吐、腹部绞痛、腹泻等消化道症状。多数患者经调整饮食后，症状能减轻或消失。处理方法：少量多餐，避免过甜、过咸、过浓流质食物，宜进食低糖类、高蛋白饮食。进餐时限制饮水。进餐后平卧10～20分钟。饮食调整后症状不缓解，应用生长抑素治疗。手术治疗应慎重。

2）晚期倾倒综合征：又称低血糖综合征。患者表现为餐后2～4小时出现头晕、心慌、无力、出冷汗、脉细弱甚至晕厥，也可导致虚脱。处理方法：饮食调整，食物中加入果胶延缓糖类吸收等措施，症状即可缓解。症状严重者，可应用生长抑素奥曲肽0.1 mg皮下注射，每日3次，能改善症状。

（7）碱性反流性胃炎：患者表现为上腹部或胸骨后烧灼痛，呕吐胆汁样液体及体重减轻。抑酸剂治疗无效，较顽固。一般应用胃黏膜保护剂、胃动力药及胆汁酸结合药物。症状严重者，应考虑手术治疗。

（8）溃疡复发：患者再次出现溃疡病症状，如腹痛、出血等症状。可采取保守治疗，无效者可再次手术。

（9）营养性并发症：患者表现为体重减轻、营养不良、贫血等症状。应调节饮食，给予高蛋白、低脂饮食，补充铁剂和丰富的维生素。饮食调整结合药物治疗，营养状况可改善。

（10）残胃癌：胃及十二指肠溃疡患者行胃大部切除术后5年以上，残留胃发生的原发癌，好发于术后20～25年。患者表现为上腹部疼痛不适、进食后饱胀、消瘦、贫血等症状，纤维胃镜可明确诊断。

三、健康指导

（1）告诉患者术后1年内胃容量受限，饮食应定时、定量，少量多餐，营养丰富，逐步过渡为正常饮食。少食腌制、熏制食品，避免进食过冷、过硬、过烫、过辣及油煎炸的食物。

（2）告知患者注意休息，避免过劳，保持乐观的情绪，同时劝告患者放弃喝酒、吸烟等对身体有危害性的不良习惯。

（3）遵医嘱指导患者药物服用时间、服用方法、剂量及药物不良反应。避免服用对胃黏膜有损害性的药物，如阿司匹林、吲哚美辛、皮质类固醇等药物。

（4）告知患者及其家属有关手术后期可能出现的并发症，如有不适及时就诊。

（娄　莉）

第二节　急性化脓性腹膜炎

腹膜受到细菌、化学性刺激或损伤所引起的腹膜急性炎症性病变，称为急性腹膜炎。主要表现为急性腹痛、恶心、呕吐、腹膜刺激征和全身感染症状。

一、病因和病理

腹膜受到细菌或胃肠道内容物的刺激后迅速发生充血、水肿等反应，并失去原有光泽；继而产生大量浆液性渗出液，以稀释腹膜腔内的毒素；渗出液中的吞噬细胞、中性粒细胞及坏死组织、细菌和凝固的纤维蛋白原使渗出液变浑浊。以大肠埃希菌为主的脓液呈黄绿色，常与其他致病菌混合感染而变得稠厚，并有粪臭味。

腹膜炎的转归除与患者全身情况和腹膜局部防御能力有关外，还取决于污染细菌的性质、数量和污染的持续时间。腹膜的严重充血、水肿可引起机体水、电解质紊乱；腹腔内大量渗出液浸泡肠管可导致麻痹性肠梗阻，肠管扩张使膈肌上移影响心肺功能，肠腔内大量积液又使血容量明显减少，细菌入侵和毒素吸收导致感染性休克，严重者可致死亡。病变轻者，病变经大网膜包裹或填塞而被局限，形成局限性腹膜炎。

二、临床表现

（一）急性腹膜炎

根据病因不同，腹膜炎的症状可以是突然发生，也可以是逐渐出现的。空腔脏器损伤破裂或穿孔引起的腹膜炎发病较突然。

1. 症状

（1）腹痛：是最主要的临床表现，疼痛的性质与发病的原因、炎症的轻重、年龄、身体素质等有关。剧烈腹痛，难以忍受，呈持续性。深呼吸、咳嗽、改变体位使疼痛加重。腹痛先从原发病变部位开始，随炎症扩散而波及全腹。

（2）恶心、呕吐：腹膜受到刺激，可引起反射性恶心、呕吐，呕吐物为胃内容物，发生麻痹性肠梗阻时呕吐物为黄绿色胆汁，甚至是褐色粪水样内容物。

（3）体温升高、脉搏变快：骤然发病的病例，体温由正常逐渐升高、脉搏逐渐加快，年老体弱者体温可不升高，多数患者脉搏加速与体温成正比，若脉搏快体温反而下降，常提示病情恶化。

（4）感染中毒表现：患者可相继出现寒战、高热、脉速、呼吸浅快及口干；随着病情进展，可出现面色苍白、口唇发绀、肢端发冷、呼吸急促、血压下降、神志恍惚等全身感染、中毒表现。严重者可出现代谢性酸中毒及感染性休克。

2. 体征

腹胀，腹式呼吸减弱或消失。腹部压痛、腹肌紧张和反跳痛是腹膜炎的标志性体征。腹胀加重是病情恶化的重要标志。胃肠或胆囊穿孔引起强烈的腹肌紧张，甚至呈"木板样"强直。婴幼儿、老年人或极度虚弱的患者腹肌紧张不明显，易被忽视。

（二）腹腔脓肿

1. 膈下脓肿

脓液积聚于膈肌以下、横结肠及其系膜以上的间隙内，统称为膈下脓肿。膈下脓肿的临床特点是出现明显的全身症状，发热初为弛张热，脓肿形成后呈持续性高热。脓肿刺激膈肌可引起呃逆。感染波及胸膜时可出现胸腔积液、气促、咳嗽和胸痛等表现。

2. 盆腔脓肿

盆腔处于腹腔最低位置，腹膜炎时，腹腔内炎性渗物及脓液易积聚于此而形成盆腔脓肿。因盆腔腹膜面积较小，吸收能力较低，故盆腔脓肿的特点是局部症状明显而全身中毒症状较轻。

三、辅助检查

1. 实验室检查

血常规检查示白细胞计数及中性粒细胞比例增高，可出现中毒颗粒。病情危重或机体反应能力低下者，白细胞计数不升高反而降低，仅有中性粒细胞比例增高。

2. 影像学检查

（1）腹部 X 线检查：立、卧位平片见小肠普遍胀气并有多个小液平；胃肠穿孔时，立位平片多数可见膈下游离气体；膈下脓肿时，患侧膈肌升高，肋膈角模糊或胸腔积液。

（2）B 超检查：显示腹腔内积液量，但不能鉴别液体性质。

（3）CT 检查：对腹腔内实质性脏器的病变有诊断价值，也可明确脓肿的大小及部位。

3. 诊断性腹腔穿刺或腹腔灌洗

根据抽出液性状、气味、浑浊度，涂片、细菌培养以及淀粉酶测定等有助于诊断。

四、治疗

1. 非手术治疗

对病情较轻或病程较长已超过 24 小时、腹部体征已减轻或炎症已局限以及原发性腹膜炎者可行非手术治疗。

（1）禁食和胃肠减压。

（2）静脉输液，纠正水、电解质紊乱，补充热量或提供营养支持。

（3）合理应用抗菌药。

（4）对症处理，镇静、止痛和吸氧等。

（5）物理治疗，盆腔脓肿未形成或较小时，可辅助热水坐浴、温盐水保留灌肠等治疗。

2. 手术治疗

（1）手术适应证：经非手术治疗 6~8 小时后（一般不超过 12 小时），腹膜炎症状加重和腹腔器官破裂等；腹腔内炎症较重，出现严重的肠麻痹或中毒症状，并发休克；腹膜炎病因不明且无局限趋势者。

（2）手术处理：剖腹探查，明确病因，处理原发病灶；清理腹腔，充分引流；引流已形成的腹腔脓肿。

五、护理措施

（一）术前护理

1. 心理护理

安慰患者，减轻腹胀、腹痛，促进患者舒适。

2. 体位

患者取半卧位，促进腹腔内渗出液流向盆腔，以减少毒素吸收，减轻中毒症状，利于引流和局限感染。避免腹胀所致的膈肌抬高，减轻腹胀对呼吸循环的影响。休克患者应取中凹卧位。

3. 禁食、胃肠减压

吸出胃肠道内容物和气体，改善胃、肠壁的血液循环，减少消化道内容物继续流入腹腔，减轻腹胀和腹痛。

4. 止痛

明确诊断的患者，可用哌替啶类止痛剂镇痛。诊断不明或需要继续观察的患者，慎用止痛药物，以免掩盖真实病情。做好急诊手术的准备工作。

（二）控制感染，加强支持治疗

1. 合理应用抗生素

继发性腹膜炎多为混合性感染，应根据细菌培养及药敏试验结果选择广谱抗生素。但抗生素的使用不能完全替代手术治疗。

2. 降温

高热患者，应给予药物降温协同物理降温。

3. 支持治疗

急性腹膜炎的患者由于炎症、机体应激反应和长时间禁食的原因所致营养不良及贫血，应给予肠内外营养支持，提高机体防御能力和愈合能力。

（三）维持体液平衡和生命体征平稳

1. 输液

迅速建立静脉通路，补充液体和电解质等，纠正电解质及酸碱失衡。尽量选择上肢粗大血管穿刺，必要时留置中心静脉。根据病情输入全血或血浆提高胶体渗透压，维持有效循环血量。

2. 准确记录出入量

维持每小时尿量 30 ~ 50 mL。

3. 抗休克治疗护理

患者发生休克时，加快补液速度的同时应定时监测中心静脉压、血气分析、肾功能、离子血糖等指标。

（四）术后护理

1. 一般护理

全身麻醉清醒或硬膜外麻醉患者去枕平卧，术后 6 小时后，生命体征平稳改半卧位。若患者病情允许，鼓励患者早期活动，活动量因人而异。

2. 术后并发症的预防和护理

（1）严密观察病情：术前或术后密切观察心率、血压、血氧饱和度、中心静脉压等。

（2）术后 6 小时鼓励患者尽早下床活动，预防肠管粘连。

（3）妥善固定胃管、尿管、引流管等，保持引流通畅，避免管路扭曲、受压、打折、脱出。每 24 小时更换负压引流器、尿袋、引流袋一次，严格无菌操作，防止管路逆行感染。准确记录引流液的颜色、性状、引流量。

（4）遵医嘱为患者做雾化吸入，稀释痰液，及时为患者叩背，预防肺部感染。

（5）遵医嘱应用血液循环治疗仪，预防下肢静脉血栓的形成。

（6）做好口腔护理、尿管护理、皮肤护理，预防感染。

（7）密切观察切口敷料情况，如有渗出及时通知医生更换敷料。保持切口敷料清洁干燥。

六、健康指导

（1）有消化系统疾病者及时就诊。

（2）告知患者注意休息、避免过劳，保持乐观的情绪，同时劝告患者放弃喝酒、吸烟等对身体有危害性的不良习惯。

（3）告知患者及其家属有关手术后期可能出现的并发症的相关知识。

（娄　莉）

第八章

泌尿外科疾病的护理

第一节 肾损伤

肾深埋于肾窝，受到肋骨、腰肌、脊椎和腹壁、腹腔内脏器、膈肌的保护，故不易受损。但肾质地脆，包膜薄，受暴力打击易引起肾损伤。

一、病因

1. 开放性损伤

因弹片、枪弹、刀刃等锐器所致肾损伤，常伴有胸部、腹部其他脏器损伤，病情复杂而严重。

2. 闭合性损伤

因直接暴力（如撞击、跌倒、挤压、肋骨骨折等）或间接暴力（如对冲伤、突然暴力扭转等）所致。直接暴力时，上腹部或腰背部受到外力撞击或挤压是肾损伤最常见的原因。

二、病理

临床上闭合性肾损伤较常见，根据其损伤程度，闭合性肾损伤分为以下 4 种类型。

1. 肾挫伤

损伤仅局限于部分肾实质，形成肾瘀斑和（或）包膜下血肿，肾包膜及肾盂黏膜均完整。大多数患者的肾损伤属此类。

2. 肾部分裂伤

肾实质部分裂伤伴有肾包膜破裂，可致肾周血肿。如肾盂、肾盏黏膜破裂，则可有明显的血尿。

3. 肾全层裂伤

肾实质深度裂伤，外及肾包膜，内达肾盂、肾盏黏膜，常引起广泛的肾周血肿、严重的血尿和尿外渗。肾横断或破裂时，可导致远端肾组织缺血坏死。

4. 肾蒂损伤

较少见。肾蒂血管部分或全部撕裂时可引起大出血、休克，患者常来不及诊治就已死亡。突然减速运动，如车祸、从高处坠落等，均可引起肾急剧移位、肾动脉突然被牵拉，导致弹性差的内膜破裂，形成血栓可致肾动脉闭塞。若未能及时发现和处理，可造成肾功能的完全丧失。

三、临床表现

肾损伤的临床表现因损伤程度不同，差异很大，在合并其他器官损伤时，轻度的肾损伤症状常被忽视。

1. 症状

（1）血尿：患者大多有血尿，但血尿与损伤程度并不一致。肾挫伤或肾部分裂伤可引起明显肉眼血尿；而肾血管断裂、输尿管断裂或血块堵塞输尿管，可能仅表现为镜下血尿，甚至无血尿。

（2）疼痛：肾包膜下血肿、肾周围软组织损伤、出血或尿外渗等可引起患侧腰部、腹部疼痛。血液、尿液进入腹腔或合并腹腔内器官损伤时，可出现腹膜刺激征、腹痛等。血块通过输尿管时，可引起同侧肾绞痛。

（3）休克：重度肾损伤或合并其他脏器损伤时，因严重失血常发生休克，可危及生命。

（4）感染：血肿及尿外渗易继发感染并导致发热，但多为低热。若继发肾周围脓肿或化脓性腹膜炎，可出现高热、寒战，并伴有全身中毒症状；严重者可并发感染性休克。

2. 体征

出血及尿液外渗可使肾周围组织肿胀，形成腰部肿块，腰腹部可有明显触痛和肌紧张。

四、辅助检查

1. 实验室检查

尿常规可见大量红细胞。血常规检查时，血红蛋白与血细胞比容持续降低，提示有活动性出血；血白细胞计数增多，提示为感染。

2. 影像学检查

（1）超声检查：可提示肾损伤的部位和程度，有无包膜下和肾周血肿、尿外渗以及其他器官损伤，还可了解对侧肾情况。

（2）CT、MRI 检查：CT 可清晰显示肾实质裂伤程度、尿外渗和血肿范围，以及肾组织有无活力，并可了解与其他脏器的关系，可作为肾损伤的首选检查。MRI 与 CT 作用相似，但对血肿的显示更清晰。

（3）其他检查：静脉尿路造影、肾动脉造影等检查也可发现肾有无损伤、损伤范围与程度，但临床上一般不作为首选。

五、治疗

1. 急救处理

大出血、休克者，应迅速给予输液、输血和积极复苏处理。一旦病情稳定，尽快进行必要的检查，以确定肾损伤的范围、程度及有无合并其他器官损伤，同时做好急诊手术探查的准备。

2. 非手术治疗

适用于轻度肾损伤以及无合并胸腹部脏器损伤者。主要措施包括：绝对卧床休息2~4周；早期合理应用广谱抗生素以预防感染；补充血容量，给予输液、输血等支持治疗；合理应用镇痛、镇静和止血药物。

3. 手术治疗

可根据肾损伤程度行肾修补术、肾部分切除术、肾切除术或选择性肾动脉栓塞术。

（1）开放性肾损伤：此类损伤的患者大多需施行手术探查，特别是枪伤或锐器伤。原则是清创、缝合及引流，并探查有无其他腹部脏器损伤。

（2）闭合性肾损伤：若明确为严重肾裂伤、肾破裂、肾盂破裂或肾蒂损伤，则需尽早手术。若肾损伤患者在保守治疗期间发生以下情况，也需行手术探查：①经积极抗休克治疗后生命体征仍不稳定，提示有内出血；②血尿逐渐加重，血红蛋白和血细胞比容继续降低；③腰腹部肿块明显增大；④疑有腹腔内脏器损伤。

六、护理措施

（一）非手术治疗的护理/术前护理

1. 休息

绝对卧床休息2～4周，待病情稳定、血尿消失后患者可离床活动。肾损伤后需经4～6周才趋于愈合，过早过多离床活动有可能致再度出血。

2. 病情观察

密切观察血压、脉搏、呼吸、体温情况，观察有无休克征象；每30分钟至2小时留取尿液于编号的试管内，观察尿色深浅变化，若颜色加深，说明有活动性出血；观察腰腹部肿块范围的大小变化；动态监测血红蛋白和血细胞比容变化，以判断出血情况；观察疼痛的部位及程度。

3. 维持体液平衡

建立静脉通道，遵医嘱及时输液，必要时输血，以维持有效循环血量，保证组织有效灌流量。合理安排输液种类，及时输入液体和电解质，以维持水、电解质及酸碱平衡。

4. 感染护理

（1）伤口护理：保持伤口的清洁、干燥，敷料渗湿时及时更换。

（2）及早发现感染征象：若患者体温升高、伤口疼痛并伴有白细胞计数和中性粒细胞比值升高、尿常规示白细胞计数增多时，提示有感染。

（3）用药护理：遵医嘱应用抗生素，并鼓励患者多饮水。

5. 心理护理

主动关心、安慰患者及其家属，稳定情绪，减轻焦虑与恐惧。加强交流，解释肾损伤的病情发展情况、主要的治疗护理措施，鼓励患者及其家属积极配合各项治疗和护理工作。

6. 术前准备

有手术指征者，在抗休克的同时，紧急做好各项术前准备。①协助患者做好术前常规检查，特别注意患者的凝血功能是否正常；②尽快做好备皮、配血等，条件允许时行肠道准备。

（二）术后护理

1. 休息

肾部分切除术后患者绝对卧床休息1～2周，以防继发性出血。

2. 病情观察

观察患者生命体征，引流液的颜色、性状及量；准确记录 24 小时尿量。

3. 输液管理

合理调节输液速度，避免加重健侧肾脏负担。

4. 引流管护理

肾脏手术后常留置肾周引流管，以引流渗血和渗液。应妥善固定，标识清楚，严格无菌，保持引流管通畅，观察、记录引流液颜色、性状与量，一般于术后 2 ~ 3 日、引流量减少时拔除。

七、健康教育

1. 预防出血

出院后 3 个月内不宜从事体力劳动或竞技运动，防止继发损伤。

2. 用药指导

行肾切除术者，须注意保护健侧肾脏，慎用对肾功能有损害的药物，如氨基糖苷类抗生素等。

（张利贤）

第二节　膀胱损伤

膀胱损伤是指膀胱壁受到外力作用时发生膀胱浆膜层、肌层、黏膜层的破裂，引起膀胱腔完整性破坏、血尿外渗。膀胱为腹膜外器官，空虚时位于骨盆深处，受到周围筋膜、肌肉、骨盆及其他软组织的保护，很少为外界暴力所损伤。膀胱充盈时其壁紧张而薄，伸展高出耻骨联合至下腹部，易遭受损伤。

一、病因

1. 开放性损伤

膀胱损伤处与体表相通，多见于战伤。由弹片、子弹或锐器贯通所致，常合并其他脏器（如阴道、直肠）损伤，可形成腹壁尿瘘、膀胱直肠瘘或膀胱阴道瘘等。

2. 闭合性损伤

膀胱充盈时，拳击、挤压、碰撞等极易导致膀胱损伤。骨盆骨折时，骨折片可直接刺破膀胱壁。

3. 医源性损伤

膀胱镜检查、膀胱镜碎石术、经尿道膀胱肿瘤电切除术等可造成膀胱损伤或穿孔。

二、病理

1. 膀胱挫伤

仅伤及膀胱黏膜或浅肌层，膀胱壁未穿破，局部有出血或形成血肿，无尿外渗，可出现血尿。

2. 膀胱破裂

严重损伤者可发生膀胱破裂，分为腹膜内型和腹膜外型2种。

（1）腹膜内型：膀胱壁破裂伴腹膜破裂，尿液流入腹腔引起腹膜炎。多见于膀胱后壁和顶部损伤。

（2）腹膜外型：膀胱壁破裂但腹膜完整，尿液外渗至膀胱周围组织及耻骨后间隙。大多由膀胱前壁的损伤引起，伴骨盆骨折。

三、临床表现

1. 症状

（1）腹痛：腹膜内型膀胱破裂时，尿液流入腹腔常引起急性腹膜炎症状；腹膜外型膀胱破裂时，可引起下腹部疼痛、压痛及肌紧张。

（2）血尿和排尿困难：膀胱破裂后，尿液流入腹腔和膀胱周围，患者有尿意，但不能排尿或仅排出少量血尿。

（3）休克：骨盆骨折所致剧痛、大出血可导致休克。

（4）尿瘘：开放性损伤时，因体表伤口与膀胱相通而有漏尿。若与直肠、阴道相通，则经肛门、阴道漏尿。闭合性损伤，尿外渗继发感染后可破溃而形成尿瘘。

2. 体征

闭合性损伤时，体表皮肤常有皮肤肿胀、血肿和瘀斑。腹膜内型膀胱破裂如腹腔内尿液较多可出现移动性浊音阳性；腹膜外型膀胱破裂，尿液外渗，直肠指诊可触及直肠前壁饱满并有触痛。

四、辅助检查

1. 导尿试验

导尿管插入膀胱后，如引流出300 mL以上的清亮尿液，基本上可排除膀胱破裂；如顺利插入膀胱但不能导出尿液或仅导出少量血尿，则膀胱破裂的可能性大。此时可经导尿管注入无菌生理盐水200~300 mL至膀胱，片刻后再吸出。液体外漏时，吸出量会减少；腹腔液体回流时，吸出量会增多。若引流出的液体量明显少于或多于注入量，提示膀胱破裂。

2. 影像学检查

（1）X线检查：腹部X线可显示骨盆骨折。膀胱造影是诊断膀胱破裂最可靠的方法，自导尿管注入15%泛影葡胺300 mL后摄片，可见造影剂漏至膀胱外。

（2）CT：可发现膀胱周围血肿，增强后延迟扫描也可发现造影剂外渗现象。

五、治疗

原则是尽早闭合膀胱壁缺损，保持尿液引流通畅或完全尿流改道，充分引流外渗的尿液。

1. 急救处理

积极抗休克治疗，如输血、输液、镇痛等。尽早使用广谱抗生素预防感染。

2. 非手术治疗

膀胱轻度损伤，如挫伤或膀胱造影仅见少量尿液外渗、症状较轻者，可从尿道插入导尿管，持续引流尿液 7~10 日；合理使用抗生素预防感染。

3. 手术治疗

严重膀胱破裂伴出血、尿外渗，且病情严重者，应尽早施行手术。若为腹膜内膀胱破裂，应行剖腹探查，同时处理腹腔内其他脏器损伤。若为腹膜外破裂，手术时清除外渗尿液，修补膀胱裂口。盆腔血肿应尽量避免切开，以免再次引发大出血。出血难以控制时，可行选择性盆腔血管栓塞术。

六、护理措施

（一）非手术治疗的护理/术前护理

1. 心理护理

主动关心、安慰患者与其家属，稳定情绪，减轻焦虑与恐惧。解释膀胱损伤的病情发展、主要治疗措施，鼓励患者及其家属积极配合各项治疗和护理工作。

2. 维持体液平衡，保证组织有效灌流量

（1）密切观察患者的生命体征，尿液颜色及尿量。

（2）遵医嘱输血、输液，保持输液管路通畅，观察有无输液反应。

3. 感染护理

（1）做好伤口护理和导尿管护理。

（2）遵医嘱应用抗生素。

（3）及早发现感染征象，通知医师并协助处理。

4. 术前准备

有手术指征者，在抗休克的同时，紧急做好各项术前准备。

（二）术后护理

1. 病情观察

及早发现出血、感染等并发症。

2. 膀胱造瘘管护理

保持引流管通畅，防止逆行性感染；观察记录引流液的颜色、性状、量及气味；保持造瘘口周围皮肤清洁、干燥，定期换药。膀胱造瘘管一般留置 10 日左右拔除；拔管前需先夹管，待患者的排尿情况良好后再行拔管，拔管后用纱布堵塞并覆盖造瘘口。

七、健康教育

1. 膀胱造瘘管的自我护理

部分患者需带膀胱造瘘管出院，需做好患者的自我护理指导。

（1）引流管和引流袋的位置切勿高于膀胱区。

（2）间断轻柔挤压引流管以促进沉淀物的排出。

（3）发现阻塞时不可自行冲洗，应随时就诊。

（4）如出现膀胱刺激征、尿中有血块、发热等，也应及时就诊。

2. 用药指导

遵医嘱服药，详细告知患者药物的不良反应及注意事项。

（张利贤）

第三节 尿道损伤

尿道损伤是泌尿系统最常见的损伤，多见于男性。男性尿道以尿生殖膈为界，分为前、后两段。前尿道包括球部和阴茎体部，后尿道包括前列腺部和膜部。男性尿道损伤是泌尿外科常见的急症，早期处理不当，会发生尿道狭窄、尿瘘等并发症。

一、病因与分类

1. 按尿道损伤的部位分类

（1）前尿道损伤：多发生于球部。球部尿道固定在会阴部，会阴部骑跨伤时，将尿道挤向耻骨联合下方，引起尿道球部损伤。

（2）后尿道损伤：多发生于膜部。膜部尿道穿过尿生殖膈，当骨盆骨折时，附着于耻骨下支的尿生殖膈突然移位，产生剪切样暴力，使薄弱的膜部尿道撕裂。

2. 按致伤原因分类

（1）开放性损伤：因弹片、锐器伤所致，常伴有阴茎、阴囊、会阴贯通伤。

（2）闭合性损伤：因外来暴力所致，多为挫伤或撕裂伤。

二、病理

1. 尿道挫伤

尿道内层损伤，阴茎和筋膜完整；仅有水肿和出血，可以自愈。

2. 尿道裂伤

尿道壁部分断裂，引起尿道周围血肿和尿外渗，愈合后可引起瘢痕性尿道狭窄。

3. 尿道断裂

尿道完全离断，断端退缩、分离，尿道周围血肿和尿外渗明显，可发生尿潴留。

（1）尿道球部断裂：血液及尿液渗入会阴浅筋膜包绕的会阴袋，使会阴、阴茎、阴囊肿胀瘀血，有时向上扩展至下腹壁。若处理不当或不及时，可发生广泛的皮肤、皮下组织坏死、感染和脓毒血症。

（2）尿道膜部断裂：由骨盆骨折及盆腔血管丛损伤引起大量出血，在前列腺和膀胱周围形成大血肿。当后尿道断裂后，尿液沿前列腺尖处外渗至耻骨后间隙和膀胱周围，若同时有耻骨前列腺韧带撕裂，则前列腺向后上方移位。

三、临床表现

1. 症状

（1）疼痛：尿道球部损伤时受伤处疼痛，可放射到尿道口，尤以排尿时为甚。后尿道损伤表现为下腹部疼痛，局部肌紧张并有压痛。

（2）尿道出血：前尿道损伤时，可见尿道外口滴血，血尿；后尿道破裂时，可无尿道

— 151 —

口流血或仅少量血液流出。

（3）排尿困难：尿道挫裂伤后，因局部水肿或疼痛性括约肌痉挛，发生排尿困难。尿道断裂时，可发生尿潴留。

（4）休克：骨盆骨折致后尿道损伤，常因合并大出血，引起创伤性、失血性休克。

（5）尿外渗：尿道断裂后，用力排尿时尿液可从裂口处渗入周围组织，形成尿外渗，并发感染时则出现脓毒血症；膜部尿道损伤致尿生殖膈撕裂时，会阴、阴囊部出现尿外渗及血肿。

2. 体征

直肠指诊对确定尿道损伤部位极为重要。后尿道断裂时，可触及直肠前方有柔软、压痛的血肿，前列腺向上移位，有浮球感。

四、辅助检查

1. 导尿

检查尿道是否连续、完整。严格无菌下轻缓插入导尿管，若能顺利插入至膀胱，说明尿道连续而完整。若一次插入困难，不应勉强反复试插，以免加重局部损伤、导致感染。后尿道损伤伴骨盆骨折时，一般不宜导尿。

2. X 线检查

骨盆前后位 X 线可显示骨盆情况及是否存在异物。尿道造影可显示尿道损伤部位及程度，尿道断裂可有造影剂外渗，而尿道挫伤则无外渗征象。

五、治疗

1. 急救处理

损伤严重伴大出血可致休克，须积极抗休克治疗，尽早施行手术治疗。

2. 非手术治疗

尿道挫伤及轻度裂伤者不需特殊治疗，可止血、镇痛，应用抗生素预防感染。排尿困难者，可试插导尿管，如顺利进入膀胱，可留置导尿管 2 周左右。如试插导尿管失败、尿潴留者，可行耻骨上膀胱穿刺或造瘘术，及时引流出膀胱内尿液。损伤较重者，一般不宜导尿，以免加重局部损伤和引起感染。

3. 手术治疗

（1）前尿道裂伤：如导尿失败，立即行经会阴尿道修补术；尿道断裂者及时清除血肿后行尿道端端吻合术，并留置导尿管 2～3 周。

（2）后尿道损伤：早期行尿道会师复位术，借牵引力使已断裂的尿道两断端复位对合，术后留置导尿管 3～4 周。尿道愈合后注意观察有无尿道狭窄。若患者一般情况差，或尿道会师复位术不成功，可做膀胱高位造瘘，3 个月后若发生尿道狭窄，则需行二期手术，即施行尿道瘢痕切除及尿道端端吻合术。

六、护理措施

（一）非手术治疗的护理／术前护理

1. 心理护理

尿道损伤以青壮年男性为主，常合并骨盆骨折、大出血，甚至休克，伤情重，故患者及其家属的精神负担大，极易产生恐惧、焦虑心理。护士应主动关心、安慰患者及其家属，稳定情绪，减轻焦虑与恐惧，告诉患者及其家属尿道损伤的病情发展、主要的治疗护理措施，鼓励患者及其家属积极配合。

2. 维持体液平衡

（1）急救护理：有效止血，及时进行骨折复位固定，减少骨折断端的活动，以免损伤血管导致休克；骨盆骨折者须卧硬板床，勿随意搬动，以免加重损伤。

（2）输液护理：迅速建立 2 条静脉通路，遵医嘱合理输液、输血，并确保输液通道通畅。

3. 病情观察

监测患者的神志、脉搏、呼吸、血压、体温、尿量、腹肌紧张度、腹痛、腹胀等的变化，并详细记录。

4. 感染护理

（1）做好伤口护理和导尿管护理。

（2）嘱患者勿用力排尿，避免引起尿外渗而致周围组织继发感染。

（3）遵医嘱应用抗生素，嘱患者多饮水。

（4）及早发现感染征象，通知医师并协助处理。

5. 术前准备

有手术指征者，在抗休克的同时，紧急做好各项术前准备。

（二）术后护理

1. 引流管护理

（1）尿管：尿道吻合术与尿道会师术后均留置尿管，引流尿液。

1）妥善固定：尿管一旦滑脱均无法直接插入，须再行手术放置，直接影响损伤尿道的愈合。应妥善固定尿管于大腿内侧，减缓翻身动作，防止尿管脱落。

2）有效牵引：尿道会师术后行尿管牵引，有利于促进分离的尿道断面愈合。为避免阴茎阴囊交界处尿道发生压迫性坏死，需掌握牵引的角度和力度。牵引角度为尿管与体轴成 $45°$，牵引力度约 0.5 kg，维持 1～2 周。

3）保持通畅：血块堵塞是导致尿管堵塞的常见原因，需及时清除。可在无菌操作下，用注射器吸取无菌生理盐水冲洗、抽吸血块。

4）预防感染：严格无菌操作，定期更换引流袋。留置尿管期间，每日清洁尿道口 2 次。

5）拔管：尿道会师术后尿管留置时间一般为 1～2 周，创伤严重者可酌情延长留置时间。

（2）膀胱造瘘管：同引流管护理常规，膀胱造瘘管留置 10 日左右拔除。

2. 尿外渗区切开引流的护理

保持引流通畅；定时更换切口浸湿敷料；抬高阴囊，以利外渗尿液吸收，促进肿胀消退。

七、健康教育

1. 定期行尿道扩张术

经手术修复后，尿道损伤患者尿道狭窄的发生率较高，需要定期进行尿道扩张以避免尿道狭窄。尿道扩张较为痛苦，应向患者说明该治疗的意义，鼓励患者定期返院行尿道扩张。

2. 自我观察

若发现有排尿不畅、尿线变细、尿滴沥、尿液浑浊等现象，可能为尿道狭窄，应及时就诊。

（张联丽）

第四节　上尿路结石

上尿路结石指肾结石和输尿管结石，以单侧多见，双侧约占 10%。

一、病因

影响结石形成的因素很多，年龄、性别、种族、遗传、环境因素、饮食习惯和职业等对结石的形成影响很大。身体代谢异常、尿路梗阻、感染、异物和药物使用是结石形成的常见病因。

1. 代谢异常

（1）形成尿路结石的物质增加：长期卧床、甲状旁腺功能亢进者尿钙增加；痛风患者、使用抗结核药物和抗肿瘤药物者的尿酸排出增加。内源性合成草酸或肠道吸收草酸增加引起高草酸尿症。摄钠过多易致高钙尿。尿液中钙、草酸或尿酸的排出量增加，易形成尿结石。

（2）尿 pH 改变：碱性尿中易形成磷酸盐及磷酸镁铵沉淀；酸性尿中易形成尿酸结石和胱氨酸结晶。

（3）尿中抑制晶体形成的物质不足：如枸橼酸、焦磷酸盐、酸性黏多糖等。

（4）尿量减少：使尿中盐类和有机物质的浓度增高。

2. 局部因素

（1）尿液淤滞：由于机械性因素导致的尿路梗阻、尿动力学改变、肾下垂等原因均可引起尿液淤滞，促使结石形成。

（2）尿路感染：泌尿系统感染时，细菌、坏死组织、脓块等均可成为结石的核心，尤其与磷酸镁铵和磷酸钙结石的形成有关。

（3）尿路异物：长期留置尿管、小线头等可成为结石的核心而逐渐形成结石。

3. 药物相关因素

药物引起的肾结石占所有结石的 1%～2%。相关药物分为两类：①尿液的浓度高而溶解度比较低的药物，包括氨苯蝶啶、治疗 HIV 感染的药物（如印地那韦）、硅酸镁和磺胺类药物等，这些药物本身就是结石的成分；②能够诱发结石形成的药物，包括乙酰唑胺、维生素 D、维生素 C 和皮质激素等，这些药物在代谢的过程中导致了其他成分结石的形成。

二、病理生理

泌尿系统结石在肾和膀胱内形成，绝大多数在排出过程中停留在输尿管和尿道。输尿管结石常停留或嵌顿于 3 个生理狭窄处。①上狭窄：位于肾盂输尿管连接处；②中狭窄：位于输尿管跨过髂血管处；③下狭窄：位于输尿管膀胱壁段。

泌尿系统结石所致的病理生理改变与结石部位、大小、数目、是否有继发性炎症和梗阻的程度等因素有关。位于肾盏的结石可使肾盏颈部梗阻，引起局部积液或积脓，进一步导致肾实质萎缩，甚至发展为肾周围感染。肾盏结石进入肾盂或输尿管后可自然排出，或停留在泌尿道任何部位。当结石堵塞肾盂输尿管连接处或输尿管时，可引起完全性或不完全性尿路梗阻。结石引起的完全性尿路梗阻往往导致肾积水，使肾实质受损、肾功能不全。结石可引起局部损伤、梗阻、感染，梗阻与感染也可使结石增大，三者互为因果加重泌尿系统损害。

泌尿系统结石以草酸钙结石最常见，磷酸盐、尿酸盐、碳酸盐次之，胱氨酸结石罕见。通常尿路结石以多种盐类混合形成。上尿路结石以草酸钙结石多见。

三、临床表现

1. 症状

（1）疼痛：患者多有肾区疼痛，疼痛程度取决于结石大小和位置。结石大、移动小的肾盂肾盏结石可无明显临床症状，活动后可引起上腹和腰部钝痛或隐痛。肾内小结石与输尿管结石可引起肾绞痛，常见于结石活动并引起输尿管梗阻的情况。肾绞痛的典型表现为突发性严重疼痛，多在深夜至凌晨发作，可使人从熟睡中痛醒，剧烈难忍。疼痛位于腰部或上腹部，沿输尿管放射至同侧腹股沟，甚至涉及同侧睾丸或阴唇。疼痛持续数分钟至数小时不等。发作时患者精神恐惧，坐卧不安，痛极时可伴恶心、呕吐，面色苍白、冷汗，甚至休克。

（2）血尿：多为镜下血尿，少数为肉眼血尿。有时活动后出现镜下血尿是上尿路结石的唯一症状。

（3）膀胱刺激症状：结石伴感染或输尿管膀胱壁段结石时，可有尿频、尿急、尿痛。

（4）排石：少数患者可自行排出细小结石，是尿石症的有力证据。

（5）感染和梗阻：结石继发急性肾盂肾炎或肾积脓时，可有发热、畏寒等全身症状。小儿上尿路结石以尿路感染为主要表现。双侧上尿路完全性梗阻时可导致无尿，甚至出现尿毒症。

2. 体征

患侧肾区可有轻度叩击痛。结石所致梗阻引起肾积水时，可在上腹部触到增大的肾脏。

四、辅助检查

1. 实验室检查

（1）尿液分析：常能见到肉眼血尿或镜下血尿；伴感染时有脓尿；还可检测尿 pH，持续性酸性尿（尿 pH <6）提示尿酸结石，持续性碱性尿（尿 pH >7.2）提示磷酸铵镁结石。还可测定尿钙、钠、镁、磷、尿酸、草酸盐、胱氨酸等的水平。

（2）血液检查：检测血钙、磷、尿酸、尿素氮和肌酸等的水平。代谢异常者应作相关检查。

（3）结石成分分析：可确定结石性质，也是制定结石预防措施和选用溶石疗法的重要依据。

2. 影像学检查

（1）超声检查：是肾结石重要的筛查手段，能显示结石的特殊声影，可发现平片不能显示的小结石和透 X 线结石，还能显示肾积水和肾实质萎缩情况。

（2）X 线检查。①KUB：能发现 90% 以上的泌尿系统结石。但结石过小、钙化程度不高或纯尿酸结石常不显示。②排泄性尿路造影：可显示结石所致的尿路形态和肾功能改变。透 X 线的尿酸结石可显示充盈缺损。③逆行肾盂造影：常用于其他方法不能确定结石的部位或结石以下尿路系统病情不明时，一般不作为初始检查手段。

（3）CT 和 MRU 检查：平扫 CT 能发现较小的结石，包括 X 线透光结石。增强 CT 可显示肾积水的程度和肾实质的厚度，反映肾功能的改变情况。磁共振水成像（MRU）能够了解结石梗阻后肾输尿管积水的情况，不适合做静脉尿路造影者可考虑采用。

3. 内镜检查

包括肾镜、输尿管镜和膀胱镜检查。通常用于泌尿系统平片未显示结石，排泄性尿路造影有充盈缺损而不能确诊时，借助于内镜可明确诊断和进行治疗。

五、治疗

1. 病因治疗

如切除甲状旁腺瘤、解除尿路梗阻可防止结石复发。

2. 非手术治疗

适用于结石直径 <0.6 cm、表面光滑、无尿路梗阻、无感染的纯尿酸或胱氨酸结石患者。直径 <0.4 cm、表面光滑的结石，90% 能自行排出。

（1）水化疗法：每日饮水 2 500～3 000 mL，保持每日尿量在 2 000 mL 以上。大量饮水配合适当的运动有利于小结石的排出，有助于稀释尿液、减少晶体沉积，起到内冲洗的作用，可延缓结石的增长和术后结石的复发。

（2）药物治疗：根据对已排出结石或经手术取出结石进行成分分析的结果，决定药物治疗的方案。

1）药物溶石：用于非钙结石。①调节尿 pH 的药物：可增高结石的溶解度。尿酸结石可服用枸橼酸氢钾钠、碳酸氢钠碱化尿液；胱氨酸结石的治疗需碱化尿液；口服氯化铵使尿液酸化，有利于防止磷酸钙及磷酸镁铵结石的生长。②调节代谢的药物：α-巯丙酰甘氨酸、乙酰半胱氨酸有溶石作用；别嘌醇可降低血、尿的尿酸含量，可治疗尿酸结石。

2）控制感染：感染性结石需控制感染。

3）解痉镇痛：主要治疗肾绞痛。常用镇痛药物包括非甾体镇痛抗炎药，如双氯芬酸、吲哚美辛；阿片类镇痛药，如哌替啶、曲马多等，解痉药物主要有阿托品、钙离子通道阻滞药、黄体酮等。

3. 手术治疗

（1）体外冲击波碎石（ESWL）：通过 X 线或超声检查对结石进行定位，利用高能冲击波聚焦后作用于结石，使之裂解、粉碎成细砂，随尿流排出。临床实践证明是一种安全而有效的非侵入性治疗，大多数的上尿路结石可采用此方法治疗。常见并发症包括出血、"石街"形成、肾绞痛、高血压等。

1）适应证：适用于直径 ≤2 cm 的肾结石及输尿管上段结石。输尿管中下段结石治疗的成功率比输尿管镜取石低。

2）禁忌证：①结石远端尿路梗阻、妊娠、出血性疾病、严重心脑血管病、主动脉瘤、尚未控制的泌尿系统感染等；②过于肥胖、肾位置过高、骨关节严重畸形、结石定位不清等。

（2）内镜取石或碎石术。

1）经皮肾镜取石或碎石术（PCNL）：利用超声或 X 线检查定位，经腰背部细针穿刺直达肾盏或肾盂，扩张并建立皮肤至肾内的通道，插放肾镜，直视下取石或碎石。取石后酌情放置双 J 管和肾造瘘管。此法适用于直径≥2 cm 的肾结石、有症状的肾盏结石、体外冲击波治疗失败的结石。术中术后出血是 PCNL 最常见及危险的并发症。

2）输尿管镜取石或碎石术（URL）：经尿道插入输尿管镜至膀胱，经膀胱输尿管口进入输尿管，直视找到结石，进行套石或取石。若结石较大可用超声、液电、激光或气压弹道碎石。此法适用于中、下段输尿管结石，因肥胖、结石硬、停留时间长而用 ESWL 困难者，也可用于 ESWL 治疗后所致的"石街"处理。常见并发症主要有感染、黏膜下损伤、穿孔、撕裂等。

3）腹腔镜输尿管取石术（LUL）：适用于直径 >2 cm 的输尿管结石，原考虑开放手术，或经 ESWL、输尿管镜手术失败者。一般不作首选方案。

（3）开放手术：过去多数尿石症采用开放手术取石，但创伤较大，且复发率高。由于内镜技术及 ESWL 的普遍开展，大多数上泌尿系统结石已不再需用开放手术。开放手术适用于结石远端存在梗阻、部分泌尿系统畸形、结石嵌顿紧密、其他治疗无效、肾积水感染严重或病肾功能丧失的尿石症。主要术式有肾盂切开取石术、肾实质切开取石术、肾部分切除术、肾切除术、输尿管切开取石术等。

六、护理措施

（一）非手术治疗的护理

1. 缓解疼痛

嘱患者卧床休息，局部热敷，指导患者作深呼吸、放松以减轻疼痛。遵医嘱应用解痉镇痛药物，并观察疼痛的缓解情况。

2. 饮水与活动

大量饮水可稀释尿液、预防感染、促进排石。在病情允许的情况下，适当作一些跳跃运动或经常改变体位，有助于结石的排出。

3. 病情观察

观察体温、尿液颜色与性状、尿中白细胞数，及早发现感染征象。观察结石排出情况，排出结石可作成分分析，以指导结石治疗与预防。

（二）体外冲击波碎石的护理

1. 术前护理

（1）心理护理：向患者及其家属解释 ESWL 的方法、碎石效果及配合要求，解除患者的顾虑；嘱患者术中配合做好体位固定，不能随意变换体位，以确保碎石定位的准确性。

（2）术前准备：术前 3 日忌食产气食物，术前 1 日口服缓泻药，术晨禁饮食；教患者练习手术配合体位、固定体位，以确保碎石定位的准确性；术晨行泌尿系统 X 线复查，了解结石是否移位或排出，复查后用平车接送患者，以免结石因活动再次移位。

2. 术后护理

（1）鼓励患者多饮水：每日饮水 2 500～3 000 mL，可根据出汗量适当增减饮水量，促进排石。

（2）采取有效体位、促进排石：术后卧床休息 6 小时；若患者无全身反应及明显疼痛，适当活动、变换体位，可增加输尿管蠕动、促进碎石排出。①肾结石碎石后一般取健侧卧位。②结石位于中肾盏、肾盂、输尿管上段，碎石后取头高脚低位，上半身抬高。③结石位于肾下盏，碎石后取头低位。

（3）病情观察：严密观察和记录碎石后排尿及排石情况。可用纱布过滤尿液，收集结石碎渣作成分分析；定时摄腹部 X 平片观察结石排出情况。若需再次治疗，间隔时间不少于 7 日。

（4）并发症的护理。

1）血尿：碎石术后多数患者出现暂时性肉眼血尿，一般无需特殊处理。

2）发热：感染性结石患者，由于结石内细菌播散而引起尿路感染，往往引起发热。遵医嘱应用抗生素，高热者采用降温措施。

3）疼痛：结石碎片或颗粒排出可引起肾绞痛，应给予解痉止痛等处理。

4）"石街"形成：是常见且较严重的并发症之一。

原因：体外冲击波碎石术后碎石过多地积聚于输尿管与男性尿道内没有及时排出，可引起"石街"，阻碍尿液排出。

表现：患者有腰痛或不适，有时可合并继发感染。如果"石街"形成 2 周后不及时处理，肾功能恢复将会受到影响。

处理：较大的肾结石进行体外冲击波碎石之前常规留置双 J 管以预防"石街"形成；无感染的"石街"可继续用体外冲击波碎石；对于有感染迹象者，给予抗生素治疗，待感染控制后，用输尿管镜碎石将结石击碎排出。

（三）其他手术治疗的护理

1. 术前护理

（1）心理护理：向患者及其家属解释手术治疗的方法与优点，术中的配合要求与注意事项。解除患者的顾虑，使其更好地配合治疗与护理。

（2）控制感染：术前感染的控制是手术安全的保证。对于伴有感染的患者，选择合适的抗生素。

（3）术前准备：①除常规检查外，应注意患者的凝血功能是否正常，并了解患者近期是否服用阿司匹林、华法林等抗凝药物，若有则嘱患者停药，待凝血功能正常后再行碎石术；②体位训练。术中患者需取截石位或俯卧位。俯卧位时患者有不舒适感，其呼吸、循环功能可受到影响。因此术前指导患者作俯卧体位练习，从俯卧 30 分钟开始，逐渐延长至 2 小时，以提高患者对术中体位的耐受性。

2. 术后护理

（1）病情观察：观察患者生命体征，尿液颜色和性状。

（2）引流管护理。

1）肾造瘘管：经皮肾镜取石术后常规留置肾造瘘管，目的是引流尿液及残余碎石渣。护理：①妥善固定，搬运、翻身、活动时勿牵拉造瘘管，以防脱出；②防止逆流，引流管的位置不得高于肾造瘘口，以防引流液逆流引起感染；③保持通畅，保持引流管位置低于肾造瘘口，勿压迫、冲洗、折叠导管；定期挤捏，防止堵塞；④观察记录，观察引流液的颜色、性状和量，并做好记录；⑤拔管，术后3~5日若引流尿液转清、体温正常，则可考虑拔管，拔管前先夹闭24~48小时，观察患者有无排尿困难、腰腹痛、发热等不良反应，如无不适则可拔管。

2）双J管：碎石术后于输尿管内放置双J管，可起到内引流、内支架的作用，还可扩张输尿管，有助于小结石的排出，防止输尿管内"石街"形成。护理：术后指导患者尽早取半卧位，多饮水、勤排尿，勿使膀胱过度充盈而引起尿液反流。鼓励患者早期下床活动，但避免活动不当（如剧烈活动、过度弯腰、突然下蹲等），防止咳嗽、便秘等使腹压增加的动作，以防引起双J管滑脱或上下移位。双J管一般留置4~6周，经复查腹部超声或X线确定无结石残留后，在膀胱镜下取出双J管。

3）肾周引流管：开放性手术后常留置肾周引流管，起引流渗血、渗液作用。护理：妥善固定，保持引流通畅，观察、记录引流液颜色、性状与量。

（3）并发症的护理。

1）出血：经皮肾镜取石或碎石术后早期，肾造瘘管引流出血性尿液，一般1~3日内尿液颜色转清，不需要特殊处理。若术后短时间内造瘘管引出大量鲜红色血性液体，须警惕为出血。应安慰患者，嘱其卧床休息，并及时报告医师处理。除应用止血药、抗感染等处理外，可再次夹闭造瘘管1~3小时不等，造成肾盂内压力增高，达到压迫性止血的目的。若经止血处理后，患者生命体征平稳，再重新开放肾造瘘管。

2）感染：术后应密切观察患者体温变化。遵医嘱应用抗生素，嘱患者多饮水；保持各引流管通畅，留置导尿管者做好尿道口与会阴部的清洁。

3）输尿管损伤：术后观察有无漏尿及腹膜炎征象。一旦发生，及时处理。

七、健康教育

1. 尿石症的预防

（1）饮食指导：嘱患者大量饮水。根据结石成分、代谢状态调节饮食。含钙结石者应合理摄入钙量；草酸盐结石患者应限制浓茶、菠菜、巧克力、草莓、麦麸、芦笋和各种坚果（松子、核桃、板栗等）；尿酸结石者不宜食用含嘌呤高的食物，如动物内脏，限制各种肉类和鱼虾等高蛋白的食物；对于胱氨酸结石，主要限制富含蛋氨酸的食物，包括蛋、奶、花生等。

（2）药物预防：根据结石成分，血、尿钙磷，尿酸，胱氨酸和尿pH，应用药物预防结石发生。草酸盐结石患者可口服维生素B_6以减少草酸盐排出；口服氧化镁可增加尿中草酸盐的溶解度。尿酸结石患者可口服别嘌醇和碳酸氢钠，以抑制结石形成。

（3）特殊性预防：伴甲状旁腺功能亢进者，必须摘除腺瘤或增生组织。鼓励长期卧床者多活动，防止骨脱钙，减少尿钙排出。尽早解除尿路梗阻、感染、异物等因素。

2. 双J管的自我观察与护理

（1）自我护理：部分患者行碎石术后带双J管出院，期间若出现排尿疼痛、尿频、血尿时，多为双J管膀胱端刺激所致，一般经多饮水、减少活动和对症处理后均能缓解。嘱患者术后4周回院复查并拔除双J管。避免体力活动强度过大，一般的日常生活活动不需受限。

（2）自我观察：如果出现无法缓解的膀胱刺激征、尿中有血块、发热等症状，应及时就诊。

3. 复诊指导

定期行 X 线或超声检查，观察有无残余结石或结石复发。若出现腰痛、血尿等症状，及时就诊。

（张联丽）

第五节　良性前列腺增生

良性前列腺增生（BPH）简称前列腺增生，俗称前列腺肥大，是男性老年人排尿障碍原因中最为常见的一种良性疾病。

一、病因

病因尚未完全清楚。目前公认高龄和有功能的睾丸是前列腺增生发病的 2 个重要因素，两者缺一不可。发病率随年龄的增长而增加。男性在 45 岁以后前列腺可有不同程度的增生，多在 50 岁以后出现临床症状。此外，受性激素的调控，前列腺间质细胞、腺体上皮和基质相互影响，各种生长因子的作用，随年龄增长而出现的睾酮、双氢睾酮以及雌激素水平的改变和失去平衡是前列腺增生的重要因素。

二、病理

前列腺腺体由移行带（占 5%）、中央带和外周带组成（共占 95%）。前列腺增生主要发生于前列腺尿道周围移行带。增生的前列腺腺体将外围的腺体挤压萎缩成前列腺外科包膜，与增生的腺体有明显界限。增大的腺体压迫尿道使之弯曲、伸长、变窄，尿道阻力增加，从而引起排尿困难。此外，前列腺内尤其是围绕膀胱颈部的平滑肌内含丰富的 α 肾上腺素能受体，这些受体的激活使该处平滑肌收缩，可明显增加前列腺尿道的阻力。

为了克服排尿阻力，逼尿肌增强其收缩力，代偿性肥大，加之长期膀胱内高压，膀胱壁黏膜面出现小梁、小室或假性憩室。如膀胱容量较小，逼尿肌退变，顺应性变差，出现逼尿肌不稳定收缩，患者有明显尿频、尿急和急迫性尿失禁。如梗阻长期未能解除，逼尿肌萎缩，收缩力减弱，导致膀胱不能排空而出现残余尿。随着残余尿量增加，膀胱无张力扩大，可出现充溢性尿失禁，尿液反流引起上尿路积水及肾功能损害。梗阻引起膀胱尿潴留，易继发感染和结石。

三、临床表现

前列腺增生多在 50 岁以后出现症状，60 岁左右更加明显。症状取决于梗阻的程度、病变发展速度以及是否合并感染和结石，与前列腺体积大小不完全成比例。

1. 症状

（1）尿频：尿频是前列腺增生最常见的早期症状，夜间更为明显。早期是因增生的前列腺充血刺激引起。随着梗阻加重，残余尿量增多，膀胱有效容量减少，尿频更加明显，可出现急迫性尿失禁等症状。

（2）排尿困难：进行性排尿困难是前列腺增生最主要的症状，但发展缓慢。典型表现是排尿迟缓、断续，尿细而无力、射程短、终末滴沥，排尿时间延长。严重者需用力并增加腹压以帮助排尿，常有排尿不尽感。

（3）尿失禁、尿潴留：当梗阻加重到一定程度时，膀胱逼尿肌受损，收缩力减弱，残余尿量逐渐增加，继而发生慢性尿潴留。膀胱过度充盈时，使少量尿液从尿道口溢出，称充溢性尿失禁。在前列腺增生的任何阶段，可因气候变化、劳累、饮酒、便秘、久坐等因素，使前列腺突然充血、水肿导致急性尿潴留。患者因不能排尿，膀胱胀满，常需到医院行急诊导尿。

（4）并发症表现：①前列腺增生若合并感染或结石，可有尿频、尿急、尿痛症状；②增生的腺体表面黏膜血管破裂时，可发生不同程度的无痛性肉眼血尿；③长期梗阻可引起严重肾积水、肾功能损害；④长期排尿困难导致腹压增高，还可引起腹股沟疝、内痔或脱肛等。

2. 体征

直肠指诊可触到增大的前列腺，表面光滑、质韧、有弹性，边缘清楚，中间沟变浅或消失。

四、辅助检查

1. 超声检查

可经腹壁或直肠，测量前列腺体积、增生腺体是否突入膀胱，还可测定膀胱残余尿量。经直肠超声检查更为精确。

2. 尿流率检查

可确定前列腺增生患者排尿的梗阻程度。检查时要求排尿量在 150 ~ 200 mL，如最大尿流率 <15 mL/s 表示排尿不畅，如 <10 mL/s 则提示梗阻严重，常为手术指征之一。如需进一步评估逼尿肌功能，应行尿流动力学检查。

3. 血清 PSA 测定

前列腺有结节或质地较硬时，PSA 测定有助于排除前列腺癌。

五、治疗

1. 非手术治疗

（1）观察：若症状较轻，不影响生活与睡眠，一般无需治疗，可等待观察，但需门诊随访。一旦症状加重，应进行治疗。

（2）药物治疗：适用于梗阻症状轻、残余尿 <50 mL 者。常用药物包括 α_1 受体阻滞药、5α 还原酶抑制剂等。①α_1 受体阻滞药：能有效降低膀胱颈及前列腺平滑肌张力，减少尿道阻力，改善排尿功能。常用药物有特拉唑嗪、阿夫唑嗪及坦索罗辛等；②$5\alpha$ 还原酶抑制剂：在前列腺内阻止睾酮转变为有活性的双氢睾酮，进而使前列腺体积缩小，改善排尿症状。一般在服药 3 ~ 6 个月左右见效，停药后症状易复发，需长期服用，对体积较大的前列腺与 α 受体阻滞药联合应用疗效更佳。常用药物有非那雄胺和度他雄胺。

2. 手术治疗

排尿梗阻严重、残余尿量 > 60 mL，或出现良性前列腺增生导致的并发症如反复尿潴留、反复泌尿系统感染、膀胱结石，药物治疗效果不佳而身体状况能耐受手术者，应考虑手术治疗。经尿道前列腺切除术（TURP）是目前最常用的手术方式；开放手术包括耻骨上经膀胱前列腺切除术和耻骨后前列腺切除术，仅用于巨大前列腺或合并膀胱结石者选用。

3. 其他治疗

用于尿道梗阻较重而又不能耐受手术者，主要包括激光治疗、经尿道气囊高压扩张术、前列腺尿道网状支架、经直肠高强度聚焦超声（HIFU）等。

六、护理措施

（一）非手术治疗的护理/术前护理

1. 心理护理

尿频尤其是夜尿不仅给患者带来生活上的不便，而且将严重影响患者的休息与睡眠；排尿困难与尿潴留又给患者带来极大的身心痛苦。因此护士应理解患者的身心痛苦，帮助患者更好地适应前列腺增生给生活带来的不便。给患者解释前列腺增生的主要治疗方法，鼓励患者树立治疗疾病的信心。

2. 急性尿潴留的预防和护理

（1）预防：避免急性尿潴留的诱发因素，如受凉、过度劳累、饮酒、便秘、久坐；指导患者适当限制饮水，可以缓解尿频症状，注意液体摄入时间，如夜间和社交活动前限水，但每日的摄入不应少于1 500 mL；勤排尿、不憋尿，避免尿路感染；注意保暖，预防便秘。

（2）护理：当发生尿潴留时，及时留置导尿管或膀胱造瘘管，并做好管道护理。

3. 用药护理

（1）α_1 受体阻滞药类：主要不良反应为头晕、直立性低血压，应睡前服用，用药后卧床休息，改变体位时动作宜慢，预防跌倒，同时与其他降压药分开服用，避免对血压的影响。

（2）5α 还原酶抑制剂：主要不良反应为勃起功能障碍、性欲低下、男性乳房女性化等。起效缓慢，停药后症状易复发，告知患者应坚持长期服药。

4. 安全护理

夜尿次数较多的患者，嘱白天多饮水，睡前少饮水。夜间睡前在床边为患者准备便器。如需起床如厕，应有家属或护士陪护，以防跌倒。

5. 术前准备

（1）前列腺增生患者大多为老年人，常合并慢性病，术前应协助做好心、脑、肝、肺、肾等重要器官功能的检查，评估其对手术的耐受力。

（2）慢性尿潴留患者，应先留置导尿管引流尿液，改善肾功能；尿路感染者，应用抗生素控制炎症。

（3）术前指导患者有效咳嗽、排痰的方法；术前晚灌肠，防止术后便秘。

（二）术后护理

1. 病情观察

观察患者神志、生命体征、心功能、尿量、尿液颜色和性状。

2. 饮食护理

术后6小时无恶心、呕吐者，即可进流食。患者宜进食易消化、富含营养与纤维素的食物，以防便秘。留置导尿管期间鼓励患者多饮水，每日2 000 mL，可稀释尿液、冲洗尿路以预防泌尿系统感染。

3. 膀胱冲洗的护理

术后用生理盐水持续冲洗膀胱3～5日，以防止血凝块形成致尿管堵塞。护理：①冲洗液温度控制在25～30 ℃，预防膀胱痉挛的发生；②冲洗速度可根据尿色而定，色深则快、色浅则慢；③确保通畅，若血凝块堵塞管道致引流不畅，可采取挤捏尿管、加快冲洗速度、施行高压冲洗、调整导管位置等方法；如无效可用注射器吸取无菌生理盐水进行反复抽吸冲洗，直至引流通畅；④观察记录，准确记录尿量、冲洗量和排出量，尿量＝排出量－冲洗量，同时观察记录引流液的颜色和性状；术后均有肉眼血尿，随冲洗持续时间的延长，血尿颜色逐渐变浅，若尿液颜色逐渐加深，应警惕有活动性出血，及时通知医师处理。

4. 引流管的护理

术后利用导尿管的水囊压迫前列腺窝与膀胱颈，起到局部压迫止血的目的。

（1）导尿管护理。①妥善固定：取一粗细合适的无菌小纱布条缠绕导尿管并打一活结置于尿道外口，将纱布结往尿道口轻推，直至压迫尿道外口，注意松紧度合适；将导尿管牵拉并固定于大腿内侧，稍加牵引，以利于止血，防止因坐起或肢体活动致气囊移位，影响压迫止血效果。②保持通畅：防止导尿管折叠、扭曲、受压、堵塞。③保持会阴部清洁：用苯扎溴铵（新洁尔灭）棉球消毒尿道外口，每日2次。

（2）各引流管的拔管。①经尿道前列腺切除术：术后5～7日尿液颜色清澈，即可拔除导尿管。②开放性手术：耻骨后引流管在术后3～4日，待引流量很少时拔除；耻骨上前列腺切除术后7～10日拔除导尿管；膀胱造瘘管通常留置10～14日后拔除。

5. 并发症的护理

（1）膀胱痉挛。

1）原因：前列腺切除术后逼尿肌不稳定、导管刺激、血块堵塞冲洗管等，可引起膀胱痉挛。

2）表现：患者自觉尿道烧灼感、疼痛，强烈的便意或尿意不尽感，常伴有尿道血液或尿液渗出，引流液多为血性，持续膀胱冲洗液逆流。如不及时处理，可能加重前列腺窝出血。

3）护理：①及时安慰患者，缓解其紧张焦虑情绪；②保持膀胱冲洗液温度适宜，可用温热毛巾湿热敷会阴部；③减少气囊/尿管囊内液体；④保持尿管引流通畅；⑤遵医嘱给予解痉镇痛，必要时给予镇静药。

（2）经尿道切除术综合征。

1）原因：经尿道前列腺切除术者因术中大量的冲洗液被吸收，可致血容量急剧增加，出现稀释性低钠血症。

2）表现：患者出现烦躁不安、血压下降、脉搏缓慢等，严重者出现肺水肿、脑水肿、心力衰竭等症状，血清钠浓度低于正常水平。

3）护理：①术后应加强病情观察，注意监测电解质变化；②一旦出现，立即吸氧，遵医嘱给予利尿药、脱水剂，减慢输液速度；静脉滴注 3% 氯化钠溶液纠正低钠；注意保护患者安全，避免坠床、意外拔管等。有脑水肿征象者遵医嘱行降低颅内压治疗。

（3）尿失禁。

1）原因：与尿道括约肌功能受损、膀胱逼尿肌不稳定和膀胱出口梗阻等因素有关。

2）表现：拔导尿管后尿液不随意流出。

3）护理：术后尿失禁多为暂时性，一般无需药物治疗，可指导患者行盆底肌训练、膀胱功能训练，必要时行电刺激、生物反馈治疗。

（4）出血：术后保持排便通畅，避免用力排便时腹内压增高引起出血；术后早期禁止灌肠或肛管排气，避免刺激前列腺窝引起出血。若发生前列腺窝引起出血，应：①对于非凝血功能障碍造成的出血，用气囊尿管牵拉压迫前列腺窝止血，同时持续膀胱冲洗或配合间断人工冲洗，避免血块形成堵塞尿管，尿管引流不畅可致膀胱腔及前列腺窝过度扩张，加重出血；②对于凝血功能障碍的出血，根据不同原因给予止血药物治疗或输血。

（5）尿道狭窄：属远期并发症，与尿道瘢痕形成有关。定期监测残余尿量、尿流率，必要时行尿道扩张术或尿道狭窄切除术。

七、健康教育

1. 活动指导

前列腺切除术后 1~2 个月内避免久坐、提重物，避免剧烈活动，如跑步、骑自行车等，防止继发性出血。

2. 康复指导

（1）肛提肌训练：若有溢尿现象，指导患者继续作肛提肌训练，以尽快恢复尿道括约肌功能。

（2）自我观察：经尿道前列腺切除术术后患者可能发生尿道狭窄。术后若尿线逐渐变细，甚至出现排尿困难者，应及时到医院检查和处理。附睾炎常在术后 1~4 周发生，故出院后若出现阴囊肿大、疼痛，发热等症状应及时去医院就诊。

3. 性生活指导

前列腺经尿道切除术后 1 个月、经膀胱切除术后 2 个月，原则上可恢复性生活。前列腺切除术后常会出现逆行射精，但不影响性交。少数患者可出现阳痿，可先采取心理治疗，同时查明原因，再进行针对性治疗。

4. 复查指导

定期作尿流动力学、前列腺超声检查，复查尿流率及残余尿量。

（张　燕）

第六节　膀胱癌

膀胱癌是泌尿系统最常见的肿瘤，包括所有原发于膀胱的恶性肿瘤。40 岁以后发病率逐渐增加，60~70 岁达到高峰，男女发病比约为（3~4）：1，城市居民发病率高于农村居民。

一、病因

1. 吸烟

吸烟者膀胱癌发病率是非吸烟者的 1.8～2 倍。吸烟量越大，持续时间越长，初始年龄越小，膀胱癌发病风险越高。目前对吸烟诱发膀胱癌的机制尚缺乏直接、明确的证据，普遍认为与香烟中的多种芳香胺有关。

2. 职业性因素

目前认为，芳香胺（4-氨基联苯，2-萘胺）、多环芳烃、氯代烃等化合物是膀胱癌发病的危险因素。燃料、橡胶、皮革、染发、钢铁铸造、焦炭、煤焦油蒸馏等从业人员，膀胱癌发病危险性显著增加。

3. 非职业性因素

（1）食物：大量摄入脂肪、胆固醇、油煎食物和红肉可增加膀胱癌发病风险。

（2）药物：非那西汀是苯胺的衍生物，在代谢过程中可形成邻羟氨基酚，具有致癌作用，致癌性与摄入量相关。环磷酰胺在代谢过程中有羟基化物质产生，其代谢产物从尿液中排出，可诱发膀胱癌，致癌性与服药剂量、持续时间有关。

（3）其他因素：如遗传、慢性感染、炎症、结石、电离辐射、硒元素缺乏与膀胱癌的发病密切相关。

二、病理

1. 组织类型

膀胱癌95%以上为上皮性肿瘤，其中尿路上皮移行细胞乳头状瘤超过90%。鳞癌和腺癌各占2%～3%。近1/3的膀胱癌为多发性肿瘤。非上皮性肿瘤极少见，多数为肉瘤如横纹肌肉瘤，好发于婴幼儿。

2. 分化程度

2004年，WHO将膀胱等尿路上皮肿瘤分为乳头状瘤、乳头状低度恶性倾向的尿路上皮肿瘤、低级别乳头状尿路上皮癌和高级别乳头状尿路上皮癌。

3. 生长方式

分为原位癌、乳头状癌和浸润性癌。①原位癌局限在黏膜内，无乳头也无浸润基底膜现象。②移行细胞癌多为乳头状，低分化者常有浸润。③鳞癌和腺癌为浸润性癌。不同生长方式可单独或同时存在。

4. 浸润深度

是肿瘤临床（T）和病理（P）分期的依据，根据癌浸润膀胱壁的深度（乳头状瘤除外），多采用TNM分期标准分为：Tis原位癌；T_a无浸润的乳头状癌；T_1浸润黏膜固有层；T_2浸润肌层，又分为T_{2a}浸润浅肌层（肌层内1/2），T_{2b}浸润深肌层（肌层外1/2）；T_3浸润膀胱周围脂肪组织，又分为T_{3a}显微镜下发现肿瘤侵犯膀胱周围组织，T_{3b}肉眼可见肿瘤侵犯膀胱周围组织；T_4浸润前列腺癌、子宫、阴道及盆壁等邻近器官。临床上习惯将Tis、T_a和T_1期肿瘤称为表浅膀胱癌。

5. 转移途径

肿瘤的扩散主要向膀胱壁内浸润，直至累及膀胱旁脂肪组织及邻近器官。淋巴转移是最主要的转移途径，主要转移到盆腔淋巴结。血行转移多在晚期，主要转移至肝、肺、肾上腺和小肠等处。种植转移可见于腹部切口、尿路上皮、切除的前列腺窝和损伤的尿道口。高级别尿路上皮癌容易发生浸润和转移。

三、临床表现

1. 症状

（1）血尿：是膀胱癌最常见和最早出现的症状。肿瘤乳头断裂、肿瘤表面坏死和溃疡均可引起血尿。约85%的患者出现肉眼血尿或镜下血尿。典型血尿为无痛性和间歇性。出血量多少与肿瘤大小、数目及恶性程度并不一致。

（2）膀胱刺激症状：包括尿急、尿频和尿痛，多为膀胱癌的晚期表现，常因肿瘤坏死、溃疡或并发感染所致。常见于膀胱原位癌和浸润癌患者，常同时伴有血尿。

（3）其他：肿瘤发生在膀胱内口或三角区，或肿瘤破坏逼尿肌或支配排尿神经时可出现排尿困难，甚至尿潴留；骨转移者有骨痛；腹膜后转移或肾积水者可出现腰痛。

2. 体征

多数患者无明显体征，当肿瘤增大到一定程度时下腹部可触及肿块。发生肝或淋巴结转移时，可扪及肿大的肝或锁骨上淋巴结。

四、辅助检查

1. 尿液检查

在新鲜尿液中，易发现脱落的肿瘤细胞，但干扰因素过多。近年来开展的尿液膀胱肿瘤抗原（BTA）、纤维蛋白和纤维蛋白降解产物（FDPs）、核基质蛋白（NMP-22）等检查方法有助于提高膀胱癌检出率。

2. 影像学检查

（1）超声检查：在膀胱适度充盈下可清晰显示肿瘤部位、数目、大小、形态及基底宽窄情况，能分辨 0.5 cm 以上的膀胱肿瘤；可检测上尿路是否有积水及扩张。

（2）IVU：可了解膀胱充盈情况和肿瘤浸润范围、深度，是否有肾积水、输尿管浸润，以及浸润的程度等。

（3）CT：可观察肿瘤累及膀胱的范围和程度，显示病变对邻近器官的侵犯及有无淋巴结和远处转移。

（4）MRI：可显示肌层受侵情况，对膀胱壁外及邻近器官受侵显示优于 CT。

3. 膀胱镜检查

是诊断膀胱癌最直接、重要的方法，可以显示肿瘤的数目、大小、形态和部位。膀胱镜观察到肿瘤后应获取组织做病理检查。

五、治疗

1. 非手术治疗

（1）化疗：有全身化疗及膀胱灌注化疗等方式。全身化疗多用于有转移的晚期患者，药物可选用氨甲蝶呤、长春新碱、阿霉素、顺铂及 5-氟尿嘧啶等。为预防复发，对保留膀胱的患者，术后可采用膀胱内灌注化疗药物，常用药物有卡介苗（BCG）、丝裂霉素、吡柔比星、表柔比星、阿霉素及羟基喜树碱等。每周灌注 1 次，8 次后改为每月 1 次，共 1~2年。

（2）放疗：包括根治性放疗、辅助性放疗、姑息性放疗，适用于膀胱癌各期病变。

2. 手术治疗

原则上 T_a、T_1 及局限的 T_2 期肿瘤，可采用保留膀胱的手术；较大、多发、反复发作的 T_2 期和 T_3、T_4 期肿瘤，应行膀胱全切除术。

（1）经尿道膀胱肿瘤切除术（TURBT）：适用于表浅膀胱肿瘤（T_a、T_1）的治疗，切除范围包括肿瘤基底部分周边 2 cm 的膀胱黏膜。

（2）膀胱部分切除术：适用于 T_2 期分化良好、局限的膀胱肿瘤。切除范围包括距离肿瘤边缘 2 cm 以内的全层膀胱壁，如肿瘤累及输尿管口，切除后需作输尿管膀胱吻合术。

（3）根治性膀胱全切术：适用于反复复发、多发或侵犯膀胱颈、三角区的膀胱肿瘤。切除范围包括膀胱、前列腺和精囊。膀胱切除术后须行尿流改道和膀胱替代。最常用的是回肠或结肠代膀胱术，分非可控性和可控性，后者又分为异位可控性和正位可控性肠代膀胱术（如原位新膀胱术）。

六、护理措施

（一）术前护理

1. 心理护理

术前宣教与沟通，让患者及其家庭成员充分认识可供选择的改道方式，不同术式相应的风险与受益，以及功能、生存质量的改变。

2. 肠道准备

根治性膀胱切除术须作肠道准备。术前 3 日开始口服肠道不吸收抗生素，摄入少渣半流质饮食，每晚灌肠；术前常规禁食禁饮，术晨清洁灌肠。

（二）术后护理

1. 病情观察与体位

密切观察生命体征、意识与尿量的变化。生命体征平稳后，患者取半坐卧位，以利伤口引流及尿液引流。

2. 休息与活动

术后 6~12 周，应避免久坐、重体力劳动、性生活等，多参与日常活动以及轻度、可耐受的锻炼。

3. 饮食护理

适当加强营养，多食用富含纤维素的食物，必要时遵医嘱服用缓泻剂，以软化粪便，防止便秘影响新膀胱功能。每日液体入量为 2 000~3 000 mL，同时增加饮食中盐的摄取，以预防新膀胱引起的盐丢失综合征。

4. 引流管护理

准确标识，妥善固定，保持通畅，观察记录引流液的颜色、性状、量，发现异常及时报告医师，并协助处理。

（1）输尿管支架管：目的是支撑输尿管、引流尿液。引流袋位置应低于膀胱以防止尿液反流。一般于术后 10 ~ 14 日拔除。

（2）代膀胱造瘘管：目的是引流尿液及代新膀胱冲洗。术后 2 ~ 3 周，经造影新膀胱无尿瘘及吻合口无狭窄后可拔除。

（3）导尿管：目的是引流尿液、代膀胱冲洗及训练新膀胱的容量；护理时应经常挤压，避免血块及黏液堵塞。待新膀胱容量达 150 mL 以上后拔除。

（4）盆腔引流管：目的是引流盆腔的积血积液，也是观察是否发生活动性出血与尿瘘的重要途径，一般术后 3 ~ 5 日拔除。

5. 膀胱灌注治疗的护理

（1）膀胱灌注药物前避免大量饮水，灌注前排空膀胱，以便使膀胱内药液达到有效浓度。

（2）灌注时，保持病室温度适宜，充分润滑导尿管，以减少尿道黏膜损伤。

（3）膀胱内药液保留 0.5 ~ 2 小时，协助患者每 15 ~ 30 分钟变换 1 次体位，分别取俯、仰、左侧、右侧卧位，使药液均匀地与膀胱壁接触。

（4）灌注后，嘱患者大量饮水，稀释尿液以降低药物浓度，减少对尿道黏膜刺激。

（5）如有化学性膀胱炎、血尿等症状，遵医嘱延长灌注时间间隔、减少剂量、使用抗生素等，特别严重者暂停膀胱灌注。

6. 造口护理

尿流改道术后留置腹壁造口，患者需终身佩戴造口集尿袋。应保持造口处皮肤清洁干燥，观察造口颜色与状态；及时清理造口及周围皮肤黏液，使尿液顺利流出。术后造口周围皮肤表面常可见白色粉末状结晶物，系细菌分解尿酸而成，先用白醋清洗，后用清水清洗。

7. 新膀胱冲洗的护理

为预防代膀胱的肠黏液过多引起管道堵塞，一般术后第 3 日开始行代膀胱冲洗，每日 1 ~ 2 次，肠黏液多者可适当增加次数。方法：患者取平卧位，用生理盐水或 5% 碳酸氢钠溶液作冲洗液，温度控制在 36 ℃ 左右，每次用注射器抽取 30 ~ 50 mL 溶液，连接膀胱造瘘管注入冲洗液，低压缓慢冲洗，并开放导尿管引出冲洗液。如此反复多次，至冲洗液澄清为止。

8. 并发症的护理

经尿道膀胱肿瘤切除术最常见的并发症是膀胱穿孔；根治性膀胱切除术常见的并发症有出血、感染、膀胱穿孔、尿瘘、尿失禁、代谢异常等。

（1）出血：膀胱全切术创伤大，术后易发生出血。密切观察病情，若患者出现血压下降、脉搏加快，引流管内引出鲜血，每小时超过 100 mL 以上且易凝固，提示有活动性出血，应及时报告医师处理。

（2）感染：监测体温变化，保持伤口的清洁、干燥，敷料渗湿时及时更换，保持引流管妥善固定，引流通畅，更换引流袋严格执行无菌技术。遵医嘱应用抗生素。若患者体温升高、伤口处疼痛、引流液有脓性分泌物或有恶臭，并伴有血白细胞计数升高、中性粒细胞比值升高、尿常规示有白细胞时，多提示有感染，应及时通知医师并协助处理。

（3）膀胱穿孔：多发生在膀胱侧壁，由闭孔反射所致，一般为腹膜外穿孔，经适当延长导尿管留置时间，大多可自行愈合。

（4）尿瘘：包括新膀胱与尿道吻合口漏、新膀胱与输尿管吻合口漏、新膀胱自身裂开。

1）原因：吻合口漏多由于缝合欠佳、吻合口血供不佳、腹内压增高引起；新膀胱裂开多由于分泌黏液过多堵塞导尿管或造瘘管，导致引流不畅、内部压力升高引起。

2）表现：盆腔引流管引流出尿液、切口部位渗出尿液、导尿管引流量减少，患者出现体温升高、腹痛、白细胞计数升高等感染征象。

3）护理：①预防，指导患者养成定时排尿、及时排尿习惯，避免长时间憋尿，以预防新膀胱自发破裂；②处理，嘱患者取半坐卧位，保持各引流管通畅，盆腔引流管可作低负压吸引，同时遵医嘱使用抗生素。采取上述措施后尿瘘通常可愈合。仍不能控制者，协助医师手术处理。

（5）尿失禁：是新膀胱术后不良后果之一，症状夜间较重。

1）原因：可能与神经反馈和括约肌逼尿肌反射消失及夜间括约肌张力降低有关。

2）护理：指导患者通过排尿日记、尿垫监测尿失禁程度；睡前完全排空膀胱，夜间用闹钟唤醒2～3次以帮助减少夜间尿失禁；坚持盆底肌肉功能锻炼以辅助控尿。

（6）代谢异常。

1）原因：与肠道黏膜对尿液成分的吸收和使用肠道替代后，肠道功能变化有关。

2）表现：①水、电解质、酸碱平衡失调，术后肠道黏膜将尿液中铵根离子（NH_4^+）、氢离子（H^+）、氯离子（Cl^-）吸收入血，同时分泌碳酸氢钠（$NaHCO_3$）进入尿液，导致高氯性代谢性酸中毒、低钠高钾血症；②营养失调，切除部分末段回肠可致胆汁酸吸收减少，影响脂肪的吸收，进而导致脂溶性维生素（A、D、E、K）缺乏，维生素 B_{12} 缺乏；③膀胱结石，碱性尿液、持续合并感染可促进新膀胱结石形成。

3）护理：①定期行血气分析，监测患者血 pH 及电解质水平；②注意患者有无疲劳、耐力下降等相应表现，遵医嘱补充维生素；③术后规律排空膀胱、规律冲洗，以减少结石发生率；④遵医嘱纠正水电解质、酸碱平衡失调。

七、健康教育

1. 自我护理

进食清淡食物，减少葱、姜、蒜等刺激性食物摄入，适当多饮水；教会患者自我护理的方法。①非可控术后患者更换尿袋的动作要快，避免尿液外流，并准备足够纸巾吸收尿液；睡觉时可调整尿袋方向与身体纵轴垂直，并接引流袋将尿液引流至床旁的容器中（如尿盆），避免尿液压迫腹部影响睡眠。②可控膀胱术后患者自我导尿时，注意清洁双手及导尿管，间隔3～4小时导尿1次；外出或夜间睡觉可使用尿袋避免尿失禁。

2. 原位新膀胱训练

应教会患者掌握有效排空新膀胱的技巧，通过锻炼逐渐扩大新膀胱容量，增强排尿可控性。①贮尿功能：夹闭导尿管，定时放尿，初起每30分钟放尿1次，逐渐延长至1～2小时。放尿前收缩会阴，轻压下腹，逐渐形成新膀胱充盈感；②控尿功能：收缩会阴及肛门括约肌每日10～20次，每次维持10秒；③排尿功能：选择特定的时间排尿，如餐前30分钟、晨起或睡前；定时排尿，一般白天每2～3小时排尿1次，夜间2次，减少尿失禁；④排尿姿势：患者自行排尿早期可采用蹲位或者坐位排尿，如排尿通畅，试行站立排尿。注意排尿时先放松盆底肌，然后稍微增加腹内压。

3. 复诊指导

保留膀胱手术后，每 3 个月进行 1 次膀胱镜检查，2 年无复发者，改为每半年 1 次；根治性膀胱手术后，终身随访，定期进行血常规、尿常规、生化检查、腹部超声、盆腔 CT、尿路造影等检查。

（邢　杰）

第七节　肾癌

肾癌是指起源于肾实质泌尿小管上皮系统的恶性肿瘤，又称肾细胞癌（RCC），占成人恶性肿瘤的 2%～3%，35 岁以上发病率快速升高，75～80 岁达高峰，男性发病率、死亡率明显高于女性，男女比例约为 2∶1，城市发病率高于农村。

一、病因

肾癌的确切病因至今未明。目前认为肾癌发病与遗传、吸烟、肥胖、饮食、职业接触（石棉、皮革等）、高血压与抗高血压治疗等有关。

二、病理

绝大多数肾癌发生于一侧肾脏，常为单个肿瘤，10%～20% 为多发病灶。多发病灶病例常见于遗传性肾癌以及肾乳头状腺癌的患者。肿瘤多位于肾脏上、下两极，瘤体大小差异较大，平均直径 7 cm，常有假包膜与周围肾组织相隔。双侧肾脏先后或同时发病者仅占散发性肾癌的 2%～4%。

1. 组织学分类

肾癌主要有 3 种组织学分类：肾透明细胞癌，约占 70%～80%；乳头状肾细胞癌，约占 10%～15%；嫌色性肾细胞癌，约占 5%。

2. 转移途径

肾癌可蔓延至肾盏、肾盂、输尿管，并常侵犯肾静脉。静脉内柱状的癌栓可延伸至下腔静脉，甚至右心室。远处转移最常见的部位是肺、骨骼、肝、大脑。

三、临床表现

1. 症状

（1）肾癌三联征：即腰痛、血尿、肿块，目前同时具备"三联征"表现的患者已很少见。腰痛常为钝痛或隐痛，多由于肿瘤生长牵张肾包膜或侵犯腰肌、邻近器官所致；血块通过输尿管时可发生肾绞痛。肿瘤较大时在腹部和腰部易被触及。血尿常为无痛性、间歇性、表明肿瘤已经侵犯肾盏、肾盂。

（2）副瘤综合征：10%～40% 的肾癌患者有副瘤综合征，临床表现为高血压、贫血、体重减轻、恶病质、发热、红细胞增多症、肝功能异常、高钙血症、高血糖、红细胞沉降率增快、神经肌肉病变、淀粉样变性、溢乳症和凝血机制异常等。

（3）转移症状：肾癌因转移部位和程度不同可出现咳嗽和咯血、瘙痒和黄疸、骨痛和病理性骨折、神经系统症状等。

2. 体征

肾癌早期体征不明显。不到10%的肾癌患者有体征，体积巨大的肾癌可出现腹部肿块，有淋巴结转移者可出现左侧锁骨上淋巴结肿大，有下腔静脉癌栓严重阻塞静脉回流者可出现双下肢水肿，左肾肿瘤肾静脉癌栓者可出现不受体位改变而变化的左侧精索静脉曲张。

四、辅助检查

1. 影像学检查

能对肾癌患者进行临床诊断和临床分期。①腹部超声：能够准确地区分肿瘤和囊肿，查出1 cm以上的肿瘤，发现肾癌的敏感性高，是发现肾肿瘤最简便和常用方法。②X线检查：KUB可见肾外形增大；IVU可见肾盏肾盂因肿瘤挤压或侵犯，出现不规则变形、狭窄、拉长、移位或充盈缺损；肿瘤较大、破坏严重时患肾不显影，做逆行肾盂造影可显示患肾情况。③腹部CT/MRI：CT是临床诊断肾癌和进行临床分期最主要的手段，对肾脏肿块检出率近100%，肿瘤诊断正确率达95%以上；MRI在肾癌与出血性肾囊肿的鉴别诊断以及确定静脉癌栓范围方面具有优势。

2. 肾穿刺活检检查

影像学检查诊断为肾癌且适于手术治疗者，不主张术前做肾肿瘤穿刺活检。不宜手术治疗的肾癌患者或不能手术治疗的晚期肾癌患者，全身系统治疗前行穿刺活检明确病理诊断，有助于选择治疗用药。选择消融治疗的肾癌患者，消融前应行肾肿瘤穿刺活检获取病理诊断。

五、治疗

1. 非手术治疗

肾癌具有多药物耐药基因，对放疗及化疗不敏感。免疫治疗如干扰素α（INF-α）、白细胞介素2（IL-2）的使用对预防和治疗转移癌有一定疗效。分子靶向药物罗安酸激酶抑制剂可提高晚期肾癌的治疗有效率。

2. 手术治疗

根治性肾切除术是治疗肾癌最主要的手段，传统手术范围包括患肾、肾周围脂肪及筋膜、近端1/2输尿管、区域淋巴结。肾肿瘤已累及肾上腺时，需切除同侧肾上腺、肾门旁淋巴结。但目前不推荐术中常规行肾上腺切除和区域淋巴结清扫。对孤立肾肾癌或双侧肾癌，考虑做保留肾单位的肾部分切除术。腹腔镜根治性肾切除术或肾部分切除术具有创伤小、术后恢复快等优点，得到广泛应用。

3. 消融治疗

包括射频消融、冷冻消融、高强度聚焦超声，适用于不适合手术的小肾癌患者的治疗。

六、护理措施

（一）术前护理

1. 营养支持

提供色香味俱全、营养丰富的食品，增进患者食欲，必要时给予肠外营养支持，贫血者可予少量多次输血。

2. 心理护理

主动关心患者，倾听患者诉说，适当解释病情，告知手术治疗的必要性和可行性，以稳定患者情绪，争取患者配合。

（二）术后护理

1. 卧床与休息

行肾癌根治术者建议早期下床活动，行肾部分切除术者常需卧床 3 ~ 7 日。

2. 并发症的护理

（1）出血：术中和术后出血是肾部分切除术最主要的并发症。护理应密切观察患者生命体征的变化，若患者引流液较多、色鲜红且很快凝固，同时伴有血压下降、脉搏增快等低血容量休克表现，常提示出血，应及时通知医师并协助处理。①遵医嘱应用止血药物。②对出血量大、血容量不足的患者给予输液和输血。③对经处理出血未能停止者，积极做好手术止血准备。

（2）腹胀：肾脏位于腹膜后，手术时腹膜后神经受到刺激；麻醉抑制胃肠蠕动，胃内容物不能排空，可导致腹胀。患者呼吸吞入空气，长时间卧床可加重腹胀。一般在术后 2 ~ 3 日胃肠功能即可恢复正常，肛门排气后症状迅速缓解。

七、健康教育

1. 生活指导

充分休息，适度运动，戒烟减肥，避免重体力活动，加强营养，增强体质，避免感冒。

2. 复诊指导

定期复查超声检查、CT 和血尿常规，及时发现肾癌复发或转移。

（高雪薇）

第九章

骨科疾病的护理

第一节　骨折护理概述

一、护理评估

（一）非手术治疗/术前评估

1. 健康史

（1）一般情况：包括年龄、性别、婚姻、职业和运动爱好等。

（2）外伤史：了解受伤的时间、原因和部位，受伤时的体位、症状和体征，搬运方式、急救情况，有无昏迷史和其他部位复合伤等。

（3）既往史：重点了解与骨折愈合有关的因素，如患者有无骨质疏松、骨折、骨肿瘤病史或手术史。

（4）家族史：了解家族中是否有患骨科疾病的患者。

2. 身体状况

（1）症状与体征：评估有无休克或体温异常的症状；是否有骨折局部的一般表现和专有体征；皮肤是否完整，开放性损伤的范围、程度和污染情况；有无其他重要伴发伤，如神经、血管或脊髓损伤；有无骨折后早期和晚期并发症；石膏固定、夹板固定或牵引固定是否维持有效状态等。

（2）辅助检查：了解有无 X 线、CT、MRI 及其他有关手术耐受性检查（如心电图、肺功能检查）等的异常发现。

3. 心理—社会状况

了解患者对疾病的认知程度，对治疗方案和疾病预后有何顾虑和思想负担；了解患者的朋友及其家属对其关心和支持程度；了解家庭对治疗的经济承受能力。

（二）术后评估

1. 术中情况

了解患者手术、麻醉方式与效果，骨折修复情况，术中出血、补液、输血情况和术后诊断。

2. 身体评估

评估石膏固定、小夹板固定或牵引术是否维持于有效状态；功能恢复情况；是否出现与手术有关或与骨折有关的并发症。

3. 心理－社会状况

评估患者有无焦虑、抑郁等负性情绪；康复训练和早期活动是否配合；对出院后的继续治疗是否了解。

二、主要护理诊断/问题

1. 疼痛

与骨折部位神经损伤、软组织损伤、肌肉痉挛和水肿有关。

2. 有外周神经血管功能障碍的危险

与骨和软组织损伤、外固定不当有关。

3. 躯体活动障碍

与骨折、牵引或石膏固定有关。

4. 潜在并发症

休克、脂肪栓塞综合征、骨筋膜室综合征、静脉血栓栓塞症、关节僵硬等。

三、护理目标

（1）患者主诉骨折部位疼痛减轻或消失。

（2）患肢末端维持正常的组织灌注，皮肤温度和颜色正常，末梢动脉搏动有力，感觉正常。

（3）患者能够在不影响牵引或固定的情况下有效移动。

（4）患者未出现并发症，或并发症得到及时发现和处理。

四、护理措施

（一）急救护理

1. 抢救生命

骨折患者，尤其是严重骨折患者，往往合并其他组织和器官的损伤。应检查患者全身情况，首先处理休克、昏迷、呼吸困难、窒息或大出血等可能威胁患者生命的紧急情况。

2. 包扎止血

绝大多数伤口出血可用加压包扎止血，大血管出血时可用止血带止血。最好使用充气止血带，并记录所用压力和时间。创口用无菌敷料或清洁布类包扎，以减少再污染。若骨折端戳出伤口并已污染，又未压迫重要血管或神经，则不应现场复位，以免将污物带到伤口深处。若在包扎时骨折端自行滑入伤口内，应做好记录，以便入院后清创时进一步处理。

3. 妥善固定

妥善固定可以防止骨折断端活动，从而避免其对周围血管、神经或内脏等重要组织的损伤，减轻疼痛，并便于搬运。凡疑有骨折者均应按骨折处理。对闭合性骨折患者在急救时不必脱去患肢的衣裤和鞋袜，患肢肿胀严重时可用剪刀将患肢衣袖和裤脚剪开。骨折有明显畸形，并有穿破软组织或损伤附近重要血管、神经的危险时，可适当牵引患肢，使之变直后再行固定。固定物可以为特制的夹板，或就地取材的木板、木棍或树枝等。若无任何可利用的材料，可将骨折的上肢固定于胸部，骨折的下肢与对侧健肢捆绑固定。

4. 迅速转运

患者经初步处理后，应尽快转运至就近的医院进行治疗。

（二）非手术治疗的护理/术前护理

1. 心理护理

向患者及其家属解释骨折的愈合是一个循序渐进的过程，充分固定能为骨折断端连接提供良好的条件，而正确的功能锻炼可以促进断端生长愈合和患肢功能恢复，因此若能在医务人员指导下积极锻炼，则可取得良好的治疗效果。对骨折后可能遗留残疾者，应鼓励其表达自己的思想，减轻患者及其家属的心理负担。

2. 病情观察

观察患者意识和生命体征，患肢固定和愈合情况，患肢远端感觉、运动和末梢血液循环等。若发现休克、脂肪栓塞综合征、骨筋膜室综合征等骨折早期并发症征象，或下肢深静脉血栓形成、感染、损伤性骨化等骨折晚期并发症征象，应及时报告医师，采取相应处理措施。

3. 疼痛护理

根据疼痛原因，对因对症处理。若因创伤性骨折造成的疼痛，在现场急救中予以临时固定可缓解疼痛。若因伤口感染引起疼痛，应及时清创并应用抗生素等进行治疗。疼痛较轻时可鼓励患者听音乐或看电视以分散注意力，也可用局部冷敷或抬高患肢来减轻水肿以缓解疼痛，热疗和按摩可减轻肌肉痉挛引起的疼痛，疼痛严重时可遵医嘱给予镇痛药。护理操作时动作应轻柔准确，严禁粗暴搬动骨折部位，以免加重疼痛。

4. 患肢缺血护理

骨折局部内出血、包扎过紧、不正确使用止血带或患肢严重肿胀等原因均可导致患肢血液循环障碍。应严密观察肢端有无剧痛、麻木、皮温降低、皮肤苍白或青紫、脉搏减弱或消失等血液灌注不足表现。一旦出现应对因对症处理，如调整外固定松紧度，定时放松止血带等。若出现骨筋膜室综合征应及时切开减压，严禁局部按摩、热敷、理疗或使患肢高于心脏水平，以免加重组织缺血和损伤。

5. 外固定护理

行石膏或牵引外固定患者的护理参见骨科患者的一般护理。

6. 体位与功能锻炼

骨折复位后，遵医嘱将患肢维持于固定体位。在保证牢固固定的前提下，应循序渐进地进行患肢功能锻炼，以促进骨折愈合，预防并发症发生。其他未固定肢体可正常活动。

7. 生活护理

指导患者在患肢固定制动期间进行力所能及的活动，为其提供必要的帮助，如协助进食、进水、排便和翻身等。

8. 加强营养

指导患者进食高蛋白、高钙和高铁食物，多饮水。增加晒太阳时间以促进骨中钙和磷的吸收，促进骨折修复。对不能到户外晒太阳患者要注意补充鱼肝油滴剂、维生素 D 片、强化维生素 D 牛奶和酸奶等。

（三）术后护理

术后早期维持肢体于固定体位（如抬高患肢），鼓励患者积极进行功能锻炼，早期下床活动，及时拆除外固定，促进肿胀消退，预防压疮、下肢深静脉血栓、关节僵硬和急性骨萎缩等。

五、健康教育

1. 安全指导

指导患者及其家属评估家居环境的安全性，妥善放置可能影响患者活动的障碍物，如小块地毯、散放的家具等。指导患者安全使用步行辅助器械或轮椅。行走练习需有人陪伴，以防跌倒。

2. 功能锻炼

告知患者出院后继续功能锻炼的意义和方法。指导患者家属如何协助患者完成各种活动。

3. 复诊指导

告知患者若骨折远端肢体肿胀或疼痛明显加重，肢体感觉麻木、肢端发凉，夹板、石膏或外固定器械松动等，应立即到医院复查并评估功能恢复情况。

（陈丽娜）

第二节　常见四肢骨折

一、肱骨干骨折

肱骨干骨折是发生在肱骨外科颈下 1~2 cm 至肱骨髁上 2 cm 段内的骨折。在肱骨干中下 1/3 段后外侧有桡神经沟，此处骨折容易发生桡神经损伤。

（一）病因

肱骨干骨折可由直接暴力或间接暴力引起。直接暴力常由外侧打击肱骨干中部，致横行或粉碎性骨折。间接暴力常由于手部或肘部着地，外力向上传导，加上身体倾倒所产生的剪式应力，多导致肱骨中下 1/3 骨折。有时也可因投掷运动或"掰腕"引起，多为斜行或螺旋形骨折。骨折端多有移位。

（二）临床表现

1. 症状

患侧上臂出现疼痛、肿胀、皮下瘀斑，上肢活动障碍。

2. 体征

患侧上臂可见畸形、反常活动，感知骨擦感/骨擦音。若合并桡神经损伤，可出现患侧垂腕畸形，各手指掌指关节不能背伸，拇指不能伸直，前臂旋后障碍，手背桡侧皮肤感觉减退或消失。

（三）辅助检查

X 线检查可确定骨折的类型、移位方向。

（四）治疗

1. 手法复位外固定

手法复位后比较稳定的骨折可用 U 形石膏固定。中、下段长斜行或长螺旋形骨折因不够稳定，可采用上肢悬垂石膏固定。宜采用轻质石膏，以免因重量太大而导致骨折端分离。选择小夹板固定者可在屈肘 90°位用三角巾悬吊，成人固定 6～8 周，儿童固定 4～6 周。

2. 切开复位内固定

在切开直视下骨折复位后，用外固定支架或内固定器械来同定骨折部位。内固定物可在半年以后取出，若无不适也可不取出。对于有桡神经损伤者应术中探查神经，若完全断裂可一期修复桡神经。若为挫伤则切开神经外膜，减轻神经继发性病理改变。

（五）护理措施

1. 局部制动

用吊带或三角巾将患肢托起，以促进静脉回流，减轻肢体肿胀疼痛。

2. 功能锻炼

复位固定后尽早开始手指屈伸活动，并进行上臂肌肉的主动舒缩运动，但禁止做上臂旋转运动。2～3 周后，开始腕、肘关节屈伸主动活动和肩关节外展、内收活动，逐渐增加活动量和活动频率。6～8 周后加大活动量，并作肩关节旋转活动，以防肩关节僵硬或萎缩。在锻炼过程中，要随时检查骨折对位、对线及愈合情况，还可配合理疗和中医治疗等。

二、肱骨髁上骨折

肱骨髁上骨折是指肱骨干与肱骨髁交界处发生的骨折。肱骨髁上骨折多发生于 10 岁以下儿童，占小儿肘部骨折的 30%～40%。在肱骨髁内、前方有肱动脉和正中神经，肱骨髁的内侧和外侧分别有尺神经和桡神经，骨折断端向前移位或向侧方移位可损伤相应神经血管。在儿童期，肱骨下端有骨骺，若骨折线穿过骺板有可能影响骨骺发育，导致肘内翻或外翻畸形。

（一）病因

肱骨髁上骨折多为间接暴力引起。

（二）分类

根据暴力和骨折移位方向的不同，肱骨髁上骨折分为屈曲型和伸直型，其中伸直型占 85.4%。

1. 伸直型

跌倒时手掌着地，肘关节处于半屈曲或伸直位，暴力经前臂向上传递，同时身体前倾，由上向下产生剪式应力，造成肱骨干与肱骨髁交界处骨折。骨折近端向前下方移位，远端向后上方移位。若跌倒时同时受到侧方暴力可发生尺侧或桡侧移位。

2. 屈曲型

跌倒时肘后方着地，肘关节处于屈曲位，暴力传导致肱骨下端骨折。骨折近端向后下方移位，远端向前上方移位。很少合并神经和血管损伤。

（三）临床表现

1. 症状

受伤后肘部出现疼痛、肿胀和功能障碍，肘后凸起，患肢处于半屈曲位，可有皮下瘀斑。

2. 体征

局部明显压痛和肿胀，有骨擦音及反常活动，肘部可扪及骨折断端，肘后三角关系正常。若正中神经、尺神经或桡神经受损，可有手臂感觉异常和运动功能障碍。若肱动脉挫伤或受压，可有前臂缺血表现。屈曲型骨折时，由于肘后方软组织较少，骨折断端锐利，骨折端可刺破皮肤形成开放性骨折。

（四）辅助检查

肘部正侧位 X 线检查能够确定骨折的存在并判断骨折移位情况。

（五）治疗

1. 手法复位外固定

对受伤时间短、局部肿胀轻、没有血液循环障碍患者，可进行手法复位外固定。复位后用后侧石膏托在屈肘位固定 4 ~ 5 周。

2. 切开复位内固定

手法复位困难、复位失败或有神经血管损伤者在切开直视下复位后用交叉克氏针作内固定。

3. 功能锻炼

复位固定后应严密观察肢体血液循环及手的感觉、运动功能，同时进行功能锻炼。

伸直型肱骨髁上骨折由于近端向前下移位，极易压迫或刺破肱动脉，加上损伤后的组织反应使局部严重肿胀，均会影响远端肢体血液循环，导致前臂骨筋膜室综合征。因此在治疗过程中，一旦确定骨筋膜室高压存在，应紧急手术，切开前臂掌、背侧深筋膜，充分减压，辅以脱水剂、扩张血管药等治疗，则可能预防前臂缺血性肌挛缩的发生。

若儿童骨折的桡侧或尺侧移位未被纠正，或合并骨骺损伤，骨折愈合后可出现肘内翻或外翻畸形，因此治疗时应尽量达到解剖复位。不严重的畸形可在儿童生长发育过程中逐渐得到纠正。若随着生长发育，畸形有加重趋势并有功能障碍，可在 12 ~ 14 岁作肱骨下端截骨矫正术。

（六）护理措施

1. 病情观察

观察石膏绷带或夹板固定的松紧度，必要时及时调整，以免神经、血管受压，影响有效组织灌注。密切观察前臂血液循环、肿胀程度以及手的感觉、运动功能，如果出现高张力肿胀，手指主动活动障碍，被动伸指剧痛，桡动脉搏动减弱或消失，手指发凉，感觉异常，即应确定骨筋膜室高压的存在，须立即通知医师，并做好手术准备。

2. 局部制动

抬高患肢，或用吊带或三角巾将患肢托起。

3. 功能锻炼

复位固定后尽早开始手指及腕关节屈伸活动，并进行上臂肌肉的主动舒缩运动，有利于减轻水肿。4~6 周后外固定解除，开始肘关节屈伸活动。手术切开复位且内固定稳定者，术后 2 周即可开始肘关节活动。若患者为小儿，应耐心向患儿及其家属解释功能锻炼的重要性，并指导锻炼的方法，使家属能协助患儿进行功能锻炼。

三、前臂双骨折

尺桡骨干双骨折较多见，以青少年多见。因骨折后常导致复杂的移位，复位十分困难，易发生骨筋膜室综合征。

（一）病因

1. 直接暴力

多由于重物直接打击、挤压或刀砍伤引起。特点为两骨同一平面的横行或粉碎性骨折，多伴有不同程度的软组织损伤，包括肌肉、肌腱断裂，神经血管损伤等，整复对位不稳定。

2. 间接暴力

常为跌倒时手掌着地，由于桡骨负重较多，暴力作用向上传导后首先使桡骨骨折，继而残余暴力通过骨间膜向内下方传导，引起低位尺骨斜行骨折。

3. 扭转暴力

跌倒时手掌着地，同时前臂发生旋转，导致不同平面的尺桡骨螺旋形骨折或斜行骨折，尺骨的骨折线多高于桡骨的骨折线。

（二）临床表现

1. 症状

受伤后，患侧前臂出现疼痛、肿胀、畸形及功能障碍。

2. 体征

可发现畸形、反常活动、骨擦音或骨擦感。尺骨上 1/3 骨干骨折可合并桡骨小头脱位，称为孟氏（Monteggia）骨折。桡骨干下 1/3 骨折合并尺骨小头脱位，称为盖氏（Galeazzi）骨折。

（三）辅助检查

X 线检查应包括肘关节或腕关节，可发现骨折的准确部位、骨折类型、移位方向以及是否合并有桡骨头脱位或尺骨小头脱位。

（四）治疗

1. 手法复位外固定

除了要达到良好的对位、对线以外，应特别注意防止畸形和旋转，以免发生尺骨桡骨交叉愈合，影响旋转功能。复位成功后可采用石膏固定，即用上肢前、后石膏夹板固定，待肿胀消退后改为上肢管形石膏固定，一般 8~12 周可达到骨性愈合。也可采用小夹板固定，即在前臂掌侧、背侧、尺侧和桡侧分别放 4 块小夹板并捆扎，将前臂放在防旋板上固定，再用三角巾悬吊患肢。

2. 切开复位内固定

在切开直视下准确对位，用加压钢板螺钉固定或髓内钉固定，可不用外固定。

（五）护理措施

1. 病情观察

参见肱骨髁上骨折。

2. 局部制动

支持并保护患肢在复位后体位，防止腕关节旋前或旋后。

3. 功能锻炼

复位固定后尽早开始手指屈伸活动，并进行上臂和前臂肌肉的主动舒缩运动。2 周后局部肿胀消退，开始练习腕关节活动。4 周以后开始练习肘关节和肩关节活动。8 ~ 10 周后 X 线检查证实骨折已愈合，才可进行前臂旋转活动。

四、桡骨远端骨折

桡骨远端骨折是指距桡骨远端关节面 3 cm 以内的骨折，常见于有骨质疏松的中老年女性。

（一）病因

桡骨远端骨折多为间接暴力引起。因跌倒时手部着地，暴力向上传导所致。

（二）分类

根据受伤机制的不同，可发生伸直型骨折和屈曲型骨折，其发生率分别占全身骨折的 4.6% 和 0.4%。伸直型骨折（Colles 骨折）多因跌倒后手掌着地，骨折远端向背侧和桡侧移位。屈曲型骨折（Smith 骨折）常由于跌倒后手背着地，骨折远端向掌侧和桡侧移位，也称为反 Colles 骨折。

（三）临床表现

1. 症状

伤后腕关节局部疼痛、皮下瘀斑、肿胀和功能障碍。

2. 体征

患侧腕部压痛明显，腕关节活动受限。伸直型骨折从侧面看腕关节呈"银叉"畸形，从正面看呈"枪刺样"畸形。屈曲型骨折者腕部出现下垂畸形。

（四）辅助检查

X 线检查可见腕部典型移位。骨折还可合并下尺桡关节损伤、尺骨茎突骨折和三角纤维软骨损伤。

（五）治疗

1. 手法复位外固定

对伸直型骨折者行手法复位后，在旋前、屈腕、尺偏位用石膏绷带固定。2 周后水肿消退，在腕关节中立位改用石膏托或前臂管形石膏继续固定。屈曲型骨折的处理原则基本相同，复位手法相反。

2. 切开复位内固定

严重粉碎性骨折移位明显、手法复位失败或复位后外固定不能维持复位者，可行切开复位内固定。

（六）护理措施

1. 病情观察

观察石膏绷带或夹板固定的松紧度，前臂血液循环、肿胀程度和感觉、运动功能。

2. 局部制动

支持并保持患肢在复位后体位。

3. 功能锻炼

复位固定后尽早开始手指伸屈和用力握拳活动，并进行前臂肌肉舒缩运动。4～6周后可去除外固定，逐渐开始腕关节活动。

五、股骨颈骨折

股骨颈骨折多发生在中老年人，以女性多见，占成人骨折的3.6%。

（一）病因

股骨颈骨折的发生常与骨质疏松导致骨质量下降有关，使患者在遭受轻微扭转暴力时发生骨折。患者多在走路时滑倒，身体发生扭转倒地，间接暴力传导致股骨颈发生骨折。青少年股骨颈骨折较少见，常需较大暴力才会引起，且多为不稳定型。

（二）分类

1. 按骨折线部位分类

分为：①股骨头下骨折；②经股骨颈骨折；③股骨颈基底骨折。前二者属于关节囊内骨折，由于股骨头的血液供应大部分中断，易发生骨折不愈合或股骨头缺血坏死。基底骨折由于两骨折端的血液供应受干扰较小而较易愈合。

2. 按骨折线方向分类

（1）内收型骨折：远端骨折线与两侧髂嵴连线的夹角（Pauwels角）大于50°。由于骨折面接触较少，容易再移位，故属于不稳定性骨折。

（2）外展型骨折：远端骨折线与两侧髂嵴连线的夹角小于30°。由于骨折面接触多，不容易再移位，故属于稳定性骨折。

3. 按移位程度分类

常采用Garden分型，可分为：①Ⅰ型，不完全骨折；②Ⅱ型，完全骨折但不移位；③Ⅲ型，完全骨折，部分移位且股骨头与股骨颈有接触；④Ⅳ型，完全移位的骨折。

（三）临床表现

1. 症状

中老年人有跌倒外伤史，伤后感髋部疼痛，下肢活动受限，不能站立和行走。部分外展嵌插型骨折患者受伤后仍能行走，但数日后髋部疼痛逐渐加重，活动后更痛，甚至完全不能行走，提示可能由受伤时的稳定性骨折发展为不稳定性骨折。

2. 体征

内收型骨折患者可有患肢缩短，出现45°～60°的外旋畸形。患侧大转子突出，局部压痛和纵向叩击痛。患者较少出现髋部肿胀和瘀斑。

（四）辅助检查

髋部正侧位X线检查可明确骨折的部位、类型和移位情况，是选择治疗方法的重要依据。

（五）治疗

1. 非手术治疗

适用于年龄过大，全身情况差，或合并有严重心、肺、肾、肝等功能障碍者。患者可穿防旋鞋，下肢外展中立位皮牵引卧床 6～8 周。对全身情况很差的高龄患者应以挽救生命和治疗并发症为主，骨折可不进行特殊治疗。尽管可能发生骨折不愈合，但部分患者仍能扶拐行走。

2. 手术治疗

（1）闭合复位内固定：对所有类型股骨颈骨折患者均适用。闭合复位成功后，在股骨外侧打入多根空心拉力螺纹钉内固定或动力髋螺钉固定。

（2）切开复位内固定：对手法复位失败，或固定不可靠，或青壮年患者的陈旧骨折不愈合，可在切开直视下进行复位和内固定。

（3）人工关节置换术：对 65 岁以上的股骨头下骨折患者，已合并骨关节炎或股骨头坏死者，可选择单纯人工股骨头置换术或全髋关节置换术。

（六）护理措施

1. 非手术治疗的护理/术前护理

（1）搬运：尽量避免搬运或移动患者。搬运时将髋关节与患肢整个平托起，防止关节脱位或骨折断端移位造成新的损伤。

（2）体位：卧床期间保持患肢外展中立位，即平卧时两腿分开，腿间放枕头，脚尖向上或穿丁字鞋。不可侧卧，不可使患肢内收，坐起时不能交叉盘腿，以免发生骨折移位。

（3）功能锻炼：指导患肢股四头肌等长收缩，踝关节和足趾屈伸、旋转运动，每小时练习 1 次，每次 5～20 分钟，以防下肢深静脉血栓形成、肌肉萎缩和关节僵硬。在锻炼患肢的同时，指导患者进行双上肢及健侧下肢全范围关节活动和功能锻炼。在病情允许的情况下，遵医嘱指导患者借助吊架和床栏更换体位、坐起、移动以及使用助行器、拐杖的方法。

（4）牵引护理：具体牵引护理措施参见骨科患者的一般护理。一般牵引 6～8 周后复查 X 线，若无异常可去除牵引后在床上坐起。3 个月后骨折基本愈合，可扶双拐患肢不负重活动。6 个月后根据骨折愈合情况决定是否挂拐或使用助行器行走。

（5）术前准备：拟行手术治疗者应完善术前检查。拟行人工关节置换术者若有肥胖或超重，应减轻体重以减少新关节负荷；对受累关节附近肌肉进行力量性训练。

2. 术后护理

（1）一般护理：做好生命体征监测、引流管护理、术后并发症的护理等。

（2）体位和活动。

1）内固定术后：卧床期间患肢不内收，坐起时不交叉盘腿。若骨折复位良好，术后早期即可遵医嘱床上坐起和扶双拐下床活动，逐渐增加负重量。X 线检查证实骨折完全愈合后可弃拐负重行走。

2）人工关节置换术后：术后一般采取外展中立位。在患者麻醉清醒后即可开展肌力训练，包括踝关节背伸和跖屈，以及股四头肌和髋部肌肉的收缩舒张运动，之后逐渐开始髋关节外展、膝关节和髋关节屈伸、抬臀、直腿抬高等运动。患者可以在术后 1 周开始使用助行器、拐杖等做行走练习。根据患者个体情况制定具体康复计划，如果活动后感到关节持续疼痛和肿胀，说明练习强度过大。

（3）人工关节置换术后并发症的护理：人工关节置换术后患者可能出现关节脱位，关节感染，关节磨损，假体松动，深静脉血栓形成以及神经、血管损伤等并发症，严重影响其治疗效果。因此应做好病情观察，保护关节，积极预防并发症的发生。

1）关节脱位：人工关节置换术后，若关节周围软组织没有充分愈合，体位摆放不当或锻炼方法不当等均可引起关节脱位。若患者髋部不能活动，伴有疼痛，双下肢不等长，应警惕是否出现关节脱位。为预防关节脱位，应避免屈髋大于90°（如上身向前弯腰超过90°，或患侧膝关节抬高超过髋关节），避免下肢内收超过身体中线。应告诉患者：①避免下蹲、坐矮凳、坐沙发、跪姿、过度弯腰拾物、盘腿、交叉腿站立、跷二郎腿或坐位时向侧方弯腰等动作；②侧卧时应健肢在下，患肢在上，两腿间夹枕头；③患者平时应坐高椅，排便时使用坐便器，上楼时健肢先上，下楼时患肢先下。

2）关节感染：关节感染虽然少见，但却是最严重的并发症，可导致手术治疗彻底失败。若手术后关节持续肿胀疼痛，伤口有异常液体渗出，皮肤发红，局部皮温较高，应警惕是否为关节感染。轻者可经抗感染治疗治愈，重者需要取出假体，二期手术。

（七）健康教育

告知患者股骨颈骨折愈合时间较长，无论是否接受手术治疗，都需要长期、循序渐进地进行患肢功能锻炼。尽量不做或少做容易磨损关节的活动，如爬山、爬楼梯和跑步等。避免在负重状态下反复做髋关节伸屈动作，或做剧烈跳跃和急停急转运动。肥胖患者应控制体重，预防骨质疏松，避免过多负重。若人工关节置换术后多年关节松动或磨损，可在活动时出现关节疼痛、跛行、髋关节功能减退等表现。嘱患者出现上述情况尽快就诊。

六、股骨干骨折

股骨干骨折是指股骨转子以下、股骨髁以上部位的骨折。约占全身各类骨折的4.6%，多见于青壮年。股骨是人体最粗、最长、承受应力最大的管状骨，需遭受强大暴力才能发生股骨干骨折，同时也使骨折后的愈合与重塑时间延长。股骨干血运丰富，一旦骨折常有大量失血，甚至可导致失血性休克。骨折也可损伤股部肌肉和筋膜，再加上出血后血肿机化和粘连、骨折固定等因素，可使肌肉功能发生障碍，导致膝关节屈伸活动受限。

（一）病因

直接暴力容易引起股骨干的横行或粉碎性骨折，同时有广泛软组织损伤。高处坠落、机械扭转等间接暴力常导致股骨干斜行或螺旋形骨折，周围软组织损伤较轻。

（二）分类

在暴力作用、肢体位置、肌肉牵拉和急救搬运等多种因素的作用下，不同部位的股骨干骨折可有不同的移位。

1. 股骨上1/3骨折

由于髂腰肌、臀中肌、臀小肌和外旋肌的牵拉，使骨折近端向前、向外及外旋方向移位；骨远端则由于内收肌的牵拉而向内、向后方向移位；由于股四头肌、阔筋膜张肌及内收肌的共同作用而有缩短畸形。

2. 股骨中 1/3 骨折

由于内收肌群的牵拉，可使骨折向外成角。

3. 股骨下 1/3 骨折

骨折远端由于腓肠肌的牵拉以及肢体的重力作用而向后方移位，压迫或损伤腘动脉、腘静脉、胫神经或腓总神经；又由于股前、股外、股内肌肉牵拉的合力，使骨折近端向前上移位，形成缩短畸形。

（三）临床表现

1. 症状

患肢疼痛、肿胀，远端肢体异常扭曲，不能站立和行走。

2. 体征

患肢明显畸形，可出现反常活动、骨擦音。单一股骨干骨折因失血量较多，可能出现休克前期表现；若合并多处骨折，或双侧股骨干骨折，甚至可以出现休克表现。股骨下 1/3 骨折时可损伤腘动脉、腘静脉、胫神经或腓总神经，出现远端肢体相应的血液循环、感觉和运动功能障碍。

（四）辅助检查

正侧位 X 线检查可明确骨折的准确部位、类型和移位情况。

（五）治疗

1. 非手术治疗

（1）皮牵引：儿童股骨干骨折多采用手法复位、小夹板固定、皮牵引等方法治疗。3 岁以下儿童则采用垂直悬吊皮肤牵引，即将双下肢向上悬吊，牵引重量应使臀部离开床面有患儿一拳大小的距离。

（2）骨牵引：成人股骨干骨折闭合复位后，可采用 Braun 架固定持续牵引，或 Thomas 架平衡持续牵引，一般需持续牵引 8 ~ 10 周。

2. 手术治疗

非手术治疗失败、多处骨折、合并神经血管损伤、老年人不宜长期卧床、陈旧骨折不愈合或有功能障碍的畸形愈合等患者，可行切开复位内固定。

（六）护理措施

1. 病情观察

由于股骨干骨折失血量较大，应观察患者有无脉搏增快、皮肤湿冷、血压下降等低血容量性休克表现。因骨折可损伤下肢重要神经或血管，应观察患肢血液供应，如足背动脉搏动和毛细血管充盈情况，并与健肢比较，同时观察患肢是否出现感觉和运动功能障碍等。一旦出现异常，及时报告医师并协助处理。

2. 牵引护理

参见牵引患者的护理。

3. 功能锻炼

患肢复位固定后，可在维持牵引条件下作股四头肌等长收缩运动，并活动足部、踝关节和小腿。在 X 线检查证实有牢固的骨愈合后，才能停止牵引，逐渐下床活动。

七、胫腓骨干骨折

胫腓骨干骨折指胫骨平台以下至踝以上部分发生的骨折。胫腓骨干骨折是长骨骨折中最常见的一种，以青壮年和儿童居多。

（一）病因

1. 直接暴力

胫腓骨位置表浅，又是负重的主要骨骼，易受重物撞击、车轮辗轧等直接暴力损伤，可引起胫腓骨同一平面的横行、短斜行或粉碎性骨折。

2. 间接暴力

多因高处坠落后足着地，身体发生扭转所致。可引起胫骨、腓骨螺旋形或斜行骨折等。

（二）分类

胫腓骨干骨折分为胫腓骨干双骨折、单纯胫骨干骨折和单纯腓骨干骨折3种类型。前者最多见，由于所受暴力大，骨和软组织损伤重，并发症多，治疗较困难。后两者少见，常因直接暴力引起，移位少，预后较好。

（三）临床表现

1. 症状

患肢局部疼痛、肿胀，不敢站立和行走。

2. 体征

患肢可有反常活动和明显畸形。由于胫腓骨表面的皮肤和组织薄弱，骨折常合并软组织损伤，成为开放性骨折，可见骨折端外露。胫骨上1/3骨折可致胫后动脉损伤，引起下肢严重缺血甚至坏死。胫骨干骨折后，由于骨折断端出血、血肿或水肿，可引起骨筋膜室压力升高，胫前区和腓肠肌区可有张力增加。胫骨下1/3段骨折由于血运差，软组织覆盖少，容易发生延迟愈合或不愈合。腓骨颈有移位的骨折可损伤腓总神经，出现相应感觉和运动功能障碍。小儿青枝骨折表现为不敢负重和局部压痛。骨折后期，若骨折对位对线不良，使胫骨上、下两端的关节面失去平行，改变了关节的受力面，易发生创伤性关节炎。

（四）辅助检查

X线检查包括膝关节和踝关节，可确定骨折的部位、类型和移位情况。

（五）治疗

原则是矫正畸形，恢复胫骨上、下关节面的平行关系，恢复肢体长度。

1. 非手术治疗

（1）手法复位外固定：无移位骨折、稳定的胫腓骨干横行骨折或短斜行骨折可在手法复位后用小夹板或石膏固定，10～12周可扶拐部分负重行走。单纯胫骨干骨折由于有完整腓骨的支撑，多无明显移位，石膏固定10～12周后可下地活动。单纯腓骨干骨折若不伴有上、下胫腓联合分离，也无需特殊治疗。为减少下地活动时疼痛，用石膏固定3～4周。

（2）牵引复位：不稳定的胫腓骨干双骨折可采用跟骨结节牵引，纠正缩短畸形后行手法复位，小夹板固定。6周后去除牵引，改用小腿功能支架固定，或行长腿石膏固定，10～12周后扶拐部分负重行走。

2. 手术治疗

手法复位失败、损伤严重或开放性骨折患者应切开复位内固定。若固定牢固，手术 4～6 周后可扶双拐部分负重行走。

（六）护理措施

1. 病情观察

参见骨科患者的一般护理。

2. 功能锻炼

复位固定后尽早开始趾间和足部关节的屈伸活动，做股四头肌等长舒缩运动以及髌骨的被动活动。有夹板外固定者可进行踝关节和膝关节活动，但禁止在膝关节伸直情况下旋转大腿，以防发生骨不连。去除牵引或外固定后遵医嘱进行踝关节和膝关节的屈伸练习和髋关节各种运动，逐渐下地行走。

（曲　薇）

第三节　脊柱骨折

脊柱骨折约占全身骨折的 6.4%，其中以胸腰段脊柱骨折最多见。脊柱骨折可以并发脊髓或马尾神经损伤，特别是颈椎骨折脱位合并有脊髓损伤者，往往能严重致残甚至致命。

每块脊椎骨分为椎体与附件两部分。从解剖结构和功能上讲，整个脊柱可以被分成前、中、后三柱。其中，中柱和后柱包裹了脊髓和马尾神经，此处损伤可以累及神经系统，特别是中柱损伤，碎骨片和髓核组织可以突入椎管的前半部导致脊髓损伤，因此对每个脊柱骨折患者都必须了解有无中柱损伤。

一、病因

多数脊柱骨折因间接暴力引起，少数为直接暴力所致。间接暴力多见于从高处坠落后头、肩、臀或足部着地，由于地面对身体的阻挡，使暴力传导至脊柱造成骨折。直接暴力所致的脊柱骨折多见于战伤、爆炸伤、直接撞伤等。

二、临床表现

1. 症状

（1）局部疼痛：颈椎骨折者可有头颈部疼痛，不能活动。胸腰椎损伤后，因腰背部肌肉痉挛、局部疼痛，患者无法站立，或站立时腰背部无力，疼痛加重。

（2）腹痛、腹胀：腹膜后血肿刺激腹腔神经节，使肠蠕动减慢，常出现腹痛、腹胀、肠蠕动减慢等症状。

（3）其他：伴有脊髓损伤者可有四肢或双下肢感觉和运动障碍。患者还可伴有颅脑、胸腔、腹腔和盆腔脏器等损伤，出现相应的症状。

2. 体征

（1）局部压痛和肿胀：后柱损伤时中线部位有明显压痛，局部肿胀。

（2）活动受限和脊柱畸形：颈、胸、腰段骨折患者常有活动受限，站立及翻身困难，强迫体位，胸腰段脊柱骨折时常可摸到后凸畸形。

三、辅助检查

1. X 线检查

有助于明确骨折的部位、类型和移位情况。

2. CT 检查

凡有中柱损伤或有神经症状者须做 CT 检查，可以显示椎体的骨折情况、椎管内有无出血和碎骨片。

3. MRI 检查

有助于观察和确定脊髓、神经及椎间盘损伤的程度和范围。

四、治疗

1. 急救处理

脊柱损伤患者伴有颅脑、胸腔、腹腔脏器损伤或并发休克时首先处理紧急问题，抢救生命。待病情稳定后再处理脊柱骨折。

2. 卧硬板床

胸腰椎单纯压缩性骨折时应卧硬板床，骨折部位垫厚枕，使脊柱处于过伸位。

3. 复位固定

稳定性颈椎骨折脱位、压缩或移位较轻者，应卧床休息，并采用枕颌带卧位牵引复位、颅骨牵引或 Halo 头胸固定架牵引等方法固定。待 X 线证实已复位，可改用头颈胸石膏或支具固定，石膏干硬或支具固定牢固后即可起床活动。对有神经症状、骨折块挤入椎管内以及不稳定性骨折等损伤严重者应行切开复位内固定。

4. 腰背肌锻炼

利用背伸肌的肌力和背伸姿势使脊柱过伸，借助椎体前方的前纵韧带和椎间盘纤维环的张力，使压缩的椎体自行复位，恢复原状。

五、护理措施

（一）急救搬运

对疑有脊柱骨折者应尽量避免移动。若确实需要搬运，可采用平托法或滚动法移至硬担架、木板或门板上。前者是将患者平托至担架上；后者是使患者身体保持一条直线的状态，整体滚动至担架上。无论采用何种搬运方法，都应让患者保持脊柱中立位。严禁 1 人抬头 1 人抬脚，或用搂抱的方法搬运，以免因增加脊柱弯曲而使碎骨片挤入椎管，从而造成或加重脊髓损伤。颈椎损伤者需有专人托扶头部并沿纵轴向上略加牵引，搬运后用沙袋或折好的衣服放在颈部两侧以固定头颈部。

（二）脊髓损伤的观察和预防

观察患者肢体感觉、运动、反射和括约肌功能是否随着病情发展而变化，及时发现脊髓损伤征象，报告医师并协助处理。尽量减少搬动患者，搬运时保持患者的脊柱中立位，以免造成或加重脊髓损伤。

（三）预防压疮

1. 定时翻身

间歇性解除压迫是有效预防压疮的关键，故在卧床期间应每 2～3 小时翻身 1 次。翻身时采用轴线翻身法：胸腰段骨折者双臂交叉胸前，两护士分别托扶患者肩背部和腰腿部翻至侧卧位；颈段骨折者还需一人托扶头部，使其与肩部同时翻动。患者自行翻身时应先挺直腰背部再翻身，以利用绷紧的躯干肌肉形成天然内固定夹板。侧卧时，患者背后从肩到臀用枕头抵住以免胸腰部脊柱扭转，上腿屈髋屈膝而下腿伸直，两腿间垫枕以防髋内收。颈椎骨折患者不可随意低头、抬头或转动颈部，遵医嘱决定是否垫枕头及枕头放置位置。避免在床上拖拽患者，以减少局部皮肤剪切力。

2. 合适的床单位

床单位应清洁、平整、干燥和舒适，有条件时可使用气垫床，保持患者皮肤清洁干燥。

3. 增加营养

保证足够的营养摄入，提高机体抵抗力。

（四）功能锻炼

根据骨折部位、程度和功能锻炼计划，指导和鼓励患者早期活动和进行功能锻炼。单纯压缩性骨折患者卧床 3 日后开始腰背部肌肉锻炼，开始时臀部左右移动，然后作背伸动作，使臀部离开床面，随着腰背肌力量的增加，臀部离开床面的高度也逐渐增高。2 个月后骨折基本愈合，第 3 个月可以下地少量活动，但仍以卧床休息为主。3 个月后逐渐增加下地活动时间。除了腰背肌锻炼，还应定时进行全身各个关节的全范围被动或主动活动，每日数次，以促进血液循环，预防关节僵硬和肌肉萎缩。鼓励患者适当进行日常活动能力的训练，以满足其生活需要。

（姜雪晶）

第四节　脊髓损伤

脊髓损伤是脊柱骨折的严重并发症，由于椎体的移位或碎骨片突出于椎管内，使脊髓或马尾神经产生不同程度的损伤，多发生于颈椎下段和胸腰段。

一、病理

根据脊髓损伤的部位和程度不同可出现不同的病理变化。

1. 脊髓震荡

与脑震荡相似，脊髓震荡是最轻微的脊髓损伤。脊髓受到强烈震荡后发生超限抑制，脊髓功能处于生理停滞状态。在组织形态学上并无病理变化，只是暂时性功能抑制。

2. 不完全性脊髓损伤

脊髓损伤轻者仅有脊髓中心小坏死灶，保留大部分神经纤维。损伤严重者的脊髓中心可出现坏死软化灶，并由胶质或瘢痕代替，只保留小部分神经纤维。

3. 完全性脊髓损伤

为脊髓实质完全性横贯性损伤。脊髓内的病变呈进行性加重，从中心出血至全脊髓水肿，从中心坏死到大范围脊髓坏死。晚期脊髓为胶质组织所代替。

二、临床表现

1. 脊髓震荡

脊髓损伤平面以下发生弛缓性瘫痪，感觉、运动、反射及括约肌功能全部或大部分丧失。一般在数小时到数日后感觉和运动功能开始恢复，不留任何神经系统后遗症。

2. 不完全性脊髓损伤

脊髓损伤平面以下感觉和运动功能部分丧失，称为不完全性脊髓损伤，包括4种类型。

（1）前脊髓综合征：颈脊髓前方受压严重，有时可引起脊髓前中央动脉闭塞，出现四肢瘫痪，下肢瘫痪重于上肢瘫痪。但下肢和会阴部仍保持位置觉和深感觉，有时甚至还保留浅感觉。在不完全性损伤中预后最差。

（2）后脊髓综合征：脊髓受损平面以下运动功能和痛觉、温觉、触觉存在，深感觉全部或部分消失。

（3）脊髓中央管周围综合征：多因颈椎过伸性损伤时，颈椎管容积急剧减小，脊髓受黄韧带皱褶、椎间盘或骨刺的前后挤压，使脊髓中央管周围的传导束受到损伤。患者损伤平面以下四肢瘫痪，上肢瘫痪重于下肢瘫痪，没有感觉分离。

（4）脊髓半切征：又名 Brown-Sequard 综合征，为脊髓的半横切损伤。脊髓损伤平面以下同侧肢体的运动及深感觉丧失，对侧肢体痛觉和温觉丧失。

3. 完全性脊髓损伤

脊髓损伤平面以下弛缓性瘫痪，感觉、运动、反射及括约肌功能完全丧失，包括肛门周围的感觉和肛门括约肌的收缩运动丧失，称为脊髓休克期。这是脊髓失去高级中枢控制的一种病理生理现象。2～4周后逐渐演变成痉挛性瘫痪，表现为肌张力增高，腱反射亢进，并出现病理性锥体束征。胸腰段脊髓损伤使下肢的感觉与运动功能发生障碍，称为截瘫。颈段脊髓损伤后，双上肢也有神经功能障碍，称为四肢瘫痪。上颈椎损伤时四肢均为痉挛性瘫痪，下颈椎损伤时由于脊髓颈膨大部位和神经根的毁损，上肢表现为弛缓性瘫痪，下肢仍为痉挛性瘫痪。

4. 脊髓圆锥损伤

第12胸椎和第1腰椎骨折可发生脊髓圆锥损伤，表现为会阴部（鞍区）皮肤感觉缺失，括约肌功能丧失致大小便不能控制和性功能障碍，双下肢的感觉和运动功能仍保持正常。

5. 马尾神经损伤

马尾神经起自第2腰椎的骶脊髓，一般终止于第1骶椎下缘。马尾神经完全损伤者少见。表现为损伤平面以下弛缓性瘫痪，有感觉及运动功能障碍及括约肌功能丧失，肌张力降低，腱反射消失。

三、治疗

1. 非手术治疗

伤后6小时内是关键时期，24小时内为急性期，应抓紧时间治疗。

（1）固定和制动：一般先采用枕颌带牵引或持续颅骨牵引，以防因损伤部位移位而产生脊髓再损伤。

（2）减轻脊髓水肿和继发性损害。

1）激素治疗：地塞米松 10～20 mg 静脉滴注，连续应用 5～7 日后，改为口服，每日 3次，每次 0.75mg，维持 2 周左右。

2）脱水：20% 甘露醇 250 mL 静脉滴注，每日 2 次，连续 5～7 日。

3）甲泼尼龙冲击疗法：只适用于受伤 8 小时以内者。1 次给药 30 mg/kg，15 分钟静脉注射完毕，休息 45 分钟，休息的同时静脉使用保护胃黏膜药物（如奥美拉唑、兰索拉唑等），以免大剂量激素引起胃肠道并发症。在以后 23 小时内以 5.4 mg/（kg·h）剂量持续静脉滴注，同时使用心电监护仪密切观察生命体征变化。该治疗可减轻外伤后神经细胞变性，降低组织水肿，改善脊髓血流量，预防损伤后脊髓缺血进一步加重，促进新陈代谢和预防神经纤维变性。

4）高压氧治疗：一般伤后 4～6 小时内应用。

2. 手术治疗

手术只能解除对脊髓的压迫和恢复脊柱的稳定性，目前还无法使损伤的脊髓恢复功能。手术的途径和方式视骨折的类型和致压物的部位而定。手术指征包括：①脊柱骨折脱位有关节突交锁者；②脊柱骨折复位不满意，或仍有脊柱不稳定因素存在者；③影像学显示有碎骨片凸出至椎管内压迫脊髓者；④截瘫平面不断上升，提示椎管内有活动性出血者。

四、护理措施

（一）非手术治疗的护理/术前护理

1. 心理护理

帮助患者掌握正确的应对技巧，提高其自我护理能力，发挥其最大潜能。家庭成员和医务人员应相信并认真倾听患者的诉说。可让患者及其家属参与制定护理计划，帮助患者建立有效的社会支持系统，包括家庭成员、亲属、朋友、医务人员和同事等。

2. 病情观察

脊髓损伤后或受手术刺激后易出现脊髓水肿反应，应密切观察躯体及肢体感觉和运动情况，当出现瘫痪平面上升、肢体麻木、肌力减弱或不能活动时，应立即通知医师处理。

3. 体位与活动

瘫痪肢体保持关节处于功能位，防止关节屈曲、过伸或过展。可用矫正鞋或支足板固定足部，以防足下垂。每日应对瘫痪肢体做被动的全范围关节活动和肌肉按摩，以防止肌肉萎缩和关节僵硬，减少截瘫后并发症。上肢功能良好者可以通过举哑铃和拉力器等方法增强上肢力量，为今后的生活自理做准备，并增强患者的信心和对生活的热爱。

4. 并发症的护理

脊髓损伤一般不直接危及生命，其并发症是导致患者死亡的主要原因。

（1）呼吸衰竭和呼吸道感染：颈脊髓损伤时，由于肋间神经支配的肋间肌完全麻痹，胸式呼吸消失，患者能否生存，很大程度上取决于腹式呼吸是否幸存。腹式呼吸主要依靠膈肌运动，而支配膈肌的膈神经由 $C_{3\sim5}$ 节段组成，其中 C_4 是主要成分。因此损伤越接近 C_4，因膈神经麻痹引起膈肌运动障碍，从而导致呼吸衰竭的危险越大。$C_{1\sim2}$ 损伤时患者往往当场死亡。$C_{3~4}$损伤时患者也常于早期因呼吸衰竭而死亡。即使是 $C_{4~5}$ 以下的损伤，也会因伤后脊髓水肿的蔓延，波及呼吸中枢而产生呼吸功能障碍。因此，任何阻碍膈肌活动和呼吸道通畅的原因均可导致呼吸衰竭，如脊髓水肿继续上升至近 C_4 节段、痰液阻塞气管、肠胀气和便秘等。

呼吸道感染是晚期死亡常见原因。由于呼吸肌力量不足，或者患者因怕疼不敢深呼吸和咳嗽，使呼吸道的阻力增加，分泌物不易排出，久卧者容易产生坠积性肺炎。一般在 1 周内便可发生呼吸道感染，吸烟者更易发生。患者常因呼吸道感染难以控制或痰液堵塞气管窒息而死亡。

护理中应注意维持有效呼吸，防止呼吸道感染。①病情观察：观察患者的呼吸功能，如呼吸频率、节律、深浅，有无异常呼吸音，有无呼吸困难表现等；监测血氧饱和度。②氧气吸入：若患者呼吸 >22 次/分、鼻翼扇动、摇头挣扎、嘴唇发绀等，则应立即吸氧，寻找和解除原因，必要时协助医师行气管插管、气管切开或呼吸机辅助呼吸等。③减轻脊髓水肿：遵医嘱给予地塞米松、甘露醇、甲泼尼龙等治疗，以避免因进一步脊髓损伤而抑制呼吸功能。④保持呼吸道通畅：预防因气道分泌物阻塞而并发坠积性肺炎和肺不张。指导患者深呼吸和咳嗽咳痰，每 2 小时协助翻身拍背 1 次，遵医嘱给予雾化吸入，经常做深呼吸和上肢外展动作，以促进肺膨胀和有效排痰。对不能自行咳嗽咳痰或有肺不张者及时吸痰。对气管插管或气管切开者做好相应护理。及时处理肠胀气、便秘，不要用厚棉被压盖胸腹，以免影响患者呼吸。⑤控制感染：已经发生肺部感染者应遵医嘱选用合适的抗生素，注意保暖。

（2）体温失调：颈脊髓损伤后，自主神经系统功能紊乱，受伤平面以下毛细血管网舒张而无法收缩，皮肤不能出汗，对气温的变化丧失了调节和适应能力。室温 >32 ℃时，闭汗使患者容易出现高热（>40 ℃）；若未有效保暖，大量散热也可使患者出现低温（<35 ℃），都是病情危险的征兆。

患者体温升高时，应以物理降温为主，如冰敷、温水擦浴、冰盐水灌肠等。必要时给予输液和冬眠药物。夏季将患者安置在阴凉或设有空调的房间。对低温患者应以物理复温为主，如使用电热毯、热水袋或电烤架等逐渐复温，但要防止烫伤，同时注意保暖。

（3）泌尿系感染和结石：排尿的脊髓反射中枢在 $S_{2~4}$，位于脊髓圆锥内。圆锥以上脊髓损伤者由于尿道外括约肌失去高级神经支配，不能自主放松，因而可出现尿潴留；圆锥损伤者则因尿道外括约肌放松，出现尿失禁。由于患者需长期留置导尿管，容易发生泌尿系感染与结石，男患者还会发生附睾炎。

主要护理措施如下。①留置导尿管或间歇导尿：在脊髓休克期应留置导尿管，持续引流尿液并记录尿量，以防膀胱过度膨胀。2~3 周后改为每 4~6 小时开放 1 次导尿管，或白天每 4 小时导尿 1 次，晚间 6 小时导尿 1 次，以防膀胱萎缩。②排尿训练：根据脊髓损伤部位和程度不同，3 周后部分患者排尿功能可逐渐恢复，但脊髓完全性损伤者则需要进行排尿功能训练。当膀胱胀满时，鼓励患者增加腹压，用右手由外向内按摩下腹部，待膀胱缩成球状，紧按膀胱底向前下方挤压，在膀胱排尿后用左手按在右手背上加压，待尿不再流出时，可松手再加压一次，将尿排尽，训练自主性膀胱，争取早日拔去导尿管，这种方法对马尾神经损伤者特别有效。同时，根据患者病情训练膀胱的反射排尿功能。③预防感染：鼓励患者每日饮水 3 000 mL 以上，以稀释尿液；尽量排尽尿液，减少残余尿；每日清洁会阴部 2 次；根据需要更换尿袋及导尿管；必要时做膀胱冲洗，以冲出膀胱中积存的沉渣；定期检查残余尿量、尿常规和进行中段尿培养，及时发现泌尿系统感染征象。一旦发生感染，增加饮水或输液量，持续开放导尿管，遵医嘱使用抗生素，病情允许时抬高床头。需长期留置导尿管而又无法控制泌尿系统感染者，应教会患者遵循无菌操作法进行间歇导尿，也可作永久性耻骨上膀胱造瘘术。

（4）便秘：脊髓损伤后，骶髓的副交感神经中枢失去了高级中枢的控制，肠道的神经功能和膀胱一样受到破坏，结肠蠕动减慢，使水分吸收较多，而活动减少和饮水减少也是便秘的原因。

护士应指导患者多食富含膳食纤维的食物、新鲜水果和蔬菜，多饮水。在餐后30分钟作腹部按摩，从右到左，沿大肠走行的方向，以刺激肠蠕动。对顽固性便秘者可遵医嘱给予灌肠或缓泻剂。部分患者通过持续的排便训练可逐渐建立起反射性排便。方法为尽量取坐位以增加腹压，每日定时用手指按压肛门周围或者扩张肛门，刺激括约肌，反射性地引起肠蠕动。

（5）压疮：截瘫患者长期卧床，皮肤知觉丧失，骨隆突部位的皮肤长时间受压于床褥与骨隆突之间而发生神经营养性改变从而出现压疮。压疮最常发生的部位为骶尾部、股骨大转子、髂嵴和足跟等处。截瘫患者出现压疮后极难愈合，压疮每日渗出大量体液，消耗蛋白质，又是感染进入的门户，患者可因消耗衰竭或脓毒症而致死。对患者应加强皮肤护理，预防压疮。

（二）术后护理

（1）引流管护理观察引流量与引流液颜色，保持引流通畅，以防积血压迫脊髓。

（2）病情观察、体位与活动、并发症的护理参见术前护理。

五、健康教育

1. 功能锻炼

指导患者坚持康复锻炼和理疗，以促进身体功能恢复和预防并发症。病情允许时，指导患者练习床上坐起，学习使用轮椅、拐杖或助行器等移动工具，练习上下床和行走。患者下地时应有专人保护，以防跌倒。

2. 间歇导尿

鼓励上肢功能良好的患者尽早开始自我间歇导尿。若患者无法实施，则指导患者家属进行间歇导尿，防止因长期留置导尿管引起泌尿系统感染。

3. 复诊指导

告知患者定期返院复诊，随时监测病情变化，及时发现并发症并处理。

（姜文玲）

第五节　骨盆骨折

骨盆骨折约占全身骨折的1.5%，常合并静脉丛和动脉大量出血，以及盆腔内脏器的损伤。开放性骨盆骨折的死亡率为30%~50%，闭合性损伤的死亡率为10%~30%，因此必须高度重视。

一、病因

骨盆骨折多由强大的直接暴力挤压骨盆所致。年轻人骨盆骨折主要是由于交通事故和高处坠落引起，老年人最常见的原因是跌倒。

二、分类

1. 按骨折位置分类

（1）骨盆边缘撕脱性骨折：因肌肉猛烈收缩而造成骨盆边缘肌肉附着点撕脱性骨折，骨盆环不受影响。最常见的有髂前上棘撕脱性骨折、髂前下棘撕脱性骨折和坐骨结节撕脱性骨折。多见于青少年运动损伤。

（2）髂骨翼骨折：多为侧方挤压暴力所致，移位不明显，可为粉碎性骨折，不影响骨盆环。

（3）骶尾骨骨折：骶骨骨折可位于骶骨翼部、骶孔处或正中骶管区，后两者损伤时可分别损伤骶神经和马尾神经。尾骨骨折通常于滑倒坐地时发生，常伴骶骨末端骨折，一般移位不明显。

（4）骨盆环骨折：单处骨盆环骨折不会引起骨盆环变形，骨盆环双处骨折时常伴骨盆变形，包括双侧耻骨上、下支骨折；耻骨上、下支骨折合并耻骨联合分离，合并骶髂关节脱位或合并髂骨骨折；髂骨骨折合并骶髂关节脱位；耻骨联合分离合并骶髂关节脱位等。产生这类骨折的暴力通常较大，往往并发症也较多。

2. 按暴力的方向分类

（1）侧方挤压损伤（LC 骨折）：来自侧方的挤压力量造成的损伤，约占骨盆骨折的38.2%。

（2）前后挤压损伤（APC 骨折）：可分为 3 类。①APC-Ⅰ型：耻骨联合分离。②APC-Ⅱ型：耻骨联合分离，骶结节和骶棘韧带断裂，骶髂关节间隙增宽，轻度分离。③APC-Ⅲ型：耻骨联合分离，骶结节和骶棘韧带断裂，骶髂关节前、后方韧带都断裂，骶髂关节分离。约占骨盆骨折的一半。

（3）垂直剪力损伤（VS 骨折）：通常为高处坠落伤。

（4）混合暴力损伤（CM 骨折）：通常是混合性骨折，如 LC/APC。

上述骨折中以 APC-Ⅲ型骨折与 VS 骨折最严重，并发症也多见，下文主要讲述这两型骨折。

三、临床表现

1. 症状

患者髋部肿胀、疼痛，不敢坐起或站立，多数患者存在严重的多发伤。有大出血或严重内脏损伤者可有休克早期表现。

2. 体征

（1）骨盆分离试验与挤压试验阳性：检查者双手交叉撑开两髂嵴，骨折的骨盆前环产生分离，如出现疼痛即为骨盆分离试验阳性。检查者用双手挤压患者的两髂嵴，伤处出现疼痛为骨盆挤压试验阳性。在做上 2 项检查时偶尔会感到骨擦音。

（2）肢体长度不对称：用皮尺测量胸骨剑突与两髂前上棘之间的距离，骨盆骨折向上移位的一侧长度较短。也可测量脐孔与两侧内踝尖端的距离。

（3）会阴部瘀斑：是耻骨和坐骨骨折的特有体征。

四、辅助检查

X 线检查可显示骨折类型及骨折块移位情况。CT 和三维重建可明确骨折类型并避免遗漏。伴神经损伤症状时，可行腰骶部 MRI 检查，以排除脊髓神经根损伤压迫。

五、治疗

原则是先处理休克和各种危及生命的合并症，再处理骨折。

1. 非手术治疗

（1）卧床休息：骨盆边缘性骨折、骶尾骨骨折和骨盆环单处骨折时无移位，以卧床休息为主，卧床 3～4 周。骨盆环单处骨折者用多头带作骨盆环形固定，可以减轻疼痛。

（2）牵引：单纯性耻骨联合分离且较轻者可用骨盆兜带悬吊固定。此法不适用于侧方挤压损伤导致的耻骨支横行骨折。但由于治疗时间较长，目前大都主张手术治疗。

2. 手术治疗

对骨盆环双处骨折伴骨盆变形者，多主张手术复位及内固定，必要时加上外固定支架。

六、护理措施

（一）急救处理

有危及生命的并发症时应先抢救生命，对休克患者先抗休克治疗，然后处理骨折。

（二）体位和活动

卧床休息期间，髂前上棘、下棘撕脱骨折可取屈髋伸、屈膝位；坐骨结节撕脱骨折者应取大腿伸直、外旋位；骶尾骨骨折者可在骶部垫气圈或软垫。协助患者更换体位，骨折愈合后才可患侧卧位。长期卧床者需练习深呼吸，进行肢体肌肉等长收缩训练。允许下床后，可使用助行器或拐杖，以减轻骨盆负重。

（三）骨盆兜带悬吊牵引的护理

骨盆兜带用厚帆布制成，其宽度上抵髂骨翼，下达股骨大转子，依靠骨盆挤压合拢的力量，使耻骨联合分离复位。选择宽度适宜的骨盆兜带，悬吊重量以将臀部抬离床面为宜，不要随意移动，保持兜带平整，排便时尽量避免污染兜带。

（四）并发症的护理

骨盆骨折常伴有严重并发症，如腹膜后血肿、盆腔内脏损伤和神经损伤等。这些并发症常较骨折本身更为严重，因此应进行重点观察和护理。

1. 腹膜后血肿

骨盆各骨主要为松质骨，邻近又有许多动脉和静脉丛，血液循环丰富。骨折后巨大血肿可沿腹膜后疏松结缔组织间隙蔓延至肾区或膈下，患者可有腹痛、腹胀等腹膜刺激症状。大出血可造成失血性休克，甚至造成患者迅速死亡。护士应严密观察生命体征和意识变化，立即建立静脉输液通路，遵医嘱输血输液，纠正血容量不足。若经抗休克治疗仍不能维持血压，应配合医师及时做好手术准备。

2. 盆腔内脏器损伤

（1）膀胱或后尿道损伤：尿道的损伤远比膀胱损伤多见。注意观察有无血尿、无尿或急性腹膜炎等表现。膀胱和尿道损伤时均需行修补术。具体护理措施参见泌尿系统损伤患者的护理。

（2）直肠损伤：较少见。直肠破裂如发生在腹膜返折以上可引起弥漫性腹膜炎；如在返折以下，则可发生直肠周围感染。应要求患者禁食，遵医嘱静脉补液，合理应用抗生素。由于行直肠修补术时还需做临时的结肠造瘘，以利于直肠恢复，因此应做好造瘘口护理。

3. 神经损伤

主要是腰骶神经丛与坐骨神经损伤。观察患者是否有括约肌功能障碍、下肢某些部位感觉减退或消失、肌肉萎缩无力或瘫痪等表现，发现异常及时报告医师。

4. 脂肪栓塞与静脉栓塞

发生率可高达35%~50%，有症状性肺栓塞发生率为2%~10%，是患者死亡的主要原因之一。由于下肢长时间制动，静脉血液回流缓慢，以及创伤导致的血液高凝状态等，易导致下肢深静脉血栓形成；骨盆内静脉丛破裂以及骨髓腔被破坏，骨髓脂肪溢出随破裂的静脉窦进入血液循环，引起肺、脑、肾等部位的脂肪栓塞。如患者突然出现胸痛、胸闷、呼吸困难、咳嗽、咯血、烦躁不安甚至晕厥时，应警惕肺栓塞的发生。接受手术前后常规采取预防栓塞的措施：鼓励患者勤翻身、抬高患肢，按摩下肢；早期功能锻炼、下床活动；适度补液、多饮水以避免脱水；改善生活方式，如戒烟、戒酒、控制血糖和血脂等；避免下肢静脉尤其是股静脉穿刺输液，必要时遵医嘱使用抗凝药物。一旦出现脂肪栓塞或静脉栓塞，嘱患者绝对卧床，予以高流量氧气吸入、抗凝、溶栓等处理，同时监测生命体征、意识、血氧饱和度、血气分析和出凝血时间等。

（陶玉华）

第六节　关节脱位

关节脱位是指由于直接或间接暴力作用于关节，或关节有病理性改变，使骨与骨之间相对关节面失去正常的对合关系。失去部分正常对合关系的称半脱位。关节脱位多见于青壮年和儿童。四肢大关节中以肩关节和肘关节脱位最为常见，髋关节次之，膝、腕关节脱位则少见。

一、病因

1. 创伤

由外来暴力间接作用于正常关节引起的脱位，是导致脱位最常见的原因，多发生于青壮年。

2. 病理改变

关节结构发生病变，骨端遭到破坏，不能维持关节面正常的对合关系，如关节结核或类风湿关节炎所导致的脱位。

3. 先天性关节发育不良

胚胎发育异常导致关节先天性发育不良，出生后即发生脱位且逐渐加重，如由于髋臼和股骨头先天性发育不良或异常引起的先天性髋关节脱位。

4. 习惯性脱位

创伤性脱位后，关节囊及韧带松弛或在骨附着处被撕脱，使关节结构不稳定，轻微外力即可导致再脱位，如此反复，形成习惯性脱位，如习惯性肩关节脱位、习惯性颞下颌关节脱位等。

二、分类

1. 按脱位程度分类

（1）全脱位：关节面对合关系完全丧失。

（2）半脱位：关节面对合关系部分丧失。

2. 按脱位发生的时间分类

（1）新鲜性脱位：脱位时间未超过 2 周。

（2）陈旧性脱位：脱位时间超过 2 周。

3. 按脱位后关节腔是否与外界相通分类

（1）闭合性脱位：局部皮肤完好，脱位处关节腔不与外界相通。

（2）开放性脱位：脱位处关节腔与外界相通。

4. 按远侧骨端的移位方向进行分类

分为前脱位、后脱位、侧方脱位、中央脱位等。

三、临床表现

1. 症状

患者常出现关节疼痛、肿胀、局部压痛和关节功能障碍。早期全身可合并复合伤、休克等，局部可合并骨折和神经血管损伤。晚期可发生骨化性肌炎、缺血性骨坏死和创伤性关节炎等。

2. 体征

（1）畸形：关节脱位后肢体出现旋转、内收或外展、外观变长或缩短等畸形，与健侧不对称。关节的正常骨性标志发生改变。

（2）弹性固定：关节脱位后，由于关节囊周围未撕裂的肌肉和韧带牵拉，使患肢固定在异常的位置，被动活动时感到弹性阻力。

（3）关节盂空虚：脱位后可触到空虚的关节盂，移位的骨端可在邻近异常位置触及；但肿胀严重时常难以触及。

四、辅助检查

X 线检查对确定脱位的方向、程度，了解有无合并骨折、有无骨化性肌炎或缺血性骨坏死等有重要作用。

五、治疗

1. 复位

以手法复位为主，最好在脱位后 3 周内进行，因为早期复位容易成功，且功能恢复好。

若脱位时间较长，关节周围组织发生粘连，空虚的关节腔被纤维组织充填，常导致手法复位难以成功。若发生以下情况，考虑行手术切开复位：①合并关节内骨折；②经手法复位失败或手法难以复位；③有软组织嵌入。关节脱位复位成功的标志是被动活动恢复正常、骨性标志恢复、X线检查提示已复位。

2. 固定

即将复位后的关节固定于适当位置，以修复损伤的关节囊、韧带、肌肉等软组织。固定的时间视脱位情况而定，一般为 2～3 周。陈旧性脱位经手法复位后，固定时间适当延长。

3. 功能锻炼

鼓励患者早期活动，在固定期间经常进行关节周围肌肉的收缩练习和患肢其他关节的主动或被动活动，防止肌肉萎缩及关节僵硬。固定解除后，逐步扩大患部关节的活动范围，并辅以理疗、中药熏洗等治疗，逐渐恢复关节功能。功能锻炼过程中切忌粗暴的被动活动，以免加重损伤。

六、护理措施

（一）体位

抬高患肢并保持患肢于关节的功能位，以利于静脉回流，减轻肿胀。

（二）缓解疼痛

1. 局部冷热敷

受伤24小时内局部冷敷，达到消肿止痛目的；受伤24小时后局部热敷，以减轻肌肉痉挛引起的疼痛。

2. 避免加重疼痛的因素

进行护理操作或移动患者时，托住患肢，动作轻柔，以免用力不当加重疼痛。

3. 镇痛

应用心理暗示、转移注意力或松弛疗法等非药物镇痛方法缓解疼痛，必要时遵医嘱应用镇痛剂。

（三）病情观察

移位的骨端压迫邻近血管和神经，可引起患肢缺血，感觉、运动障碍。定时观察患肢远端血运，皮肤颜色、温度，感觉和活动情况等；发现患肢苍白、发冷、肿胀、疼痛加剧、感觉麻木等，及时通知医师并配合处理。

（四）保持皮肤完整性

使用石膏固定或牵引者，避免因固定物压迫而损伤皮肤。此外，髋关节脱位固定后需长期卧床者，鼓励其经常更换体位，保持床单位整洁，预防压疮形成。对于皮肤感觉功能障碍的肢体，防止烫伤和冻伤。

（五）心理护理

关节脱位多由意外事故造成，患者常有焦虑、恐惧以及自信心不足，应在生活上给予帮助，加强沟通，耐心开导，使之心情舒畅，从而接受并配合治疗。

七、健康教育

向患者及其家属讲解关节脱位治疗和康复的知识。说明复位后固定的目的、方法、重要意义及注意事项，使其充分了解固定的重要性、必要性及复位后的固定时限。讲述功能锻炼的重要性和必要性，并指导其进行康复锻炼，使患者能自觉按计划实施。固定期间进行关节周围肌肉收缩活动及邻近关节主动或被动运动；固定拆除后，逐步进行肢体的全范围关节功能锻炼，防止关节粘连和肌肉萎缩。习惯性脱位者，须保持有效固定并严格遵医嘱坚持功能锻炼，避免各种导致再脱位的因素。

（杨　雨）

参考文献

[1]潘瑞红. 专科护理技术操作规范［M］. 武汉：华中科技大学出版社，2016.

[2]吴欣娟，王艳梅. 护理管理学［M］. 4 版. 北京：人民卫生出版社，2017.

[3]李俊红，叶丽云. 实用呼吸内科护理手册［M］. 北京：化学工业出版社，2018.

[4]徐锦江，梁春光. 血液、循环和呼吸系统疾病护理［M］. 北京：科学出版社，2016.

[5]何文英，侯冬藏. 实用消化内科护理手册［M］. 北京：化学工业出版社，2019.

[6]丁淑贞，丁全峰. 消化内科临床护理［M］. 北京：中国协和医科大学出版社，2016.

[7]孟共林，李兵，金立军. 内科护理学［M］. 北京：北京大学医学出版社，2016.

[8]葛艳红，张玥. 实用内分泌科护理手册［M］. 北京：化学工业出版社，2019.

[9]丁淑贞，李平. 肾内科临床护理［M］. 北京：中国协和医科大学出版社，2016.

[10]唐英姿，左右清. 外科护理［M］. 上海：上海第二军医大学出版社，2016.

[11]胡雁，陆箴琦. 实用肿瘤护理［M］. 上海：上海科学技术出版社，2020.

[12]邹艳辉，周硕艳，李艳群. 实用肿瘤疾病护理手册［M］. 北京：化学工业出版社，2018.

[13]王霞，王会敏. 实用肿瘤科护理手册［M］. 北京：化学工业出版社，2019.

[14]任潇勤. 临床实用护理技术与常见病护理［M］. 昆明：云南科学技术出版社，2018.

[15]李小寒，尚少梅. 基础护理学［M］. 6 版. 北京：人民卫生出版社，2017.

[16]尤黎明，吴瑛. 内科护理学［M］. 6 版. 北京：人民卫生出版社，2017.

[17]李卡，金静芬，马玉芬. 加速康复外科护理实践专家共识［M］. 北京：人民卫生出版社，2019.

[18]邵小平. 实用急危重症护理技术规范［M］. 上海：上海科学技术出版社，2019.

[19]蒋红，顾妙娟，赵琦. 临床实用护理技术操作规范［M］. 上海：上海科学技术出版社，2019.

[20]熊云新，叶国英. 外科护理学［M］. 4 版. 北京：人民卫生出版社，2018.